付録 リンパ・ツボ＆ゾーン マップ 右・足のウラ

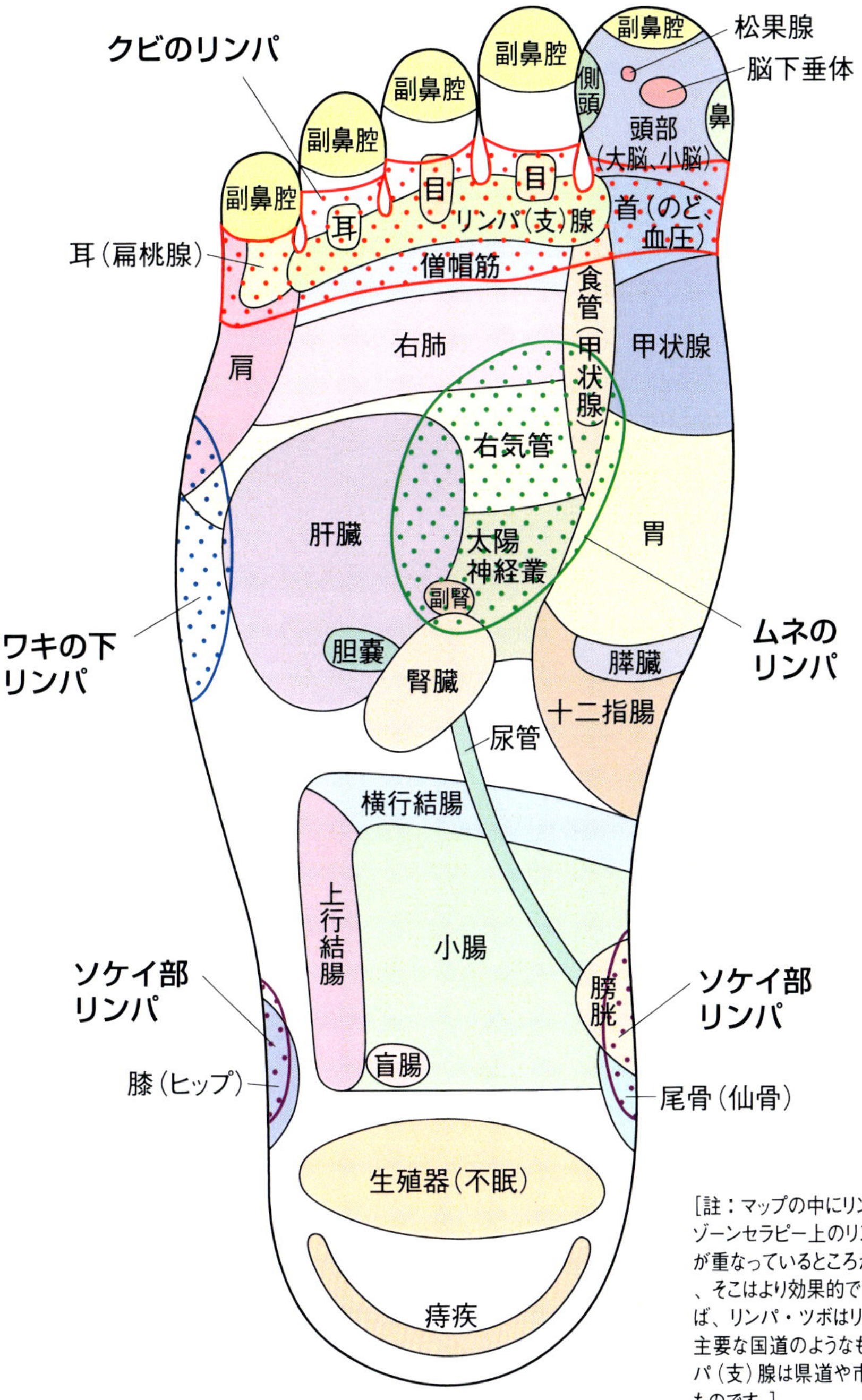

［註：マップの中にリンパ・ツボとゾーンセラピー上のリンパ（支）腺が重なっているところがありますが、そこはより効果的です。いうならば、リンパ・ツボはリンパ循環の主要な国道のようなもので、リンパ（支）腺は県道や市道のようなものです。］

リンパ・ツボ＆ゾーン マップ　左・足のウラ

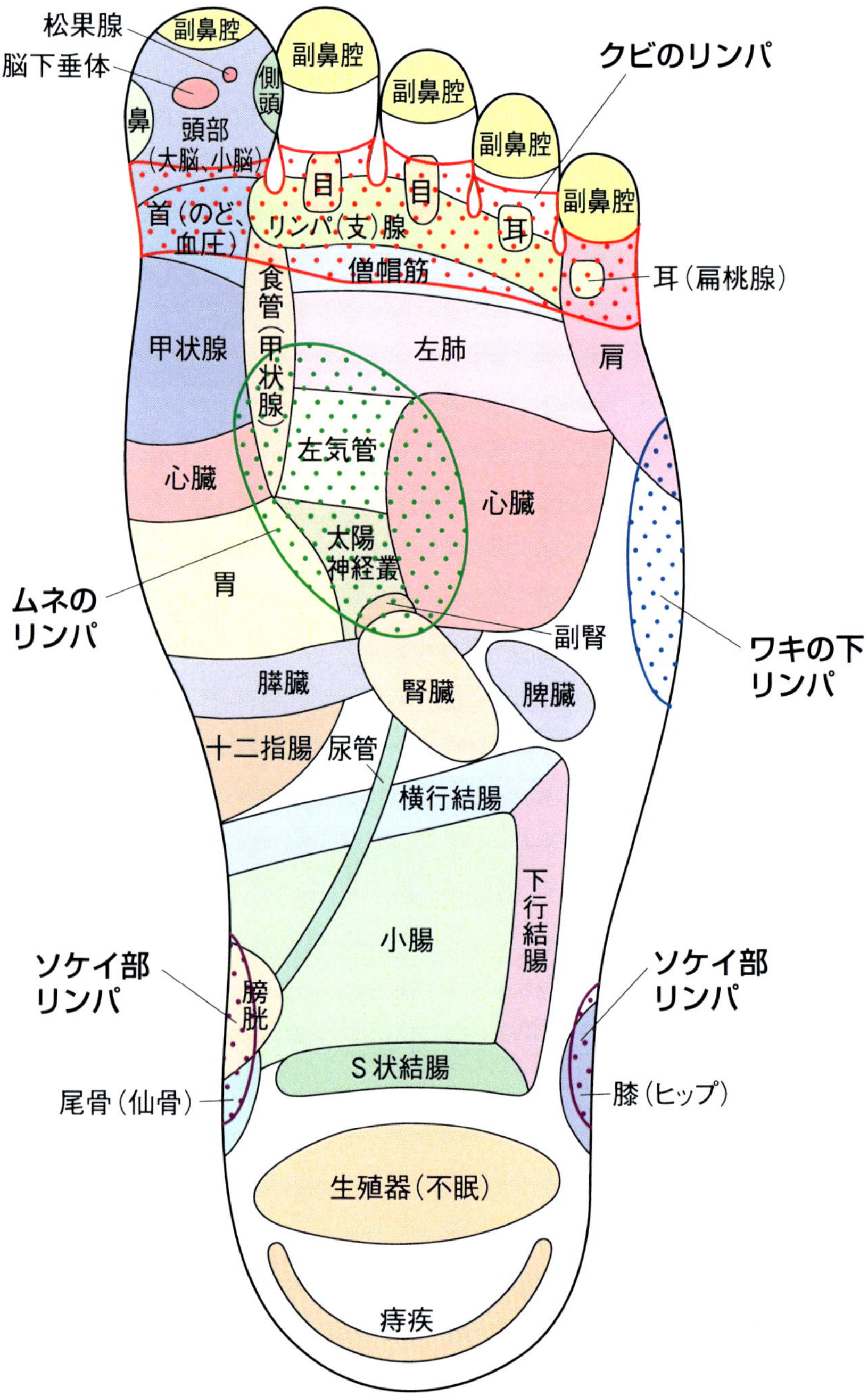

リンパ・ツボ＆ゾーン マップ　足の甲・内側

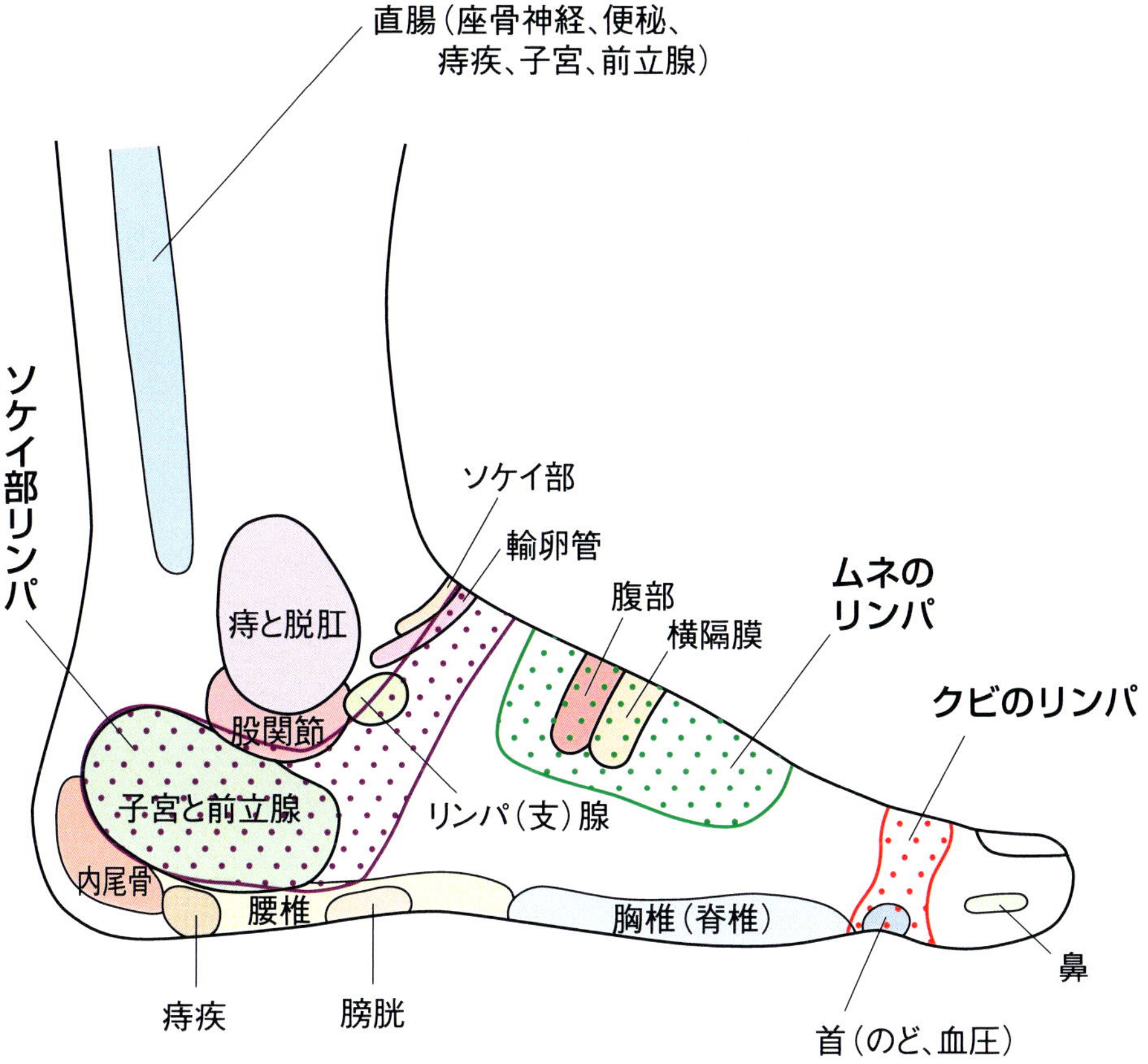

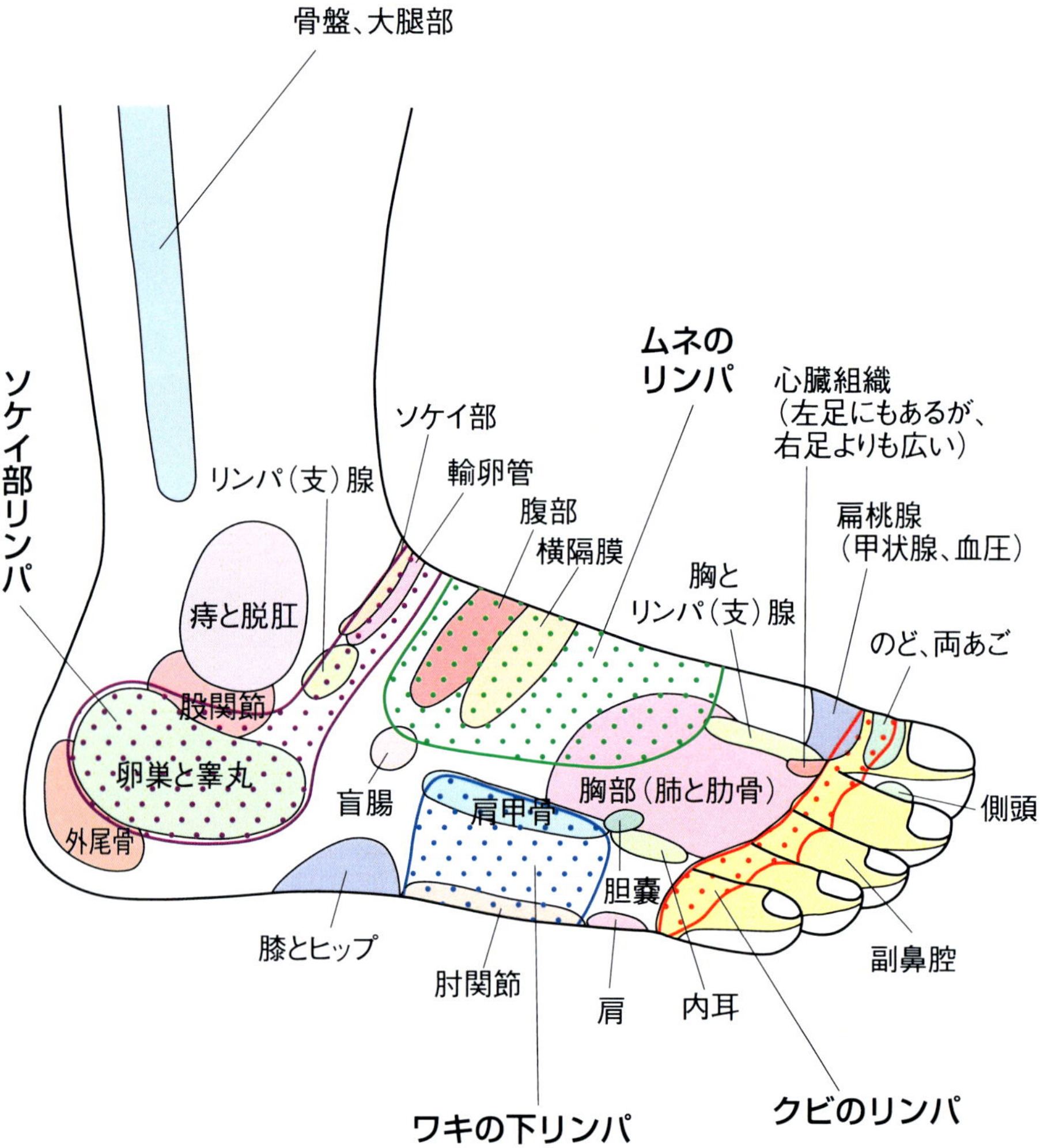

［註：肝臓、胆嚢、盲腸は人間の右半身に位置している。従って「肝臓ゾーン」、「胆嚢ゾーン」、「盲腸ゾーン」は右足にしか現れない。また、心臓や脾臓は左なので、「心臓ゾーン」、「脾臓ゾーン」は左足にしか現れない。］

リンパ・ツボ＆ゾーン マップ　手のひら

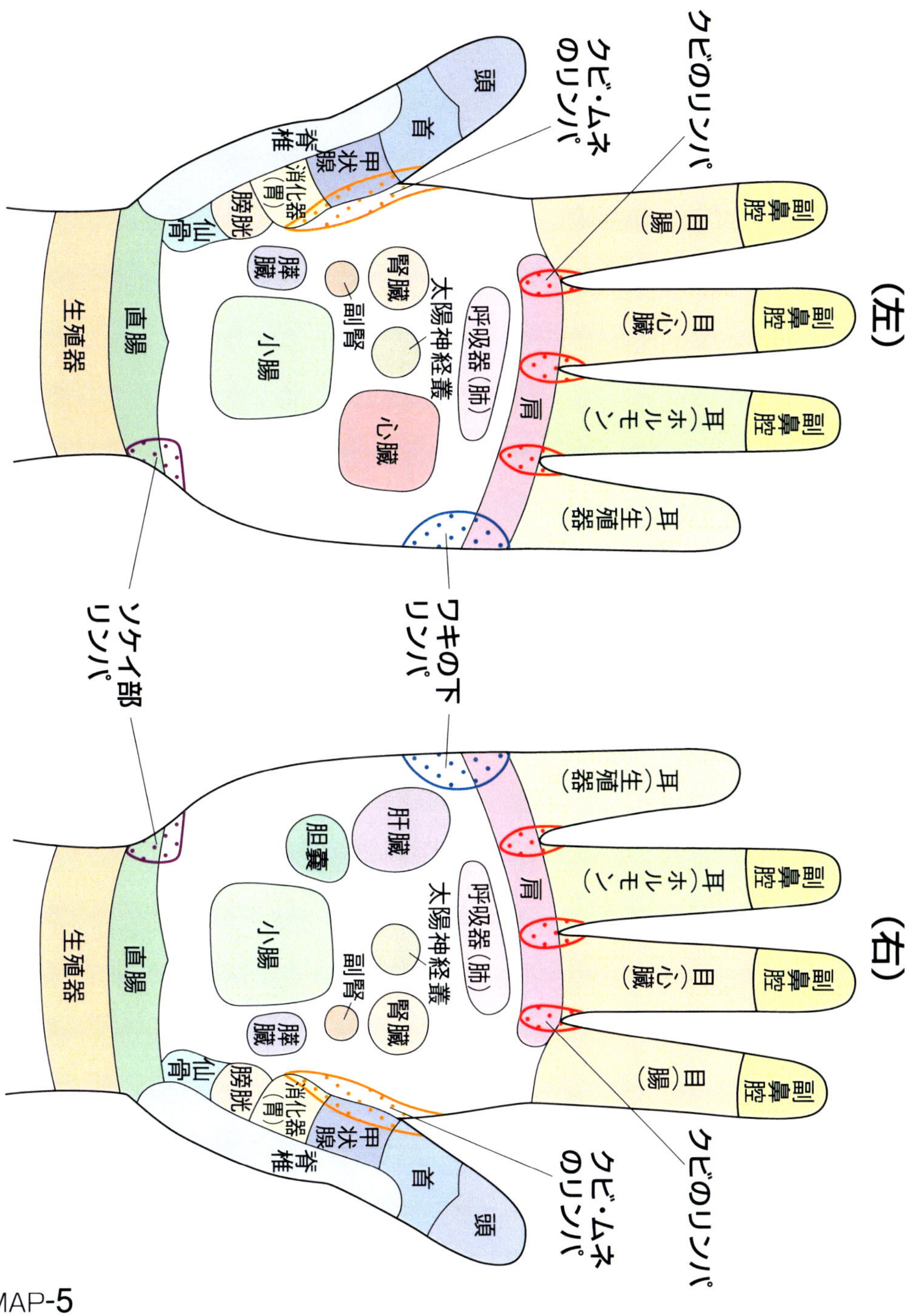

リンパ・ツボ＆ゾーン マップ 手の甲

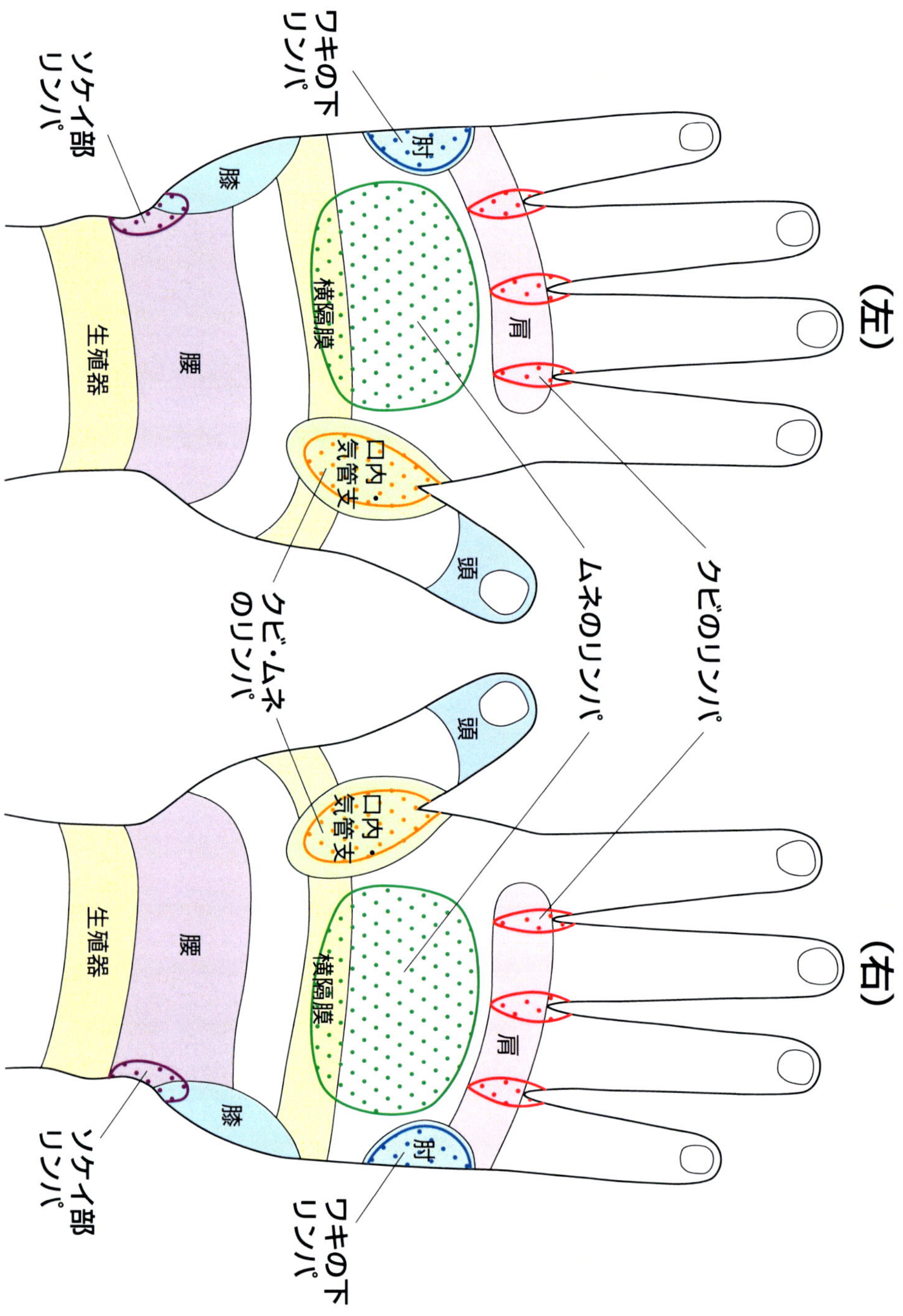

足と手のリンパ・ツボ
世界一やさしい速効デトックス
毒出し効果

五十嵐康彦

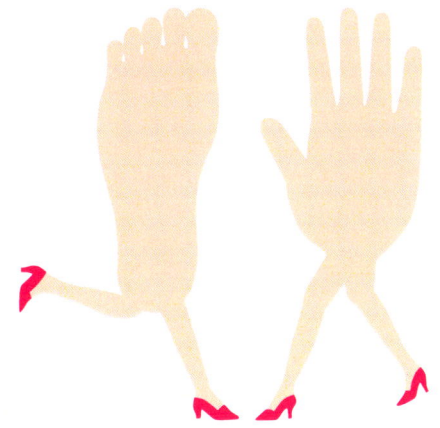

青萠堂

はじめに

デトックスとは、本来の意味では「解毒」ですが、よく一般的に「毒出し」と言われるように体内の余分な毒素を出す、つまり人体の浄化装置を働かせることです。

本書の「速効デトックス」すなわち毒出し効果のメリットはこうです。

まず、顔ヤセや足ヤセ、ウエストの引きしめにもっとも直結します。おまけに体の新陳代謝を上げるので、つるつる素肌に変わっていきます。体質改善についても、女性にいいことづくめで、便秘や体の冷えなど女性特有の悩みにも効果を発揮します。もちろん女性にばかりいいわけではありません。肥満やメタボリックでお悩みの男性諸氏にも効果ははっきりあらわれます。

本書では実践する具体的なやり方をビジュアルに詳しく紹介しました。

私がずっと提唱してきた足と手のゾーンセラピーは（いまではリフレクソロジー、反射帯治療と呼ばれることも多いのですが）、足もみマッサージの先駆けで、その大ブームを起こしたきっかけになったのが、私が数十年前に発表した「足と手のゾーンセラピー」です。

「おもいッきりTV」をはじめ、多くのテレビ番組から誘いを受け、そこで何十回も実際の技術を見せました。生番組のスタジオでタレントの方や司会の人まで巻き込んで、その場で効果を実感していただいたのです。私からすれば当たり前のことですが、気持ちよくて寝てしまった人や長年のこりがとれびっくりして、喜んでくれました。すぐに体にいい変化が出るのは本当です。

「そんなの信じない」という人に、私はタネも仕掛けもあるといつも言っています。つまり、これは〝ゾーンセラピー〟という欧米では非常にポピュラーな反射療法の研究によって生まれた〝マジック〟なのです。

北欧、インド、中国、東南アジアと、世界中をめぐり、先駆的な治療法を学んできました。あれから数十年、ついにその10倍の効果を生むこのリンパ・ツボにパワーアップしました。体をめぐるリンパに着目した足と手のダブル効果は、格段に違います。

ぜひ本書で〝必ず体が変わる〟その効果を実感してください。

五十嵐 康彦

目次

足と手のリンパ・ツボ
世界一やさしい速効デトックス

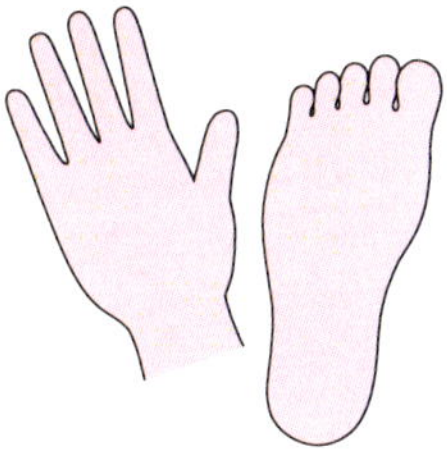

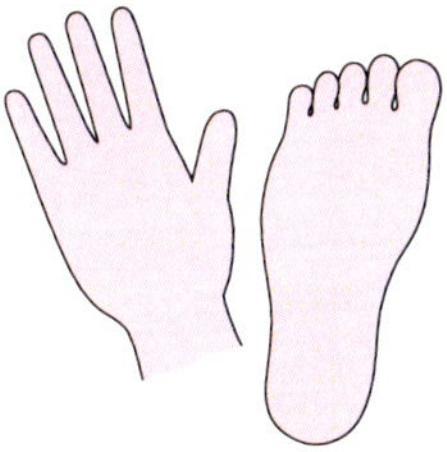

カバーデザイン●U.G.サトー
本文イラスト●井坂克二
口絵マップ・DTP●ハッシィ
本文写真●尾島敦
●八木隆一
モデル●叶野喜和子
図表デザイン●早川富士子

序章

足と手のリンパ・ツボで
〝体が変わる〟を実感！

足のリンパ・ツボの紹介

各リンパ・ツボの詳細は26～41ページで詳述します。

クビのリンパ・ツボ

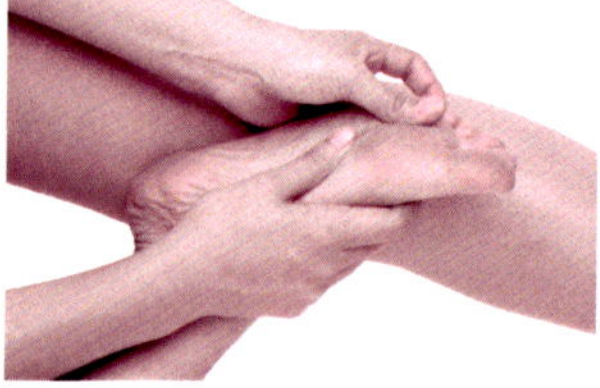

クビのリンパ・ツボ

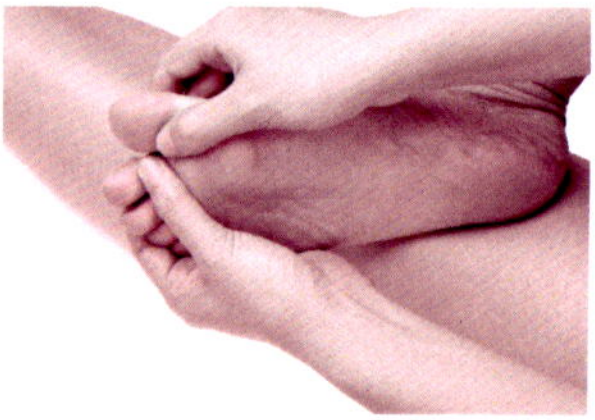

ベストセラー「足と手のゾーンセラピー」から生まれた強力リンパ・マッサージ

リンパ・ツボはなぜ世界一カンタンで効果的か！

足と手のリンパ・ツボとは、従来のリンパ・マッサージと異なり、直接身体のリンパ節（リンパの集まっている所）を刺激せず、各リンパ節に連関する足と手のリンパ・エリアを遠隔操作（リモート・コントロール）することで、リンパ効果を上げる方法です。

かつて、私が発表した足と手のゾーンセラピー（反射帯）のダブル効果は、数多くのＴＶ番組で紹介され大反響を起こしました。その理由は、その効果が画面を通してすぐ実感できたからです。このリンパ・ツボはそのゾーンセラピーのダブル効果をリンパに重点をおくことによって、10倍アップさせたのです。

本書が世界一カンタンで安心で効果の上がるリンパ・マッサージといえるのは、足と手を刺激して、直接リンパを刺激しないからです。直接やるリンパ・マッサージは過剰な刺激によるトラブルが発生する可能性があり、プロでないと注意を要するところも多いからです。

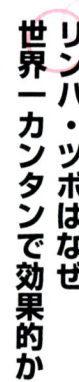

その点リンパ・ツボは、とても安心ですし、いつでもどこでも自分でやれる特効の方法だといえます。

新幹線や、飛行機の中でやるにも最適です。エコノミークラス症

ムネのリンパ・ツボ

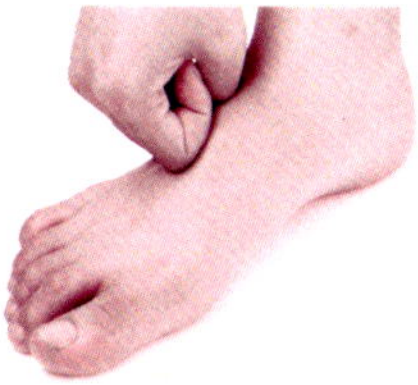

クビのリンパ・ツボ

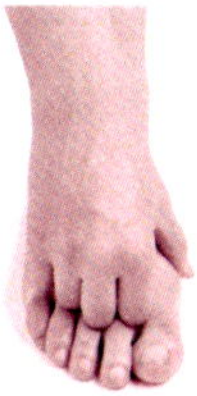

候群からも逃れられるでしょう。

また女性は大体直接ワキの下リンパとかソケイ部リンパなどを刺激するのは痛いといってやらなくなりやすいものです。3日と続かない人が多いのです。

それに小さいとき、ワキの下を強くこすってはダメと言われた経験はありませんか?

これは非常にワキの下のリンパ部分が薄く敏感すぎて皮膚が弱いからです。強くやりすぎると、逆効果になります。

また、リンパがはれているときは、はっきりした症状があらわれてなくとも、体調がおかしい証拠です。そういうときは、絶対に刺激してはいけないということは、もはや常識です。

外科のお医者さんが骨が折れたら「一週間ぐらい冷やしてからまた来てください」というのは、はれがひいてからでなければ、骨がゆがんだり、変形してしまうからです。

リンパ・ツボは中国医学でいうところの体の悪い所からもっとも遠くの所を施療せよというのと同じことです。たとえば、痔の治療に頭のてっぺんの「百会《ひゃくえ》」を押すことで効果があるとよくいうでしょう。

直接刺激するより、間接の方が安全で、一般の人がやるには失敗は少なく、同等の効果が得られるのです。

ダブル刺激を10倍アップするリンパのしくみ

リンパについてはすでによくご存じの方も多いと思います。ただ、ちゃんと理解している人は案外少ないはずです。人体の65から70パーセントは水であるとはよく言わ

ワキの下のリンパ・ツボ

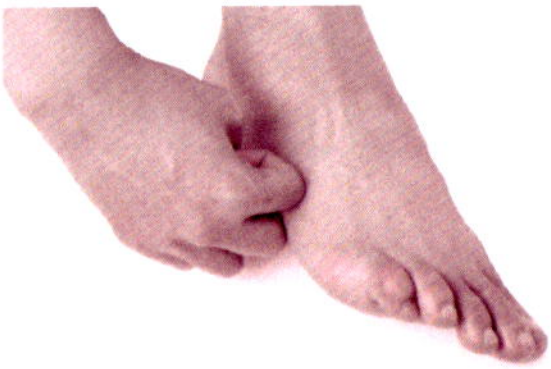

ムネのリンパ・ツボ

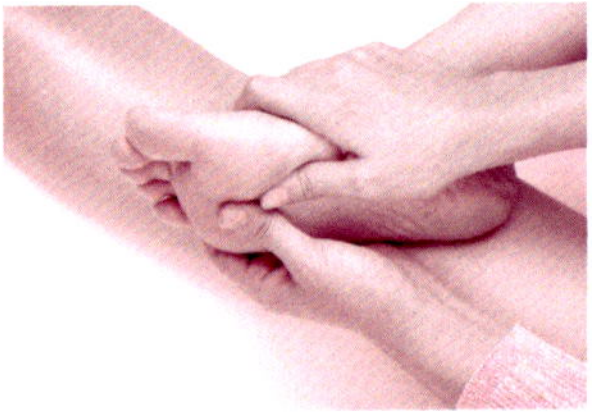

れます。水というと、まず血液をイメージする人が多いかと思いますが、実はこれは間違いで、血液よりもリンパ液の方がかなり多いのです。

ヤケドをして水ぶくれになったときのことを覚えていませんか？　それを針の先でつつくと水がでます。それがリンパ液です。

リンパ液は、大体血液と同様に体のすみずみまで行きわたっています。

リンパ腺は、皮ふのうすいところにあり、リンパ腺が腫れるのは身体の異常が起こっている証拠です。

ちなみに、お医者さんが乳ガンのときワキの下を触診するのはワキの下リンパのはれを見るためもあるのです。菌が入ってもはれますし、細胞が変性したときもはれます。

リンパ管は網の目になっていて、集団を成しているのがリンパ節で、リンパ・ツボはその要所を刺激するのです。ワキの下リンパ、ソケイ部リンパ、胸のリンパ、首のリンパが代表的で、すべて足と手のリンパ・ツボに連動しています。

健康であればリンパ液の中枢であるリンパ腺に悪いものが運ばれ、そこで除去されます。そこでリンパ腺が活躍するのです。よく具合が悪くなり、リンパ腺が腫れるのは　そこでくい止めて、人体が敵と戦ってくれているのです。

病気が治るのはリンパのおかげなので、身体を守る要、いわば人体の防衛軍の役目をしているのです。殺菌作用があり、もちろん栄養補給、老廃物除去の二つの働きも手伝っています。

リンパの流れが悪いと、栄養素や老廃物が澱《よど》み、細胞が栄養失調

ソケイ部のリンパ・ツボ

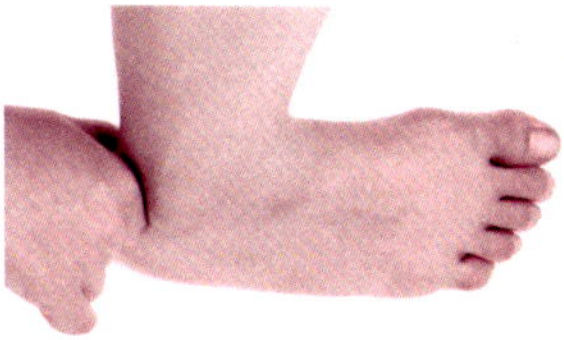

ソケイ部のリンパ・ツボ

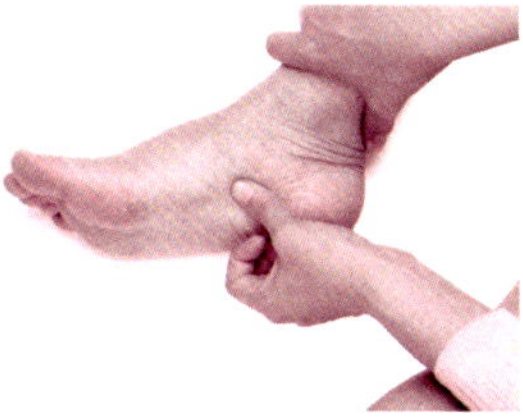

を起こし、体調が悪くなるという病気のメカニズムに陥ります。

たとえば体でもっとも大事な心臓は菌に弱い臓器なので、ばい菌が来ないようにリンパの固まりがある身体のへこんだところ、薄いところにあるリンパ節でブロックしています。

リンパ節はlymph nodeといい、リンパの集まっているところ、すなわちリンパのマンホールです。ここでデトックス、毒出し作業が行われるのです。

毒出しリンパ・ツボ
美顔・美スタイル計画

▼ワキの下リンパ

たとえばワキの下リンパ節は、心臓の少し左に位置した老廃物のマンホールのようなところで、そこで浄化しています。

つまり一種の再生工場でいいリンパの流れに変える浄化そうの役目をして、ろ過再生しているのです。

血管とリンパ管の間にはスポンジのような組織があり、浸透圧で、いったりきたりしみわたるようにゆっくりと動きます。

▼ムネのリンパ

ワキの下リンパと胸のリンパは、手の先からくる菌や呼吸器系に入り込んでくる菌を防ぐと同時に胸に近いので、バストの形をきれいに整えることにつながります。エステでも胸の形をよくするのにオイルでマッサージしたり、やわらかくもむときれいになるというのはほんとうです。とにかくやわらかく刺激すること。

やわらかくこすると皮ふは再生していくので、きれいになります。強くこすると動きをやめ止まって

手のリンパ・ツボの紹介

クビのリンパ・ツボ

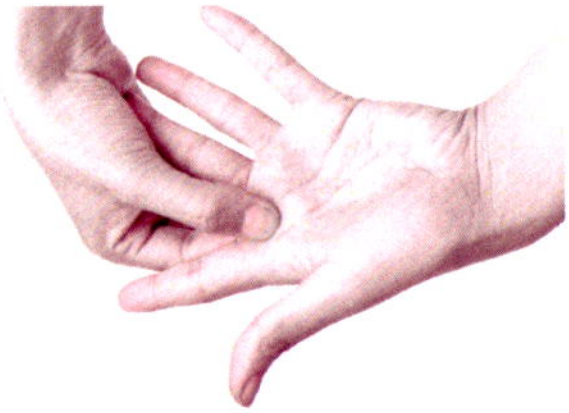

クビのリンパ・ツボ

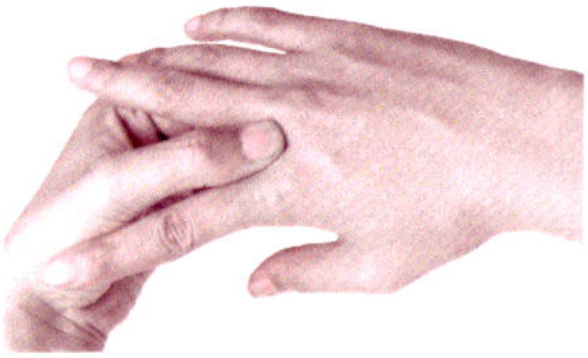

しまいます。

強く叱りつけるより、やさしく励ます方が精神的な再生にいいように、細胞も神経も皮ふも、よくなるのです。

サボテンの花の実験で、いじめるとしぼみ、ほめると元気になるという話があります。

▼クビのリンパ

首のリンパは、呼吸器からくる菌を防ぎ、首をきれいにして、なおかつ首のたるみをとります。

▼ソケイ部リンパ

そけい部リンパは、足に入った菌や性病の菌から身体を守ったり、足のむくみをとり、下腹部のたるみをとります。

顔ヤセ、足ヤセ、お腹《なか》ヤセはリンパ・ツボの基本の基本

面白い話があります。アメリカの海外協力隊が中南米へ行って、地元の人の患者を7年間くらい、手ぐすねひいて待っていたけれど、誰も来なかったといいます。

これは南米の人たちは裸足の人が多いので病院の厄介にならないというのです。つまり裸足のせいで、みな健康なのではないかと思いいたったそうです。足の刺激をダイレクトにしていることになるからです。

足と手を刺激するのは身体にとってもっともいい代替療法です。

リンパ・ツボは、やりすぎると一時的に少し、むくむきらいがありますが、すぐにおさまってくるので心配はいりません。これは刺激によってリンパ球などの容積が大きくなる性質を持っているからです。

やわらかに刺激してください。

ムネのリンパ・ツボ

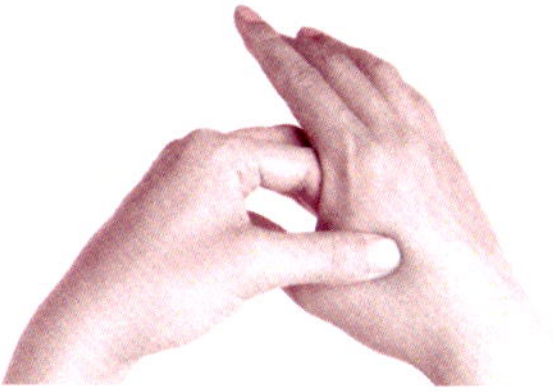

ムネのリンパ・ツボ

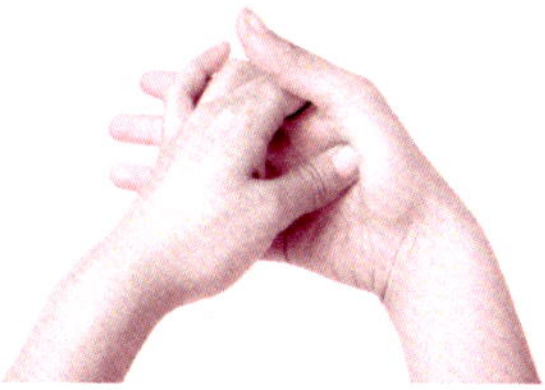

あまり強く刺激しないことです。そうすれば肩こりからダイエットにいたるまで多くの効用を持っています。

　足と手のリンパ・ツボの効果は免疫力を高め、美顔、美肌、小顔、ウエスト（お腹）を細く、ヒップアップ、足を細くする、太ももをひきしめるなど、特に女性の気になるところに有効です。少しやっただけでもたるみがとれすっきりして、肌にはりが出て輝いてくるからです。むくみ、水太り、肥満などは決められたリンパのツボを刺激することで解消していきます。

　人間の体は何層にもなっています。中には筋肉、骨、血管もあり、リンパだけを刺激はできません。なぜなら少し強く押すと経絡に入ってしまいます。

　経絡とは、電気エネルギーが流れているところで、リンパではありません。つまり電気エネルギーがよく通るところです。電気抵抗が低いところがツボです。百万倍の高度な顕微鏡のような装置で、造影する薬を飲ませて覗くと、ツボがあらわれる実験を電気大でしていました。あるツボを刺激すると関連のある所が光り、間違いなく電気が通っていることがわかります。

　これを中国医学では「気」、インドではプラーナといいます。

　どこかを押せば一緒に影響が出て流れていきます。つまり人間の体は何層にもなっているので一緒に効果が上がるのです。別々にすることは逆に不可能に近く、リンパと同時に経絡も刺激しているのです。本書でリンパ・ツボと命名したのもリンパとツボ（反射帯）の重層効果の意味もあるからで

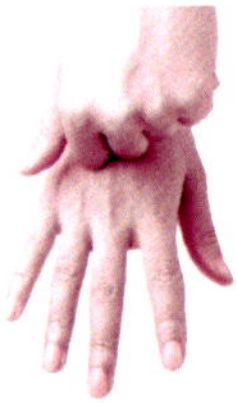
ムネのリンパ・ツボ

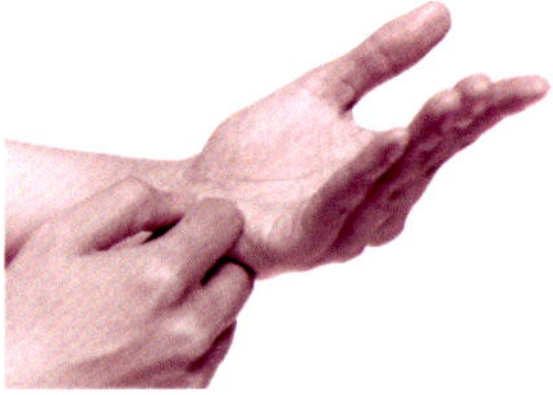
ワキの下のリンパ・ツボ

す。

　つまり、リンパを導入したはじめての足と手のマッサージです。

　手は頭脳といわれ、頭の活力を与えるのは手がいいといわれ、内臓は足で免疫も足に重点をおけといわれます。のちほどやり方は詳しくご紹介しますが、クルミ二つで手の平、足の裏で転がすのもいいでしょう。

　古代エジプト時代から、リンパとはいわなくても、リンパ・マッサージに近いものは流行っていて、イタリアにもその記録が残っています。インドのバラモンの僧侶たちがやっていたという記録もあります。道教で伝えられた漢方にもありますし、宋の時代に医学として認められてきました。実は昔は、フランス式のやさしいマッサージが日本に伝わりましたが、その後、強いスウェーデンマッサージになり、骨膜マッサージ、結合組織マッサージ、そしてスポーツマッサージなど、きついマッサージが広がっていきました。

　やわらかいマッサージがいいのです。パウダーやオイルを使ってやさしく取り組みます。昔はタルクという貝がらの粉を使い、のちに、ベビーパウダーを使うようになりました。痛いから効くものではなくゆっくり弱めにやりましょう。太極拳のように30秒か一分で一つの動作をやるようにするのがいいのです。

アンチ・エイジングは速効・爽快だから続けられる

　身体への刺激はすべて自律神経に作用します。リンパ・ツボも植物神経とも呼ばれる自律神経に影響しますが、その名前のようにあまり過激な刺激は好みません。

ソケイ部のリンパ・ツボ

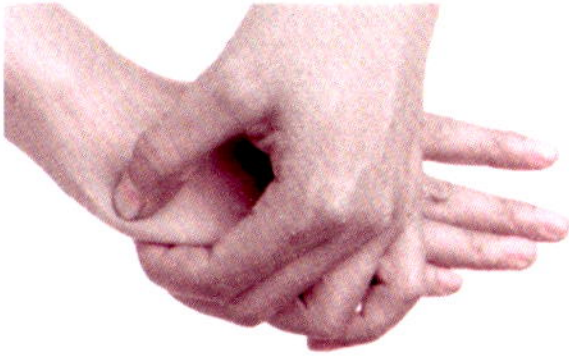

ソケイ部のリンパ・ツボ

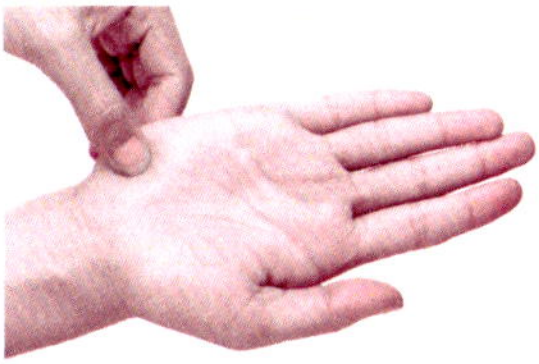

ヨガの行者が、長く生きるのは、無駄な動きをしないからだと言われます。長生きは長い息に通じ、人間は生まれたときから呼吸する回数は決まっているといわれ、大事にゆっくり呼吸することがいいといわれます。ヨガの行者のように激しくしない生き方がいいのです。私はくり返し言ってきましたが、スポーツは体によくないというのはそういう意味です。

おしまいに、実際に足と手のリンパ・ツボをやるとき、もう一つ大切なのは、自分のなった細いウエストやきれいに伸びた足など、プロポーションや美しいつるつる肌になった自分を思い浮かべてやることです。こうすると意識が働いて、リンパ効果の全身の流れがよくなっていきます。

またリンパ・ツボは心のストレスをとるためにも有効です。常に人体は心と体が一体となっています。手と足の刺激によって気持ちよくなる、ということは、まさに心がよくなっているためなのです。

心も体もいっしょに爽快になれば、みるみる若返っていきます。

もう一度言いますが、苦しくて、激しい運動をするのは逆効果、我慢は禁物です。自然とやりたくなるぐらい快適でなければいけないのです。

誰に言われなくても、ずっと続けたくなってしまうのが、足と手のリンパ・ツボなのです。

世界一やさしい〝アンチ・エイジング〟を今日からはじめてください。

足のリンパ・ツボ マップ

右の足のウラ

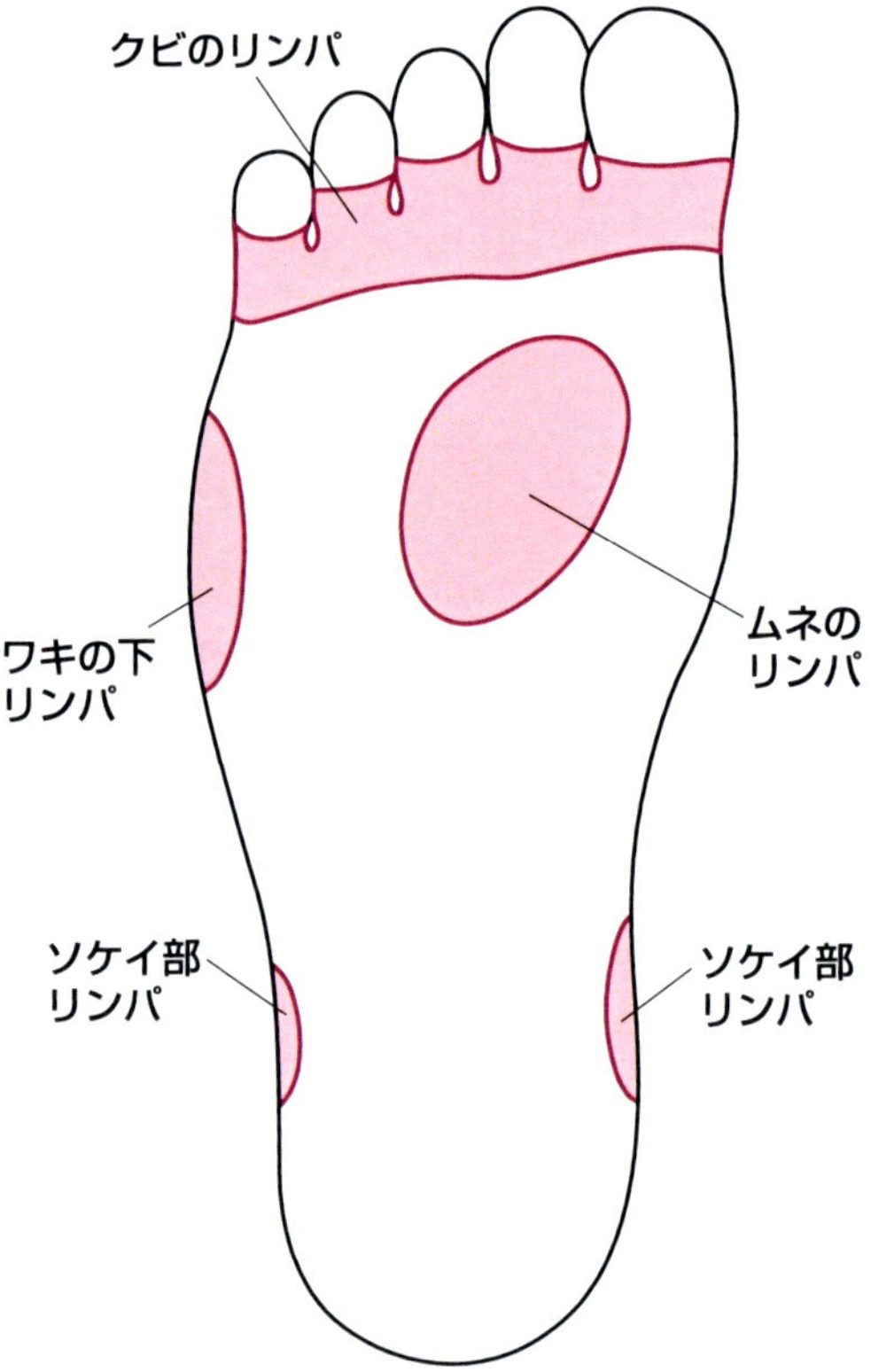

足の甲の内側

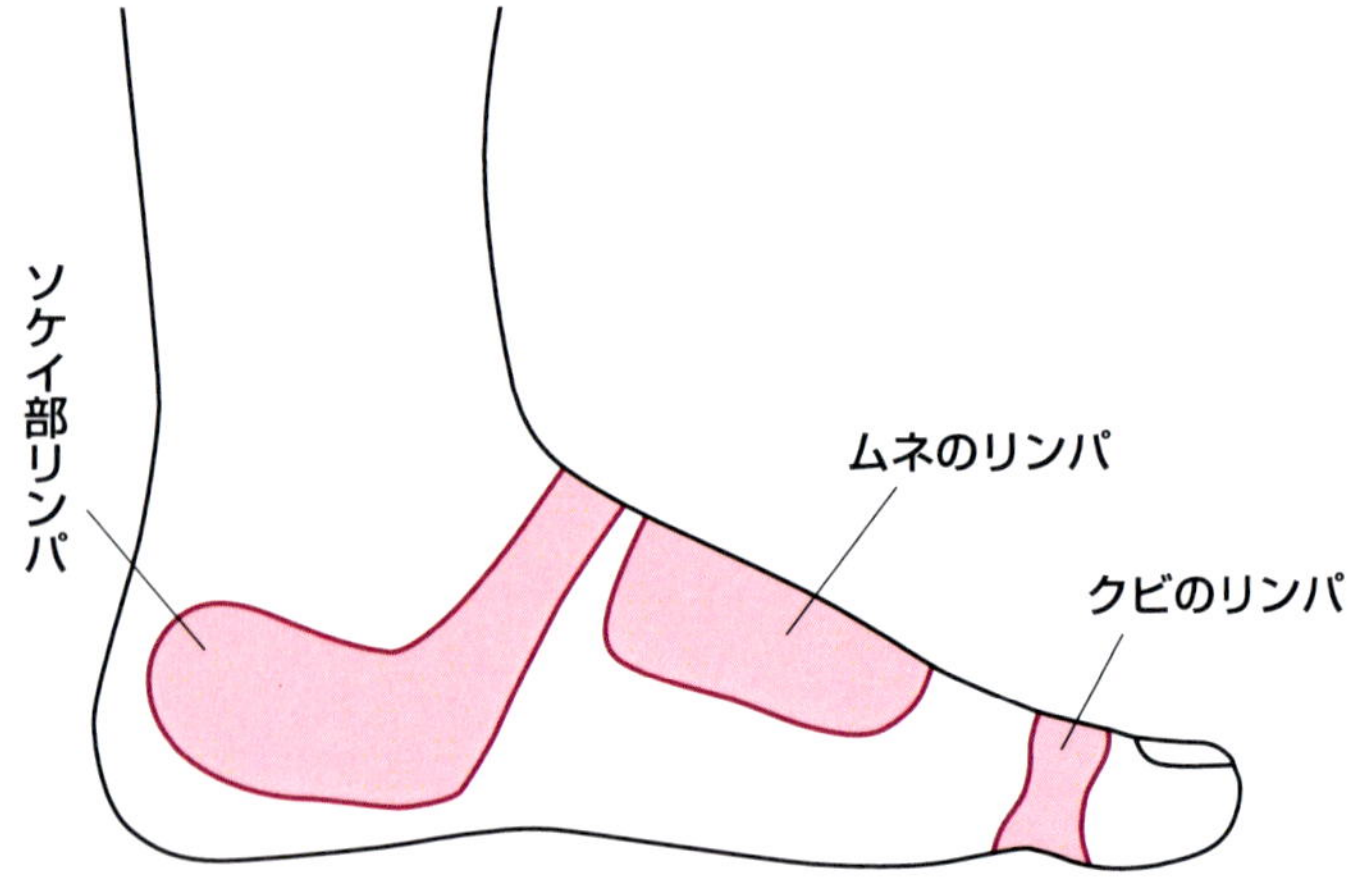

左の足のウラ

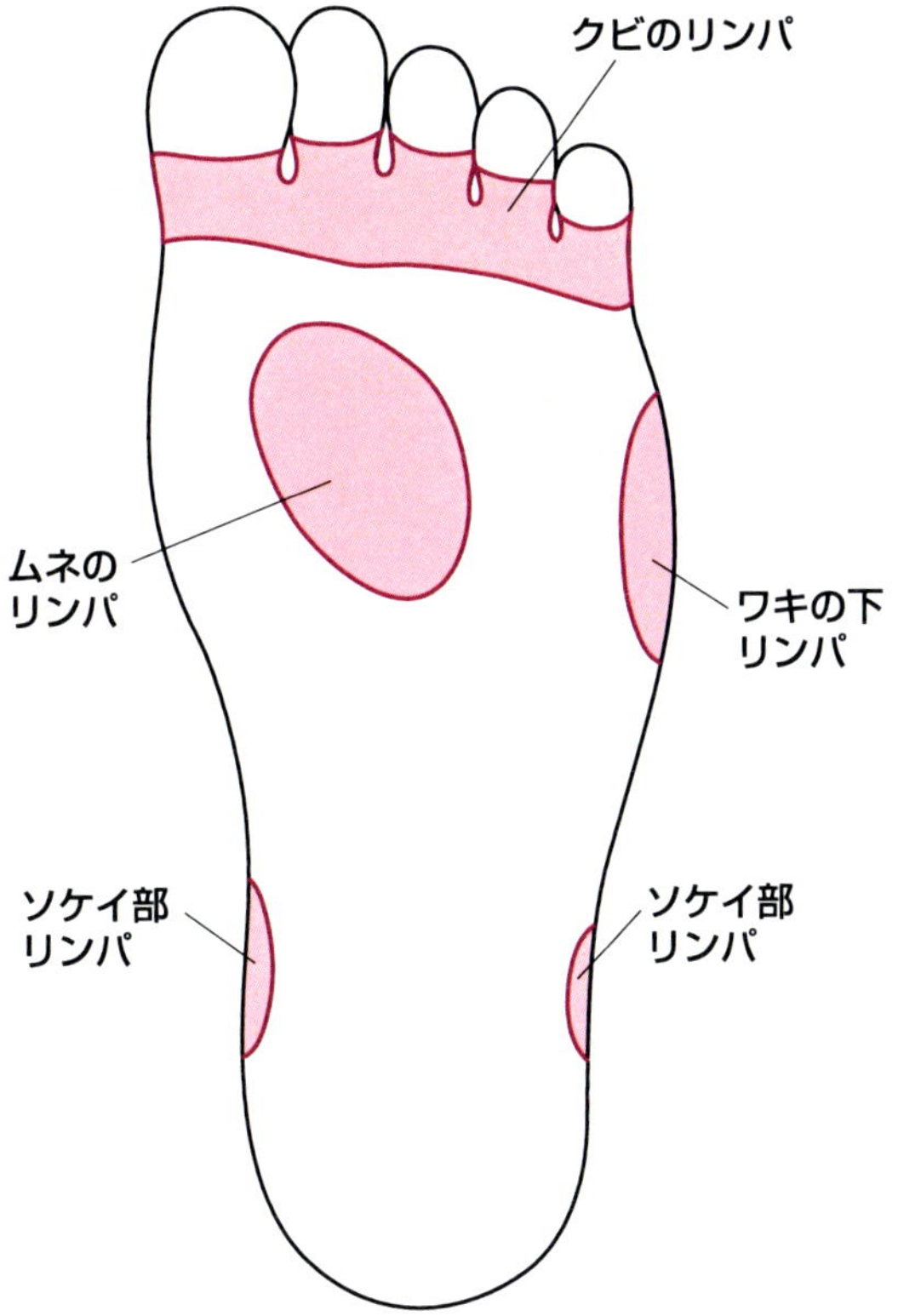

足の甲の外側

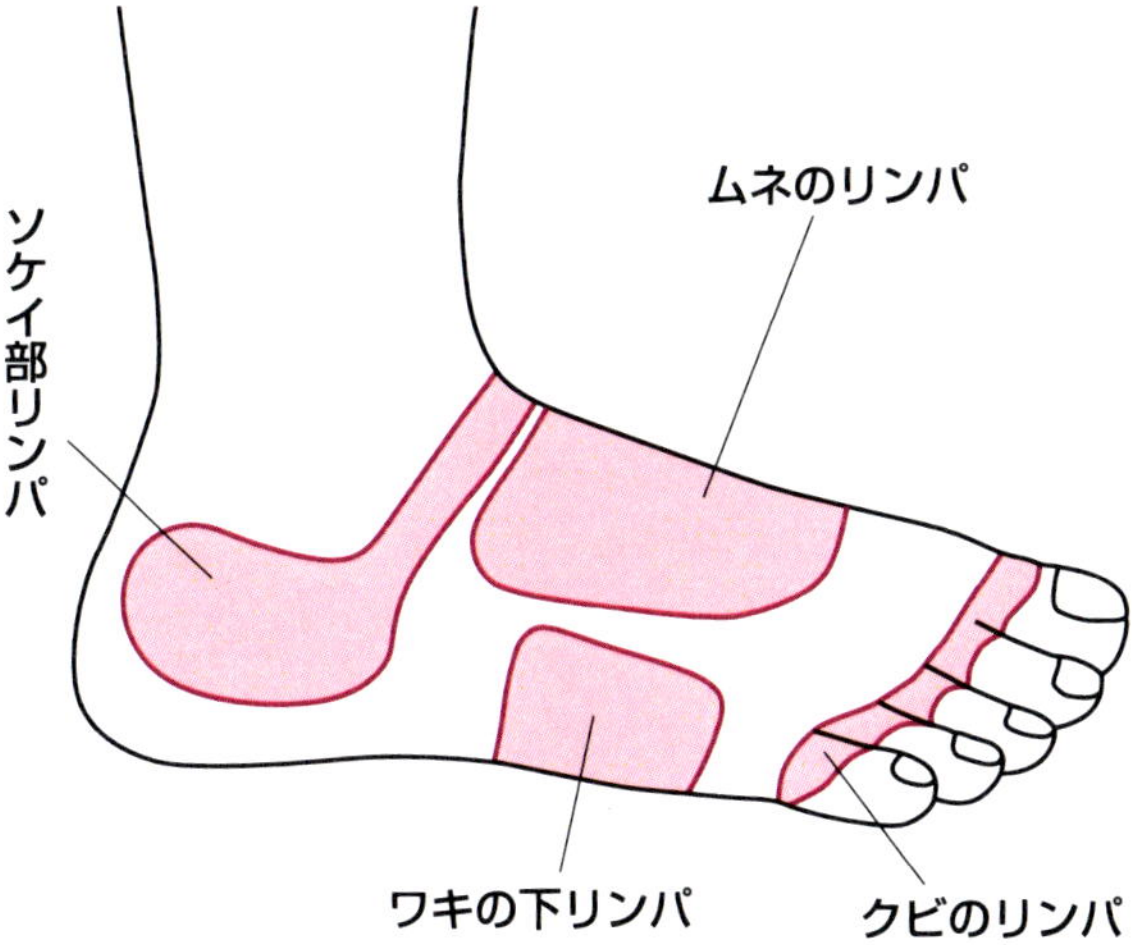

手のリンパ・ツボ マップ

右の手のひら

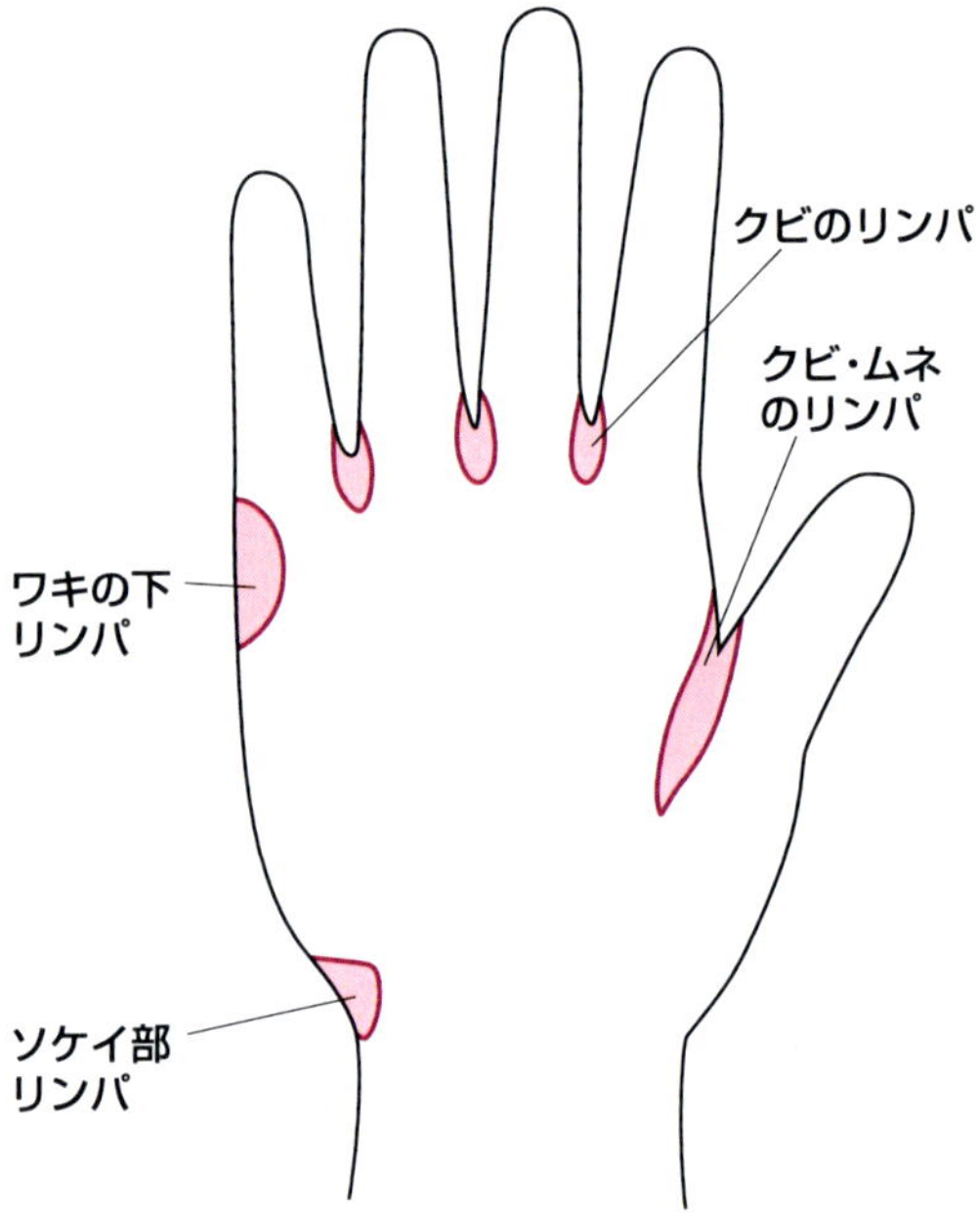

右の手の甲

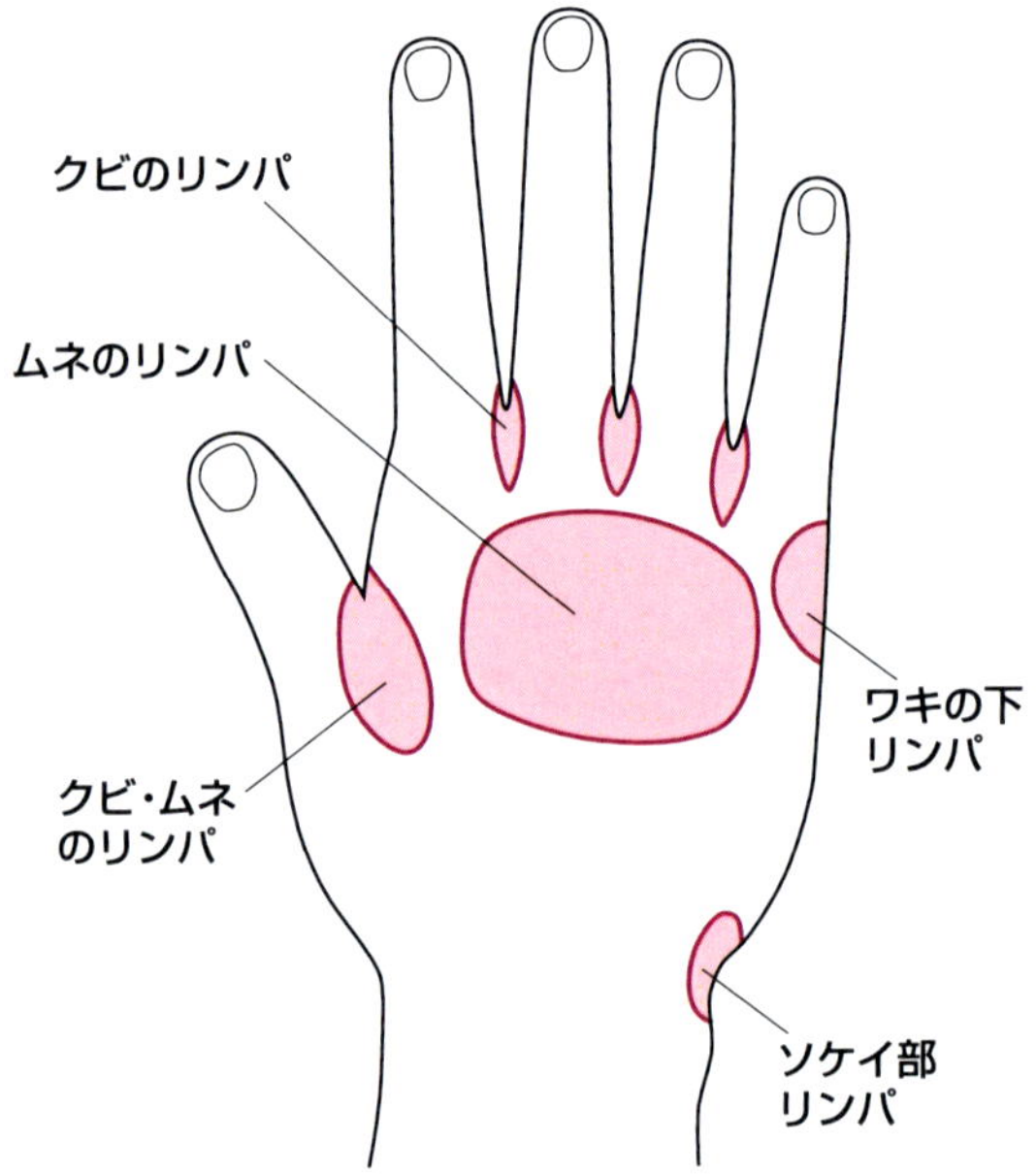

左の手のひら

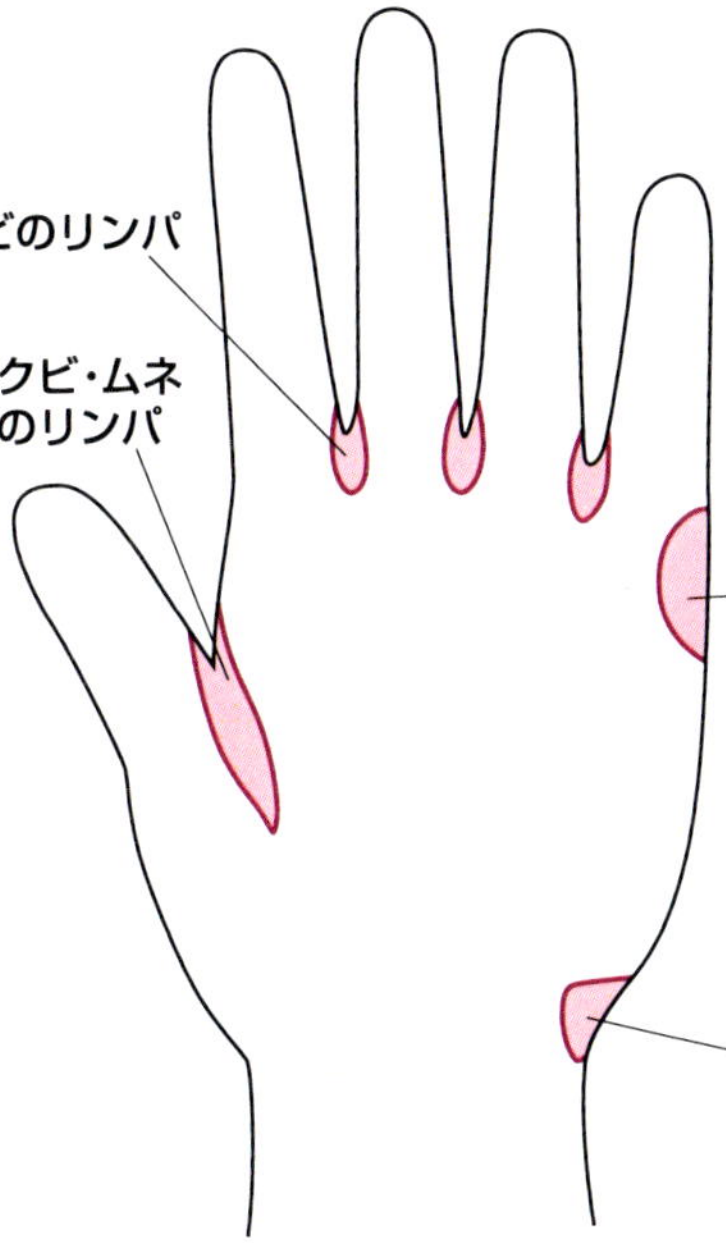

左の手の甲

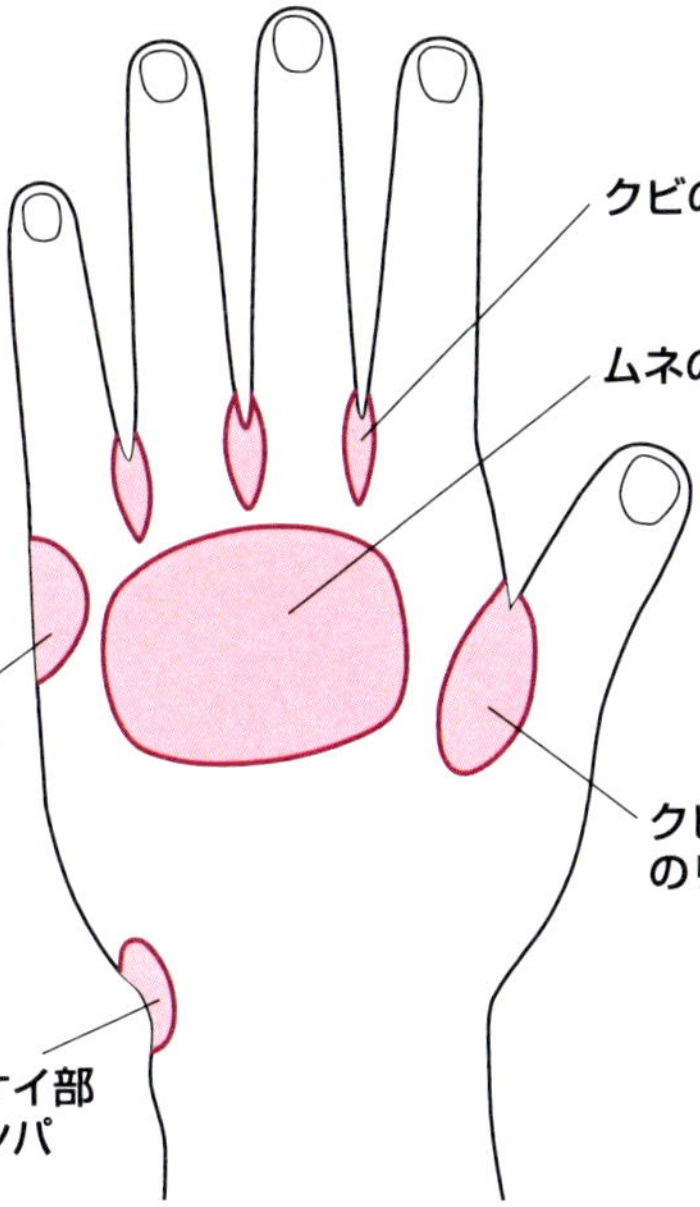

快感・実感！

足と手のリンパ・ツボのやり方

リンパ・ツボの〝効果〟と〝トライポイント〟

リンパはなぜ足と手でやるとよいのでしょう？

リンパ腺は、過度に圧迫したり、強い刺激をあたえると、リンパ球が大きくなって（膨張）オーバーフローになり、かえってリンパの流れにマイナスになります。いま流行の「リンパ・マッサージ」も十分に気をつけて行わなければなりません。その点、これからご紹介する手と足のリンパ・ツボは直接触って刺激するのではなく、リンパ腺の反射帯に間接的に働きを促すので安全です。簡単で速効の「遠隔操作」新テクニックを覚えてください。

リンパ刺激はこのトライポイントで効果は雲泥

リンパ・ツボをやるときは、まず、ベッドや床に座るか、椅子に座って姿勢を安定させましょう。悪い姿勢はリンパの流れを悪くし、効果もダウンさせます。リンパ促進のためにも、日頃からよい姿勢をこころがけましょう。

リンパ・ツボへの刺激は、ゆっくり・弱く・丹念にもんだり、こするのが大原則。つまりやわらかくやることです。ギュッと強く押したりせず、入れる力は4キロ程度と世界的にはいわれています。どのくらいの力か、4キロ分体重計を指で押してみれば、すぐ感覚がわかるので、ぜひやってみてください。もむのに疲れたり、筋肉痛を起こしたりするのは正しくできていない証拠です。

もんだりこすったりすると、手の皮ふが摩擦で、荒れたりはれたりすることがあります。実際、プロのリフレクソロジストはオイルを使用したり、絹・トルマリン・オーラストーンの布を手や足にかぶせてこするのをよく見かけます。また、リンパ・ツボはできれば靴下は履かないでやりましょう。新幹線の中などではだしになってやるのもリフレッシュできますのでおすすめです。

リンパ・ツボは本来は人にやってもらった方が気持ちいいのですが、本書では自分でできる方法を紹介します、まず自分がマスターして、家族や友人に教えて、お互いにやるのも楽しいものです。

必ず守っておきたい3つのルール

アルコールを飲んでいるときは止めましょう。

リンパ・ツボ刺激も二時間もやっていると目がむくんでくる人がいます。長時間は禁物です。

体調が悪いときはやらないでください。体が元気なときに健康促進の目的で行いましょう。

リンパ・ツボの基本3大テクニック

1 指の腹で、もんだり、こする

リンパ・ツボを、もんだり、こするときは弱い力が原則。指を立てずに腹の部分を使います。

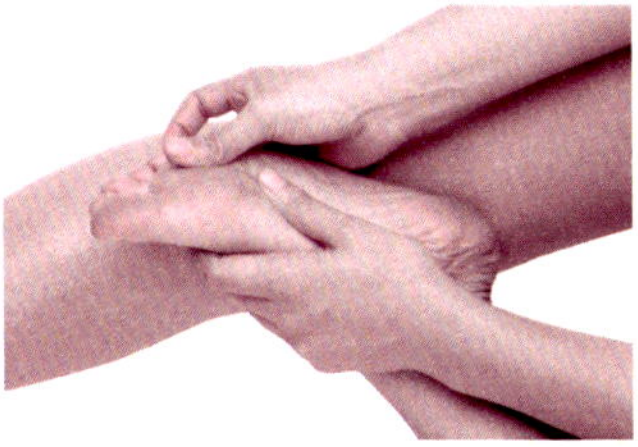

2 指ヅノ(角)で、もんだり、こする

リンパ・ツボを、握った指の第二関節の固い部分でもんだり、こすります。この場合もあまり力を入れません。指ヅノの作り方は、握った人差指と中指〈ときに薬指〉を親指で締めて固定します。

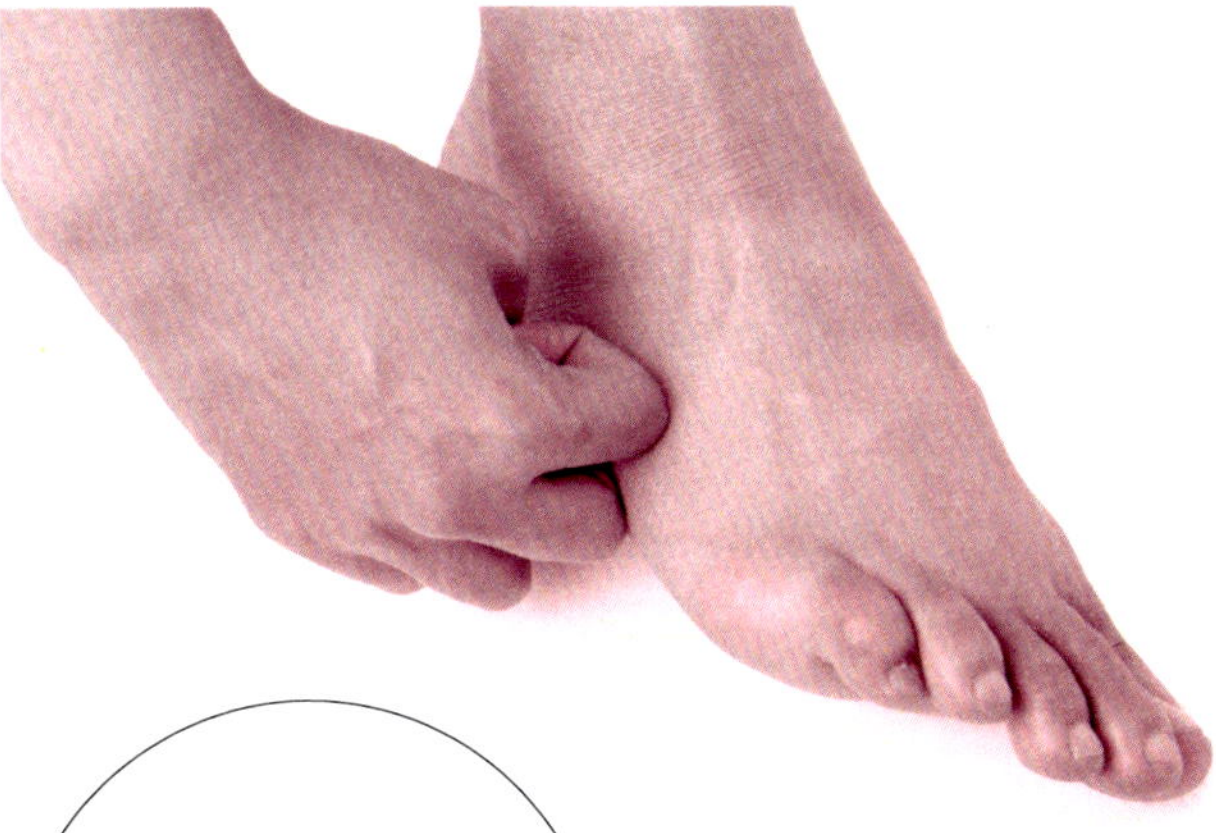

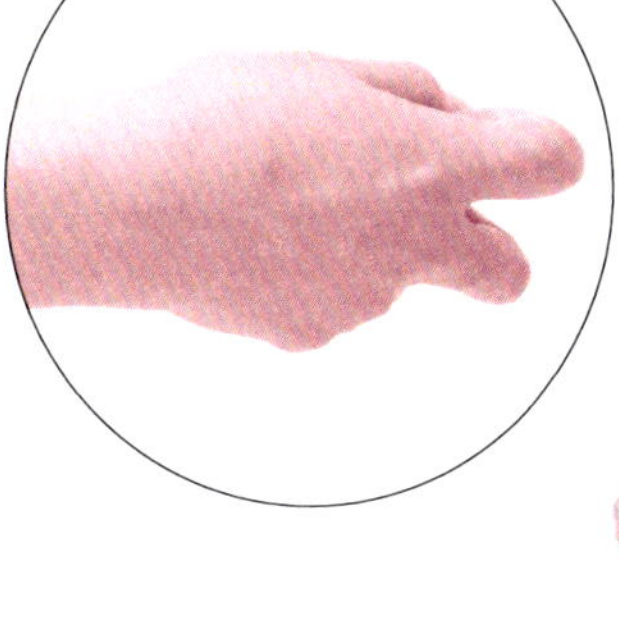

3 ゴルフ・ボールでツボ刺激

これは簡単で便利です。リンパツボの上にやさしく転がすだけ。あまり強く押し付けないように注意しましょう。多くのスチュワーデスさん達も愛用しています。

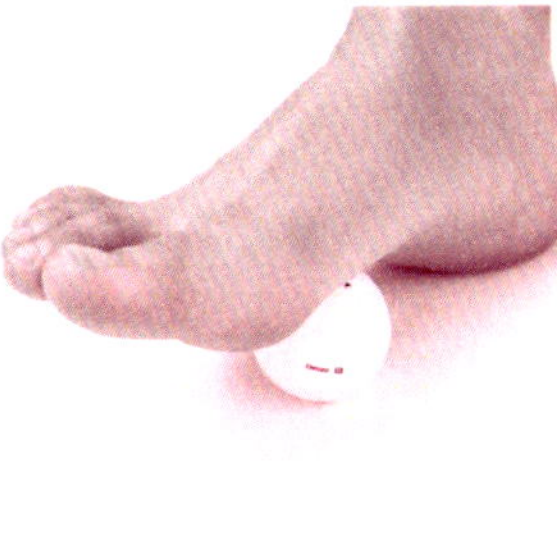

Step 1

足のリンパ・ツボ

クビのリンパ

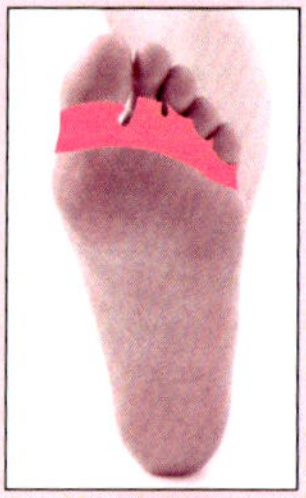

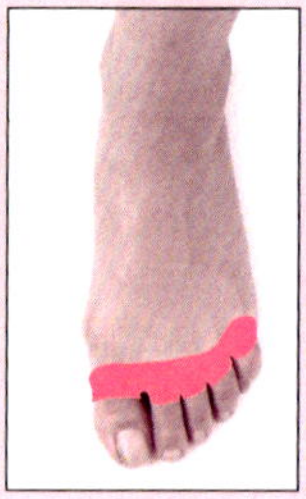

◆指のつけ根周辺は一番重要

各指の付け根のあたりと指と指の間の水かき部分を丹念にもみます。

この「クビのリンパ」は主に呼吸器系、カゼなどにいいといわれ、同時に、顔や首のむくみやたるみがとれ、二重あご、小顔にも効果を発揮し、スッキリします。もちろん、トータルに身体のリンパの流れをよくすることも大切です。昔、私がＴＶの健康番組でケント・ギルバート氏の首のシコリをとったのも、このクビのリンパ・ツボです。彼は足のマッサージの力に驚嘆していました。

※リンパ・ツボの時間の表記はあくまで目安です。まとめてやらずに、例えば手を朝やったら、足は夕方やるといいでしょう。通常、手をやると頭がはっきりして足をやると眠くなるからです。

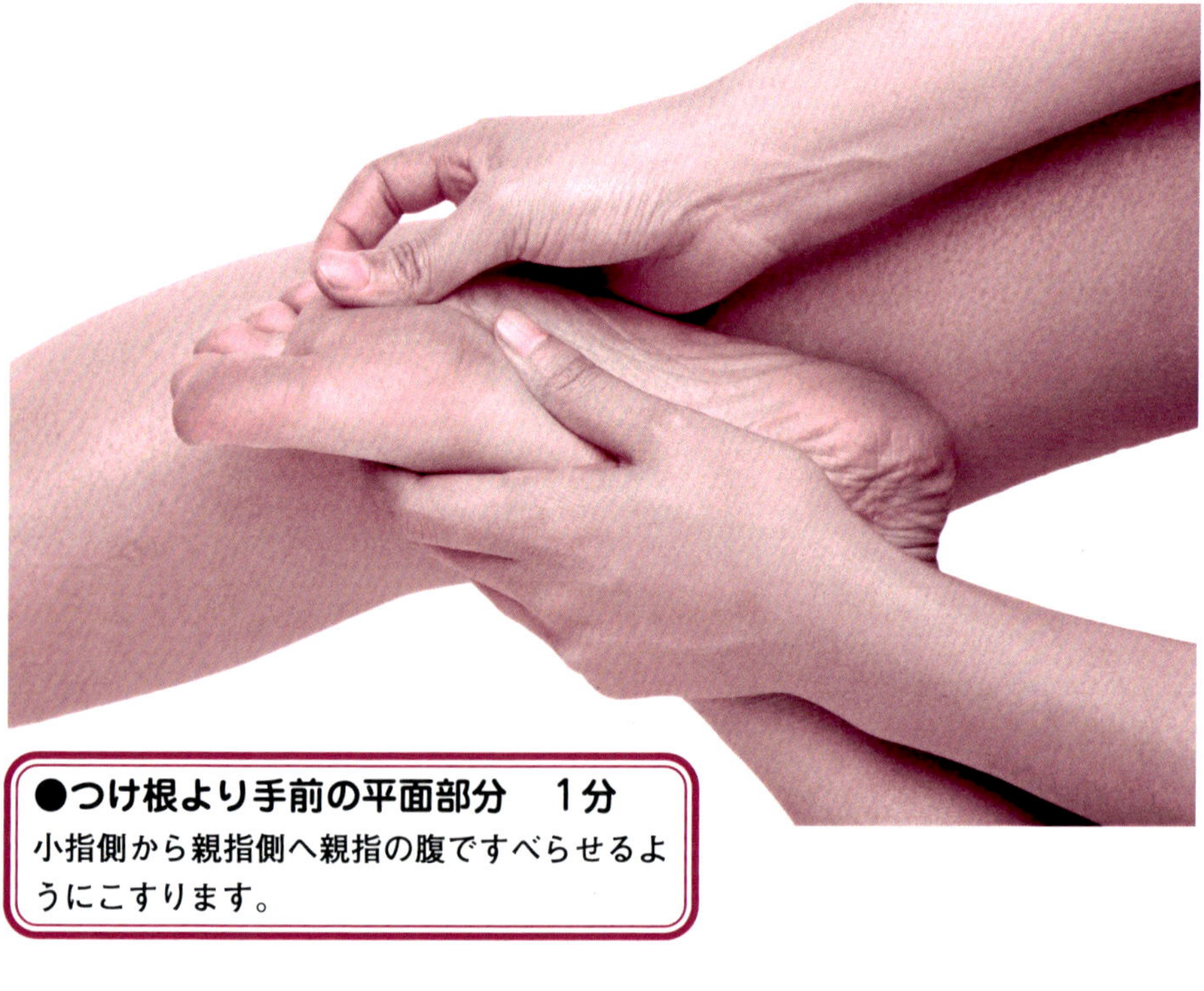

●つけ根より手前の平面部分　1分

小指側から親指側へ親指の腹ですべらせるようにこすります。

●各指のつけ根部分　1分

両親指の腹で各指の付け根をゆっくり丹念にこすります。また太股を胸に引きつけた体勢で足の甲の指のつけ根を指ヅノでぐりぐりと押しもみします。

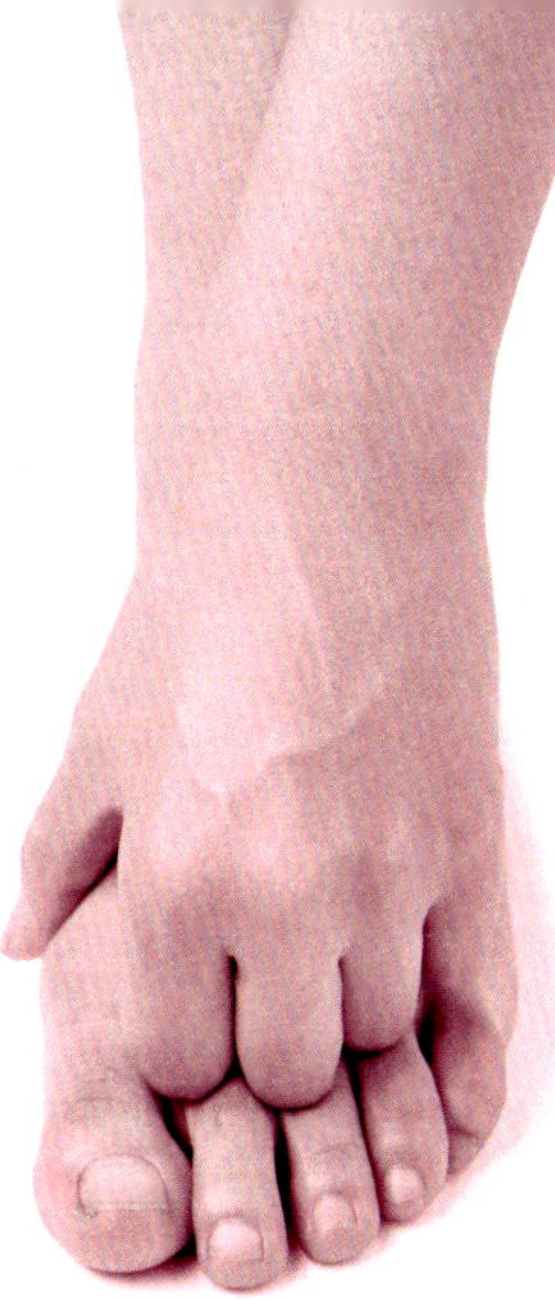

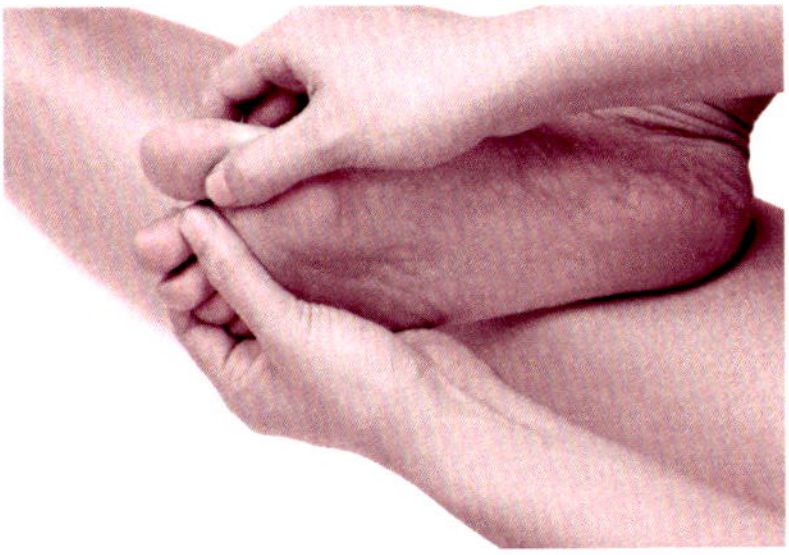

トータル

6分

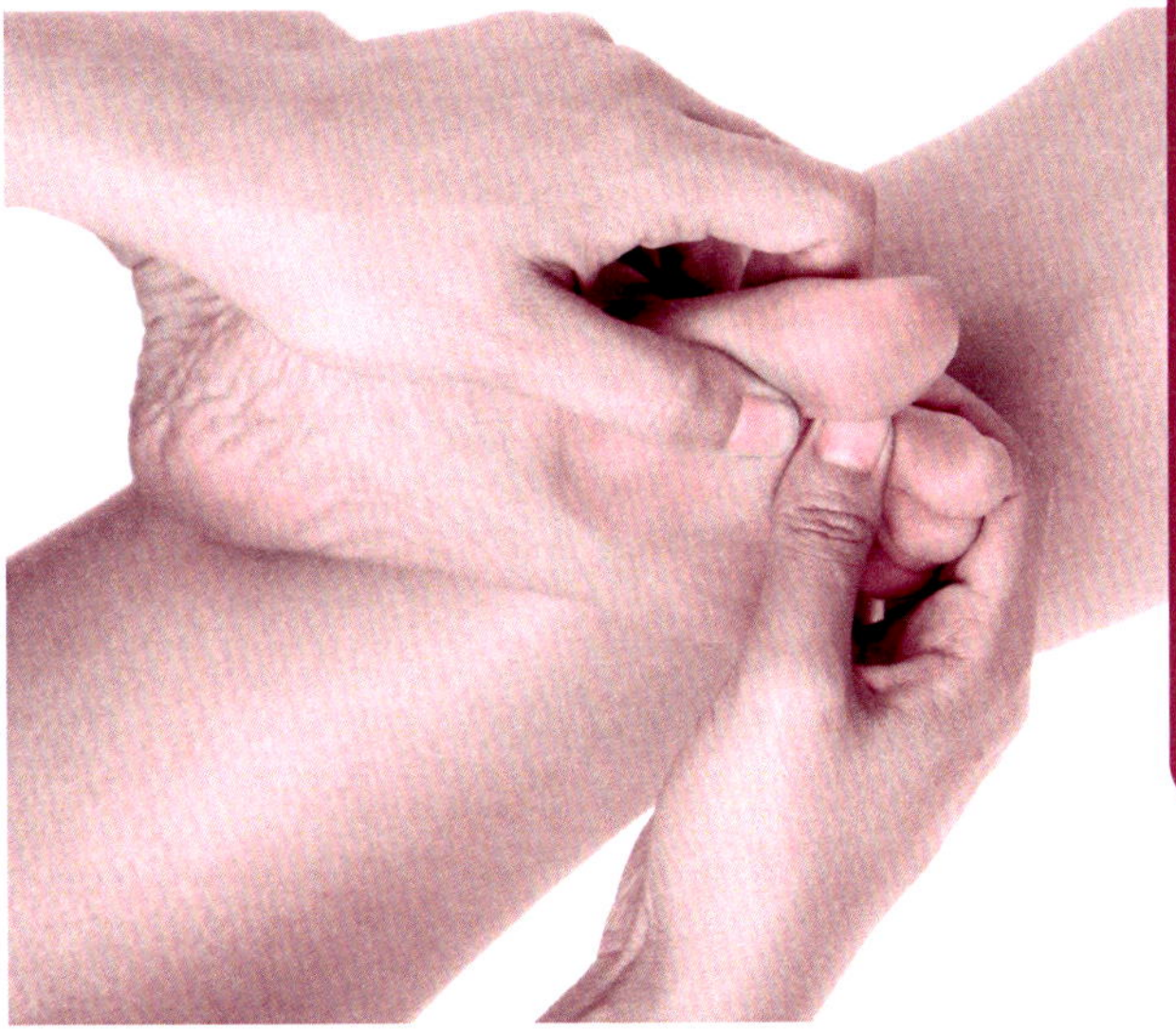

●各指の水ずかきの部分　1分

人差し指で足の甲側、親指で足の裏側の水かきを痛くならないようにゆっくり指の腹でもみましょう。指の間を広げてやるのがコツです。足の裏側の水かきは、両手親指でもんだりこすったりもいいです。また太股を胸に引きつけた体勢で甲の方からもやることができます。

Step 2

ムネのリンパ

足のリンパ・ツボ

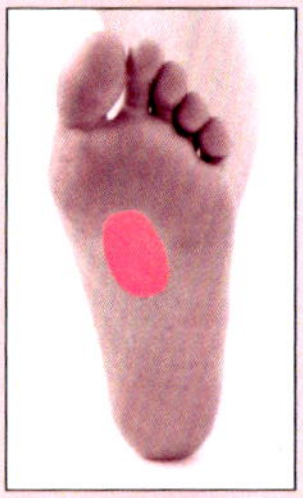

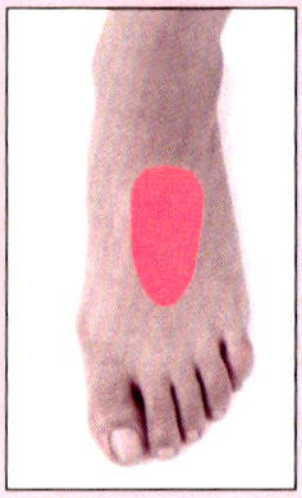

◆足の裏も甲側も丁寧に

足の裏と甲側、両サイドにあります。足の裏の土踏まずのへこんだところと指のつけ根にあります。足の甲の骨で小高くなっているところにもツボがあります。

「胸のリンパ」はワキの下リンパと同じで呼吸器系の口と鼻を出入りする菌を退治する免疫効果を高める軍団の一つです。この強化で、体の美しいラインもつくれます。いまも明るいキャスターとして人気の向井亜紀さんがＴＶの取材で来た時この足

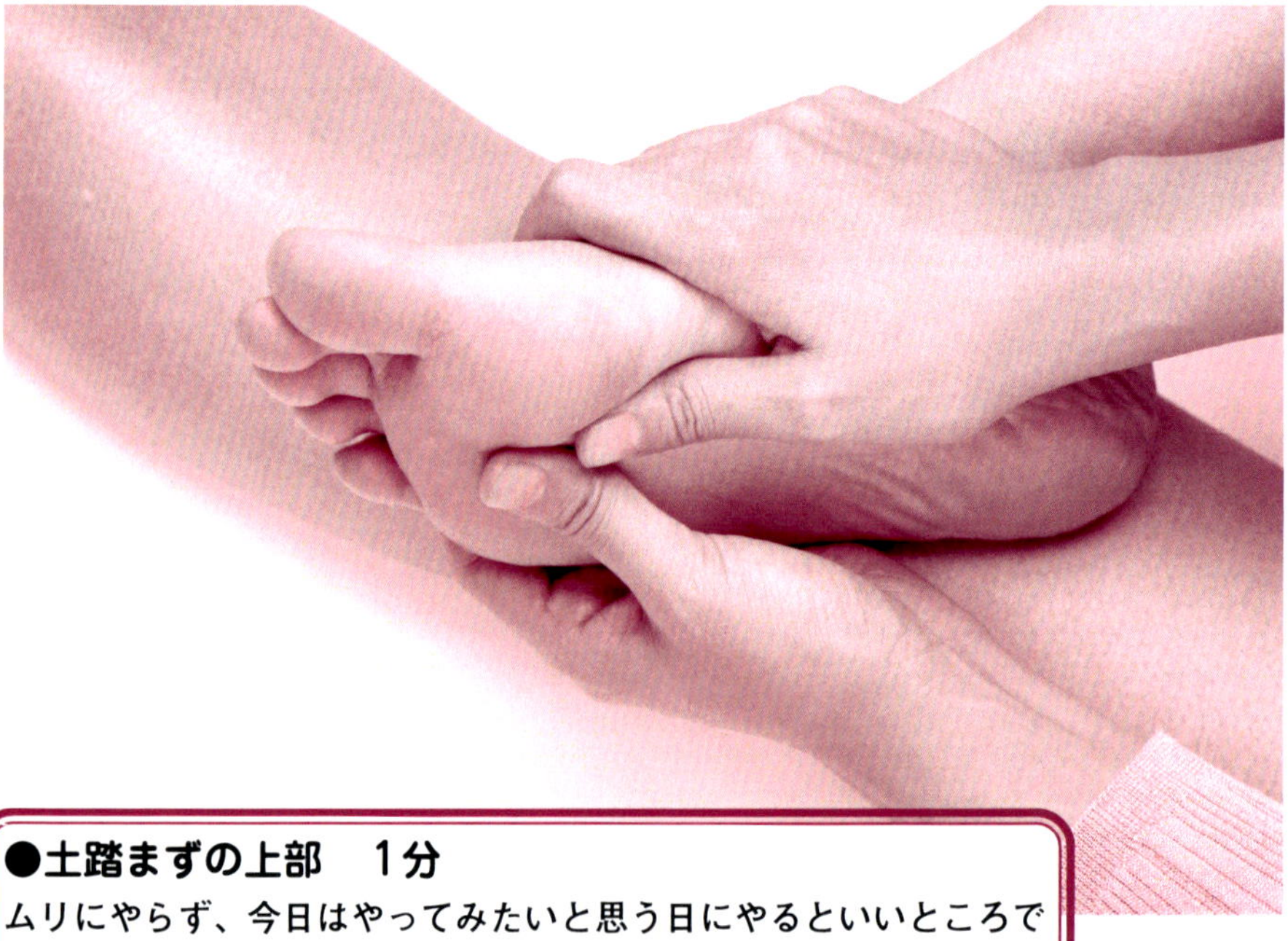

●土踏まずの上部　1分

ムリにやらず、今日はやってみたいと思う日にやるといいところです。両親指の腹を交互にすべらせるようにもんだりこすります。時には、指ヅノを軽くあてぐりぐりと左右にすべらせて、こするのも効果的です。逆の手で足を抑えておきましょう。

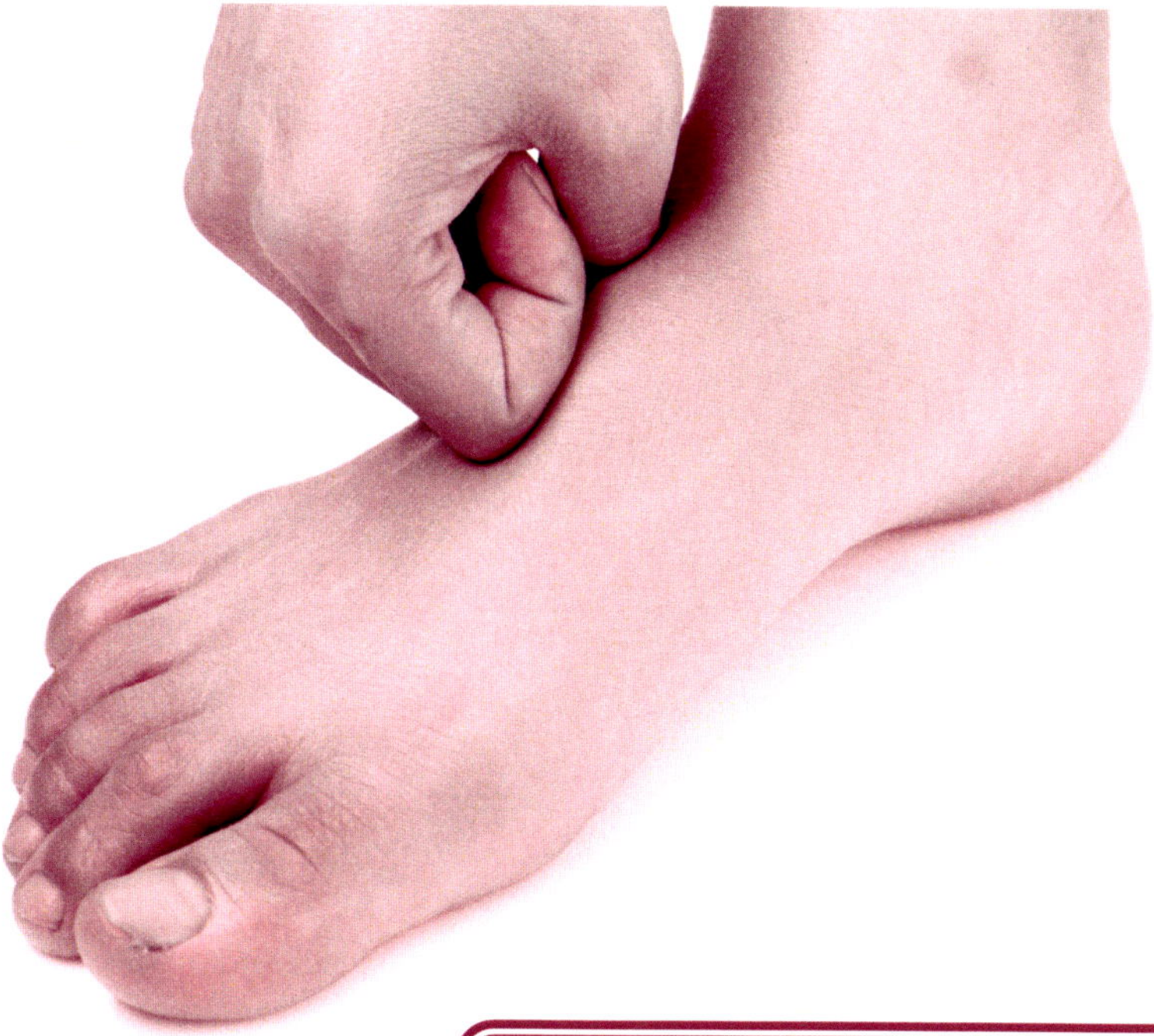

のマッサージをしたら、大変よく効いて、グーグーいい気持ちで眠ってしまいました。

●足の甲の骨で小高くなっているところ　1分

ここは指ヅノをあまり開かないで3本指（人差指と中指と薬指の第二関節をとがらせて）をくっつけてこすります。骨がでっぱっていて固くなっている箇所なので、痛いほど力を入れず、少しやわらかく圧迫します。

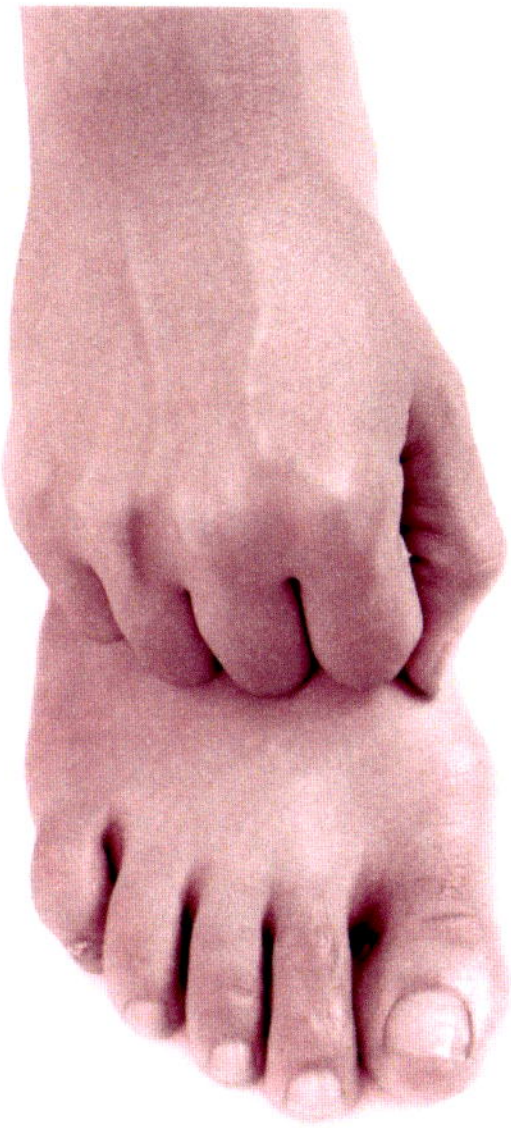

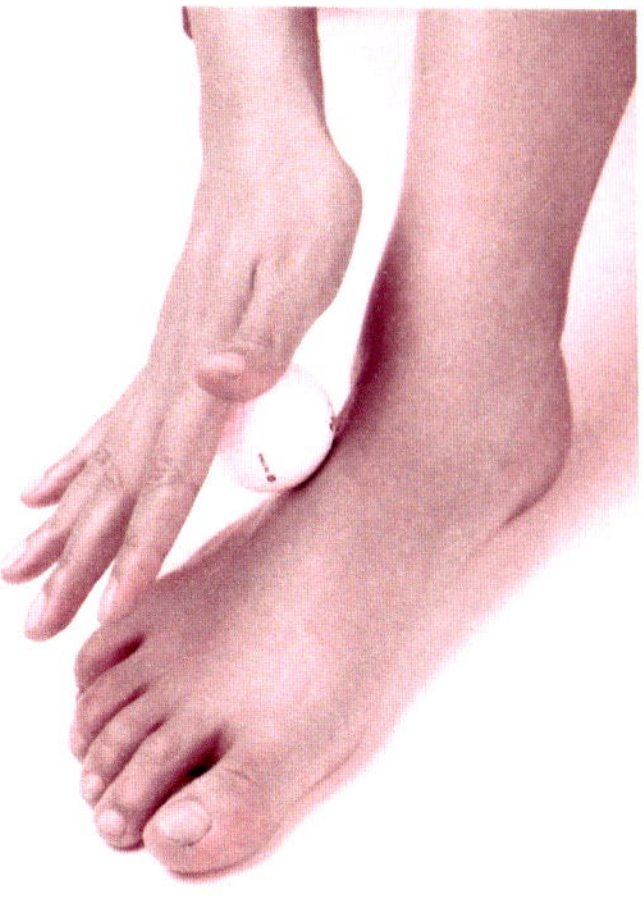

●ゴルフボールを使って胸のリンパを刺激する方法もいいでしょう。

トータル
4分

Step 3

足のリンパ・ツボ

ワキの下リンパ

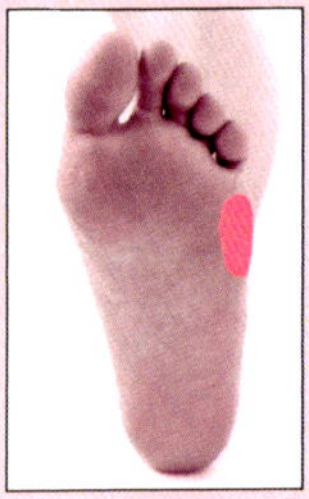

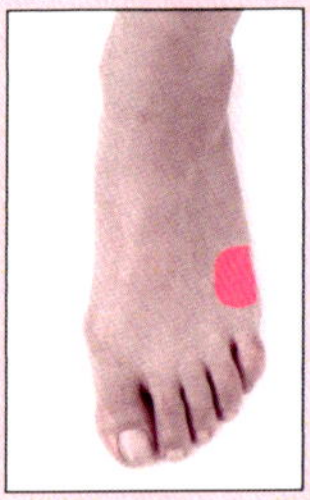

◆やりにくいところなので、きめ細やかに

ワキの下リンパは、はれやすいのでデリケートにやります。このリンパは呼吸器系の出入口のおわりのところにあり、菌から身体全体を守ろうとします。鼻と口から、菌が侵入してくるのを警護する大切な役目と同時に、リンパのよどみをとり肌をきれいにするといわれています。滞《とどこお》りをなくし細胞の活性化を促しましょう。

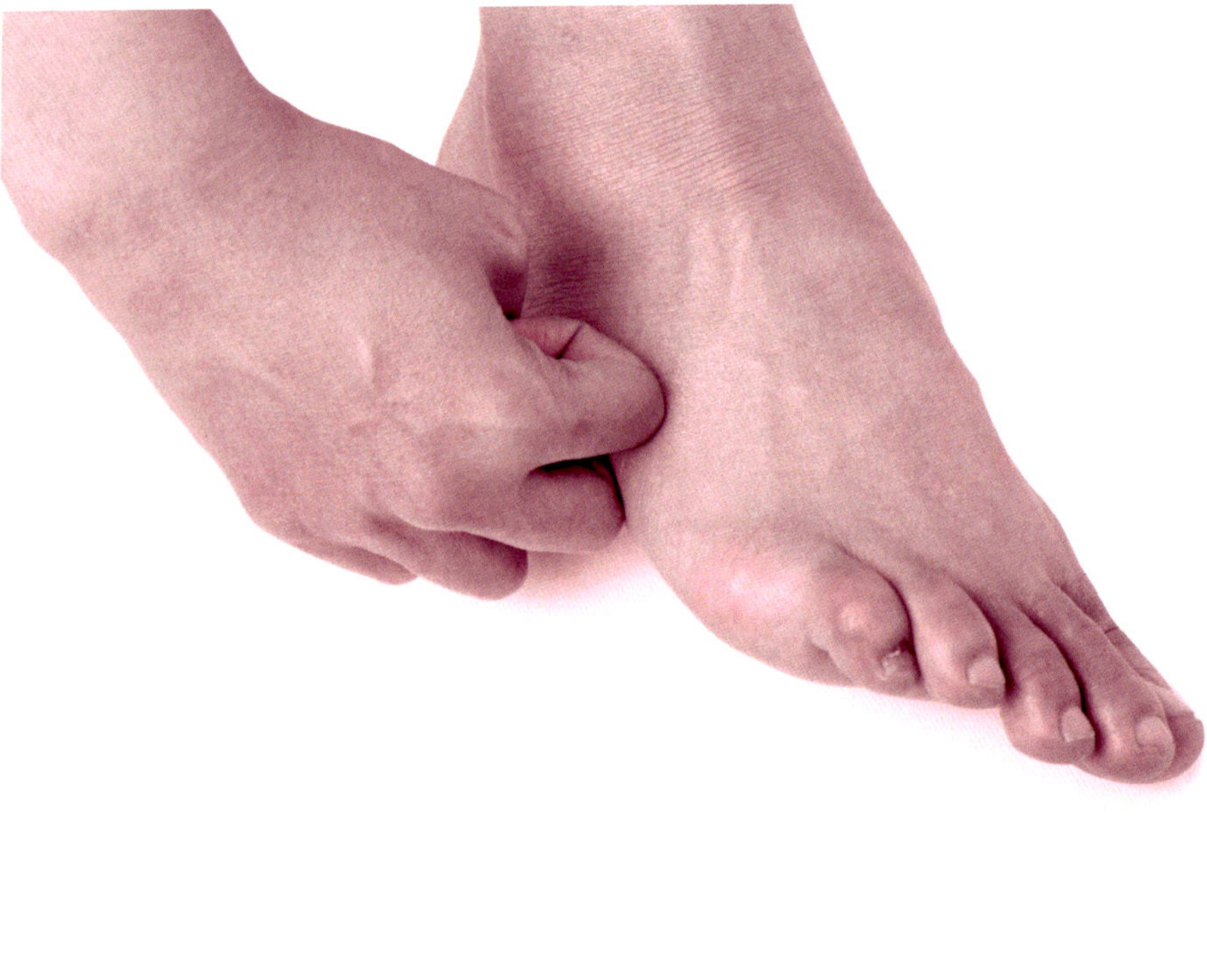

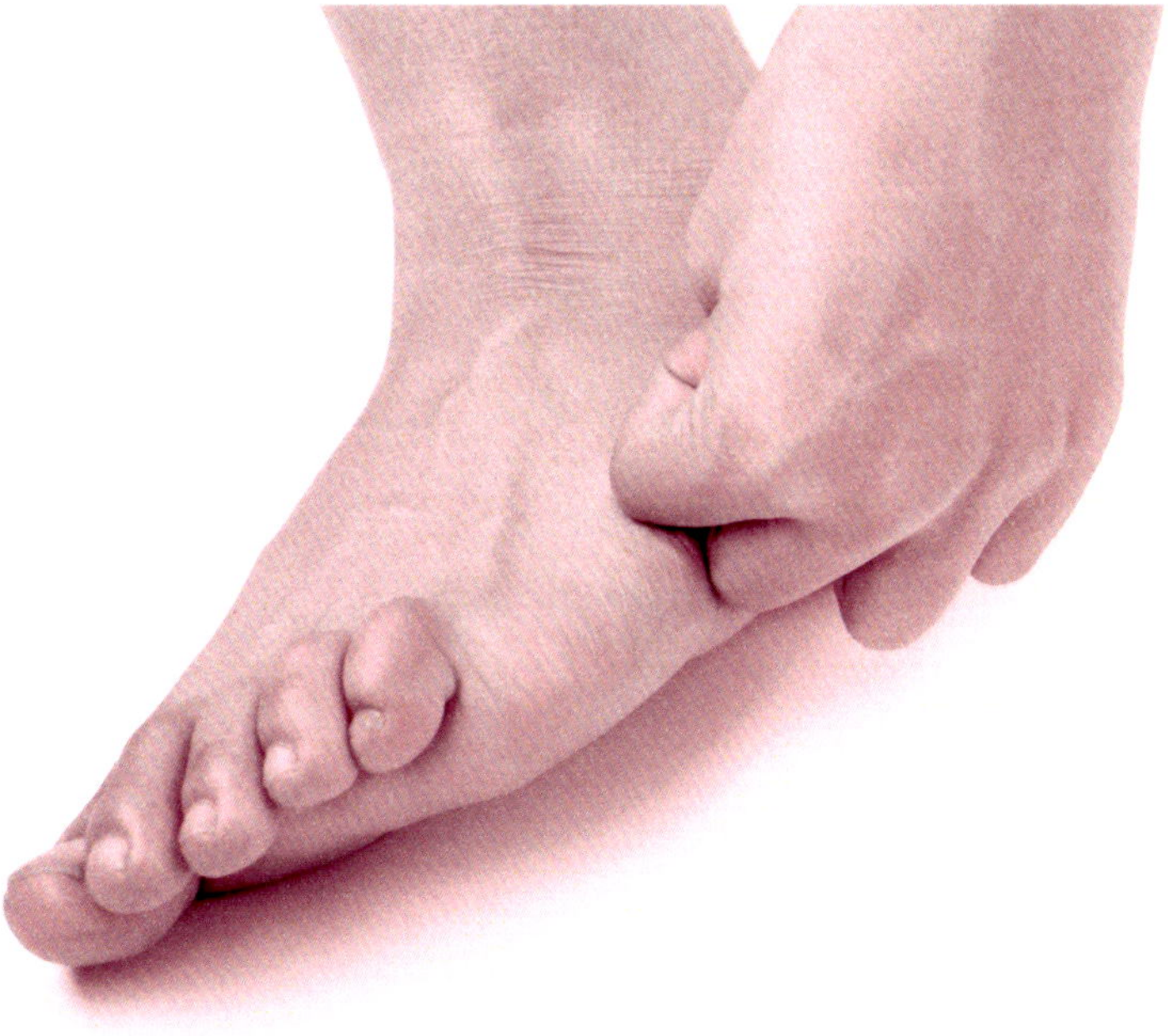

●小指のつけ根よりやや下、横にでっぱった部分
1分

指ヅノの人差指と中指を大きく広げてツボをはさみ、左右にこすります。太っている人は姿勢がとりづらいですが、このワキの下リンパが最低限できるくらいは、やせることがまず大事でしょう。

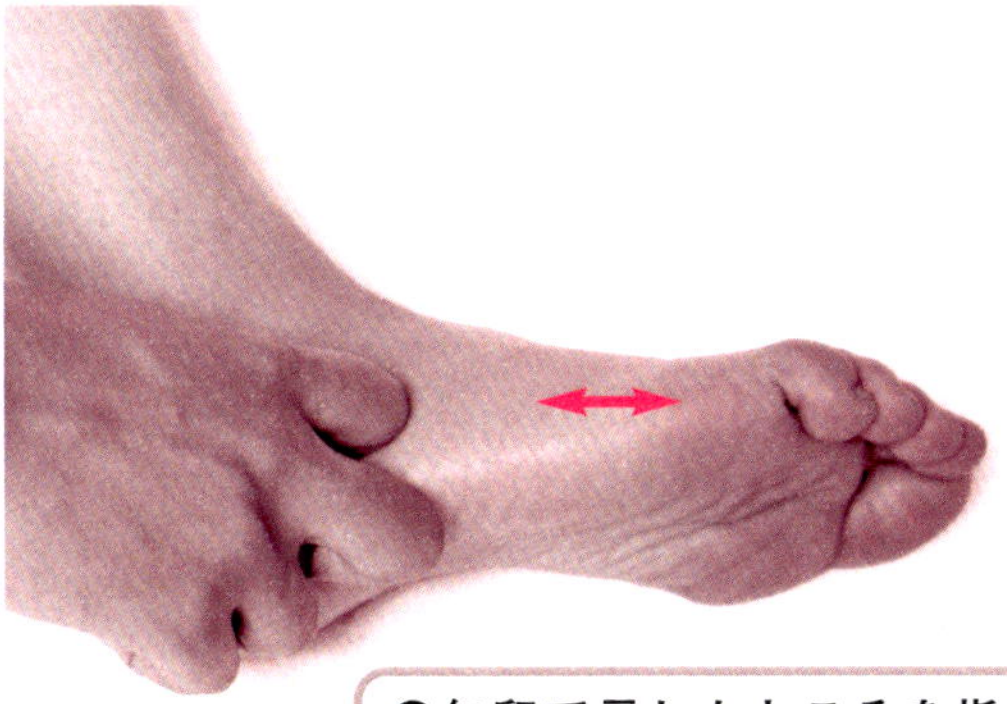

●矢印で示したところを指ヅノでこすります。

トータル
2分

Step 4

足のリンパ・ツボ

ソケイ部リンパ

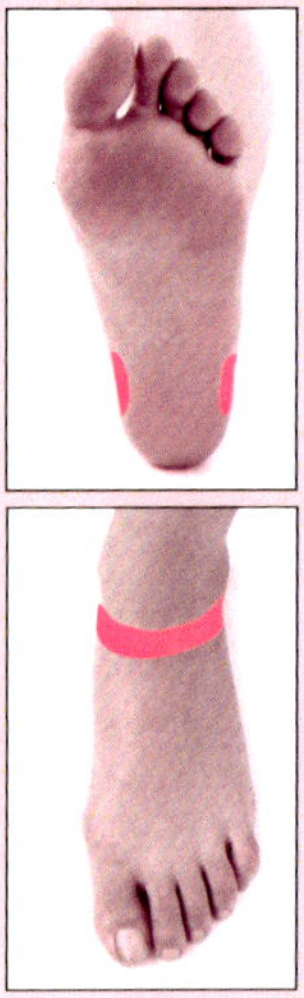

◆くるぶしの下も重要

内、外、両サイドのくるぶしのやや下にあります。この「ソケイ部リンパ」は、主に腹部のたるみをとる効果があります。生殖器官などを守るためにリンパにシコリができるのが普通ですが、最近は免疫力が落ち、リンパの関所を抜けてしまうものも多いようです。これは現代病の問題で、本来はないものでした。免疫を高める働きがあったとき、菌が入ったとき、リンパの軍団は出動するものです。

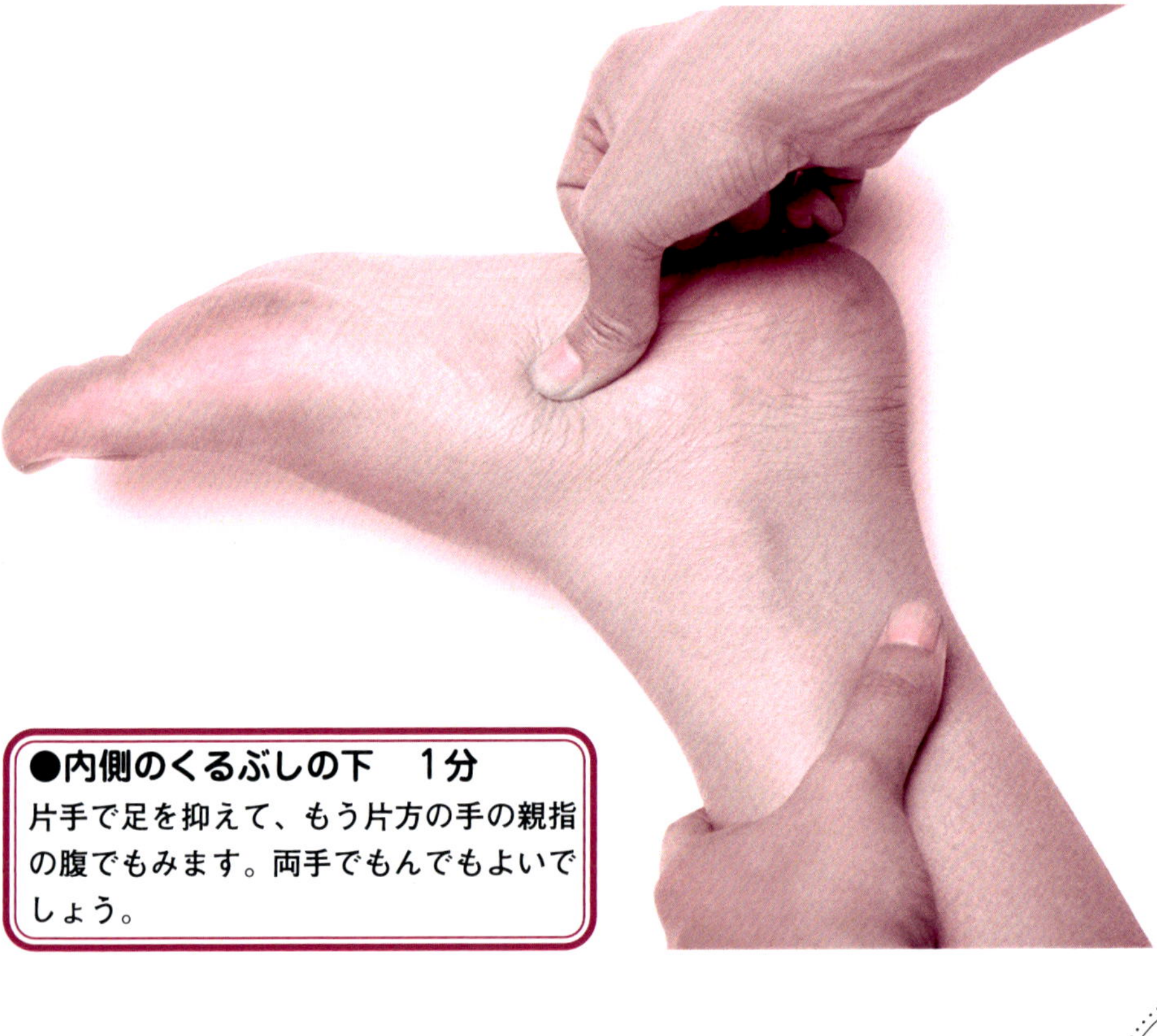

●内側のくるぶしの下　1分

片手で足を抑えて、もう片方の手の親指の腹でもみます。両手でもんでもよいでしょう。

顔や眼のはれが気になっている人は、このツボでリンパの流れを促進しましょう。少しずつ増やすのがいいでしょう。増減は個人差がありますのでやりすぎに注意して、自分にあったレベルをみつけましょう。

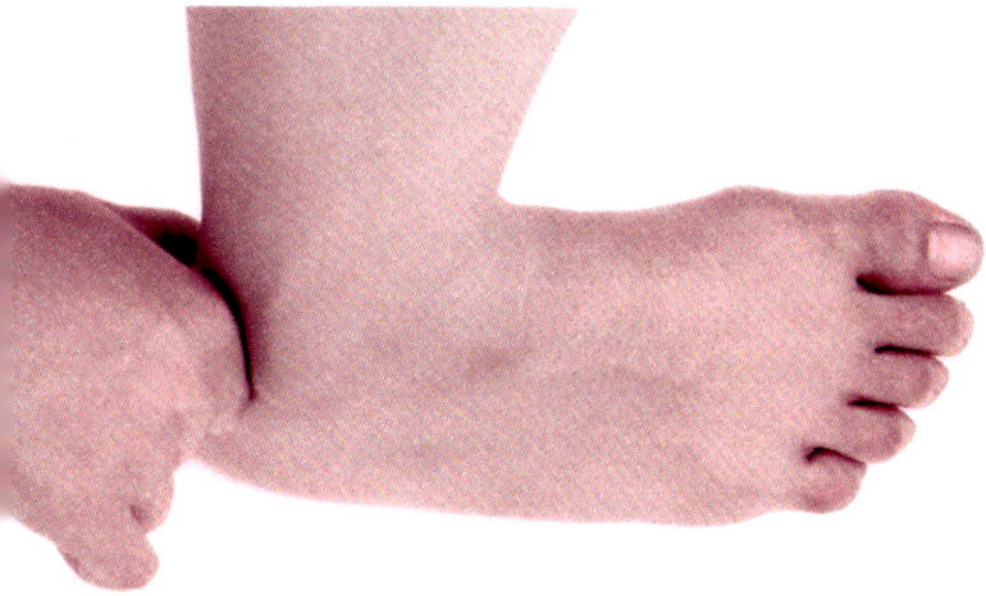

●外側のくるぶしの下　1分

親指をアキレス腱に固定して人差し指の外側でこすります。

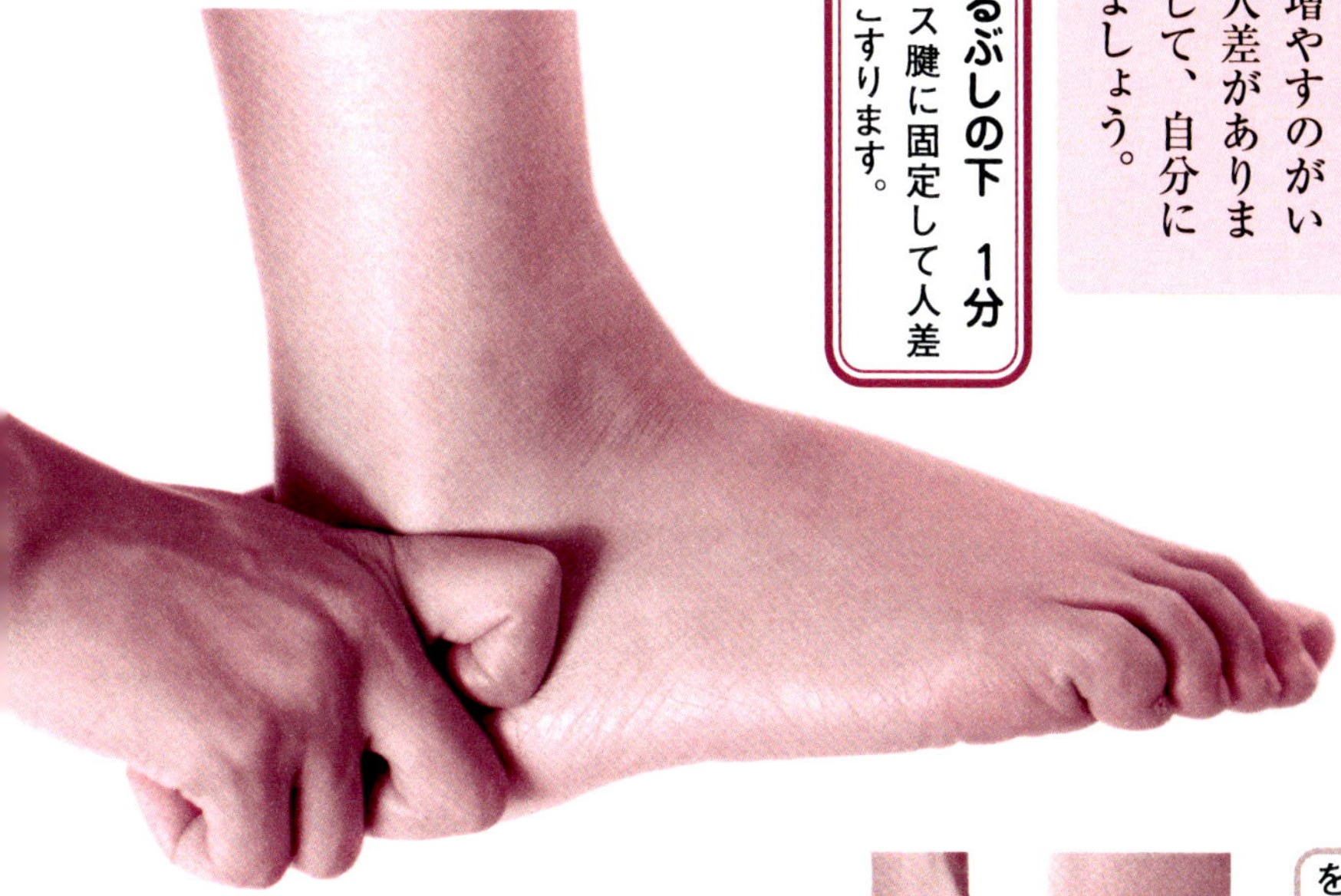

●ゴルフボールでくるぶしのまわりをころがしてあげるのもいいです。

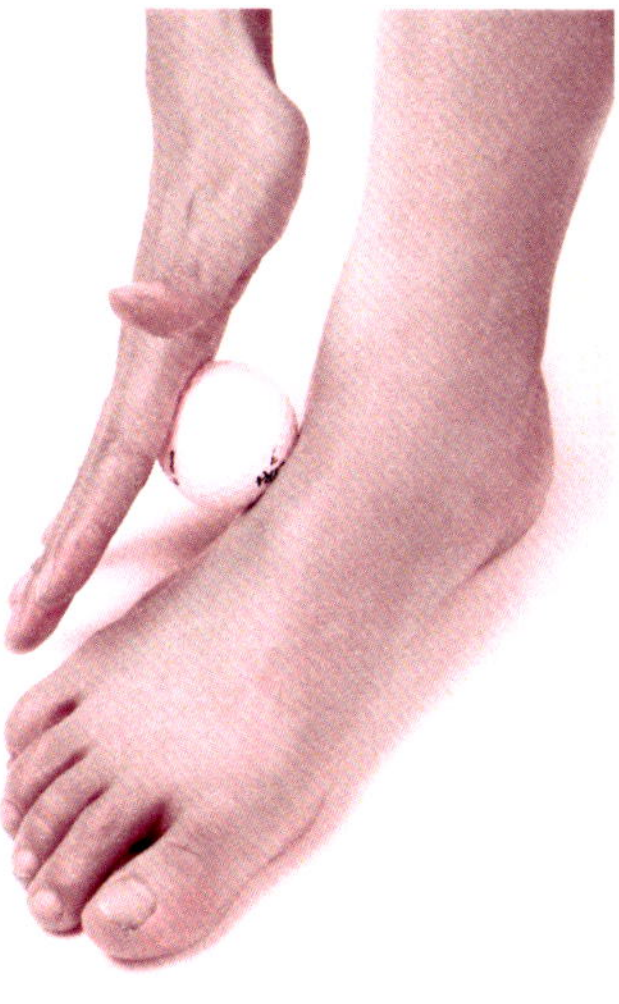

トータル

4分

Step 5

手のリンパ・ツボ

クビのリンパ

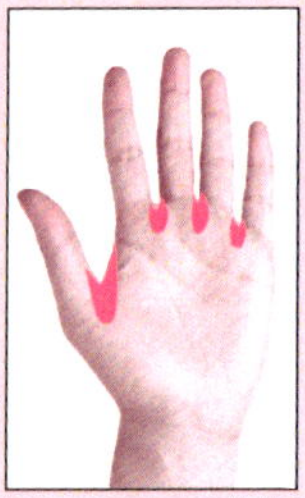

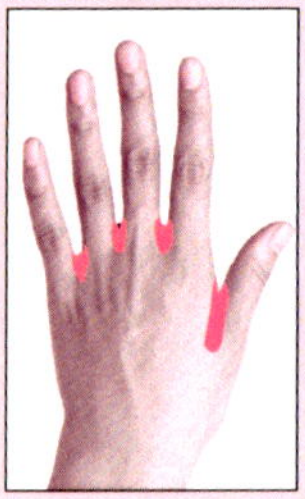

◆ぜひ憶えたい「水かきあんま」

全指の間の水かき部分全体にあります。あまり深いところまで強くもみすぎると痛いところなので、加減を必要とするところです。もし、もんでいる方の親指の筋肉が疲れて痛くなるようでしたら、強すぎるのです。ところで、ベトナムなど東南アジアを旅していると、街頭で「水かきあんま屋」を見かけるほどポピュラーなものです。

ＴＶの健康番組の司会などで有名な生島ヒロシさんに、私が番組にゲ

●全指の水かき部分　　ひと指につき１分

水かきのところを親指と人差指で軽く浅くつまみ、ゆっくり広げるようにもみます。親指から小指の方向へ順々にもみ、ひと通り終わったら、手をひっくり返して、また順番にもみます。親指と人差し指の間の水かきはとくに広くうすいので、やわらかくゆっくりやりましょう。

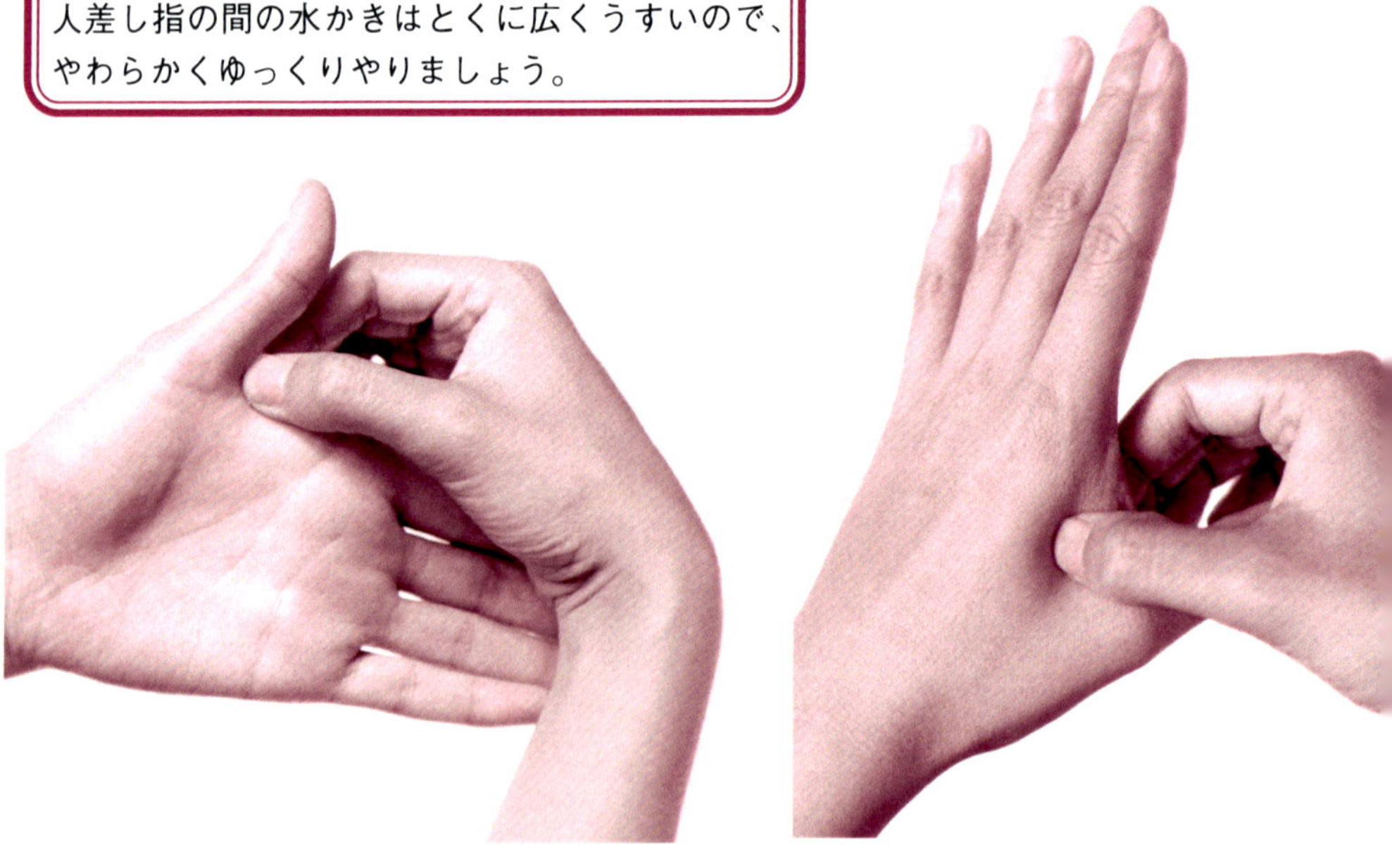

スト出演したとき、この手と足のマッサージを施しました。やったあとの気分がすごくいいと言って感心していました。

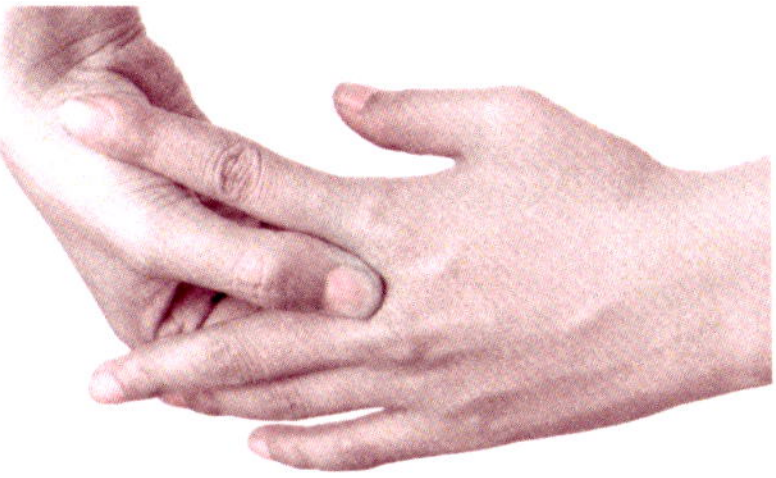

●弱いところなので強くもむと赤くなってしまいます。ラクな気持ちでやりましょう。

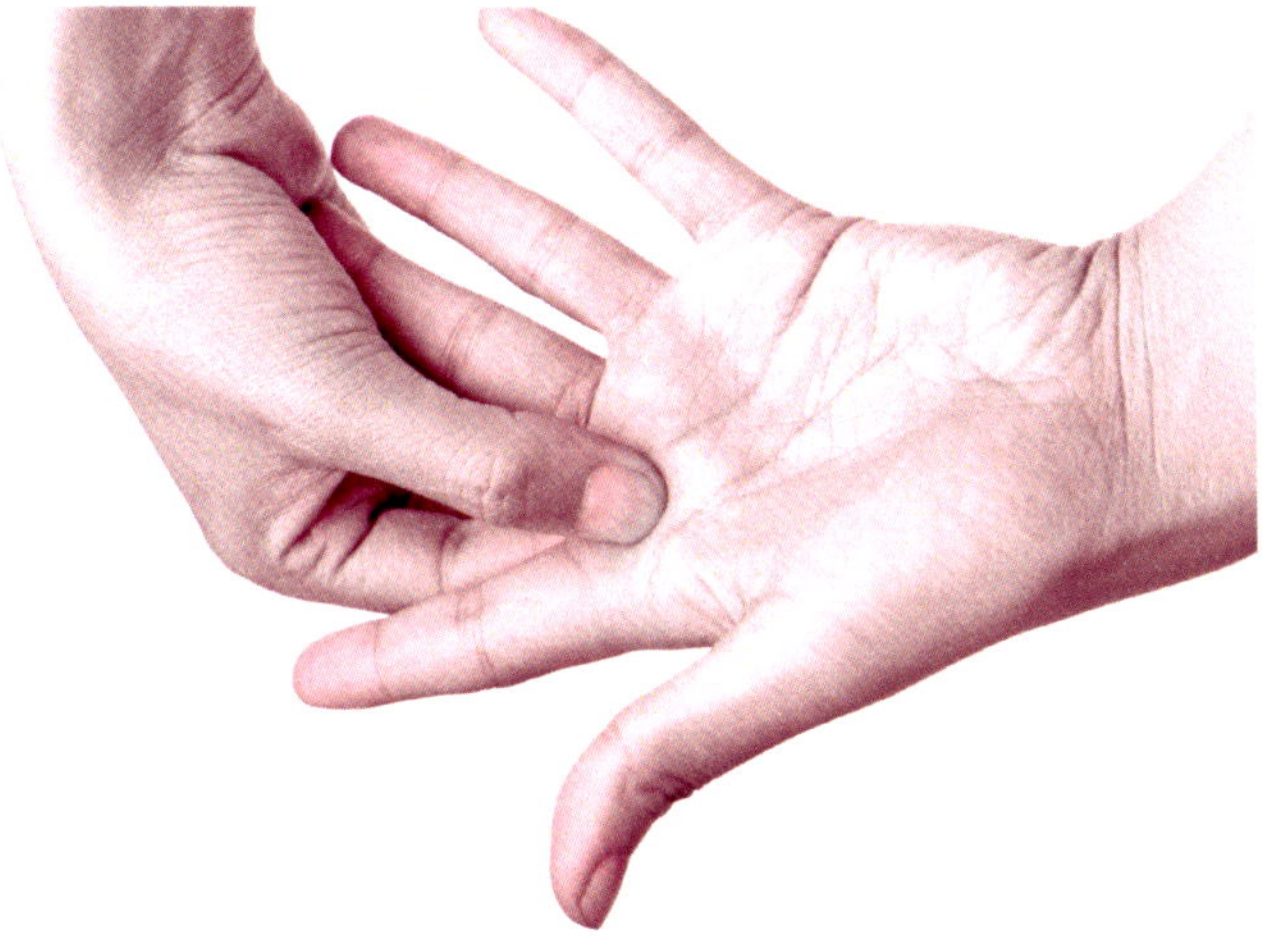

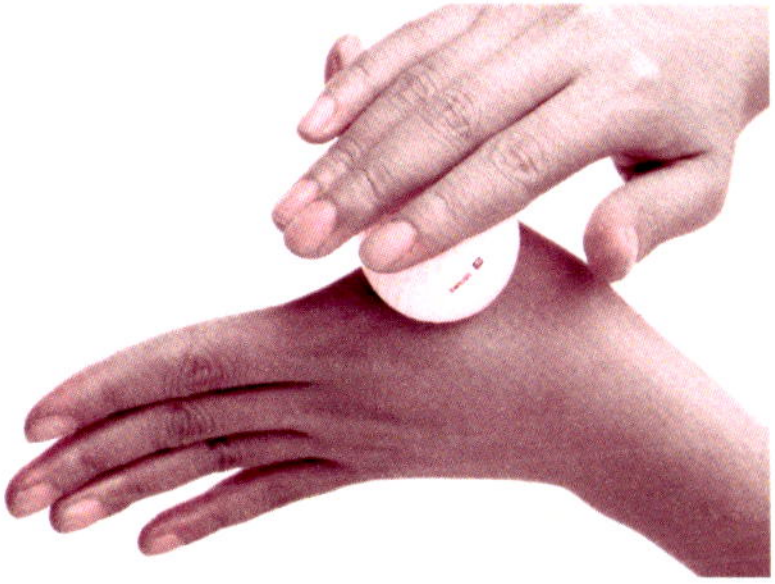

トータル
8分

◇水かきのようにうすいところを刺激するとやすらぎ効果があります。

水かきは水生動物の名残りで、コウモリやモモンガなどの皮の翼と同様に人間も太古、魚の時代があった名残りのようです。

水かきのようなうすいところをこすると、副交感神経がよく働き、眠りがよくなります。人間の体は薄いところを刺激すると、やすらぐもので、たとえば人間のセックスが、肌と肌を合わせると気持ちがいいのは、それと同じことで、キスもうすい粘膜を刺激するからやすらぐのです。

Step 6

手のリンパ・ツボ

ムネのリンパ

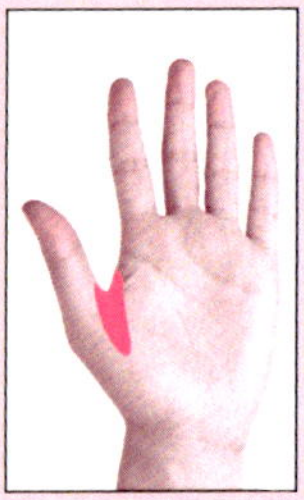

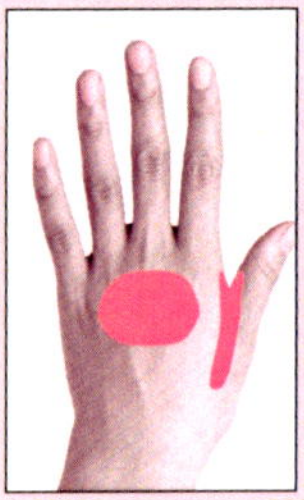

◆合谷《ごうこく》と魚際《ぎょさい》の力

親指と人差指の間の水かき部分よりさらに深いところを含めた部分。Step5の、クビのリンパ・ツボと重なるところでもあります。

手の甲が「合谷」で、「魚際」は大体、真裏側の親指の付け根に近いところにあり、裏・表を押してやると、カゼなどで体調をくずしているときにとてもいいのです。

「合谷《ごうこく》」は万能ツボで、リンパにも影響する「水かきあんま」と併せて、ここをやると倍々効果です。精力が

●親指と人差し指の水かきより深いところ　5分

逆の手の親指と人差し指で強めにもみましょう。下の写真で押している位置に「合谷《ごうこく》」がありますがそこに限らず、周辺全体をもみます。十分にもみほぐしたら、手を返して裏側ももみます。

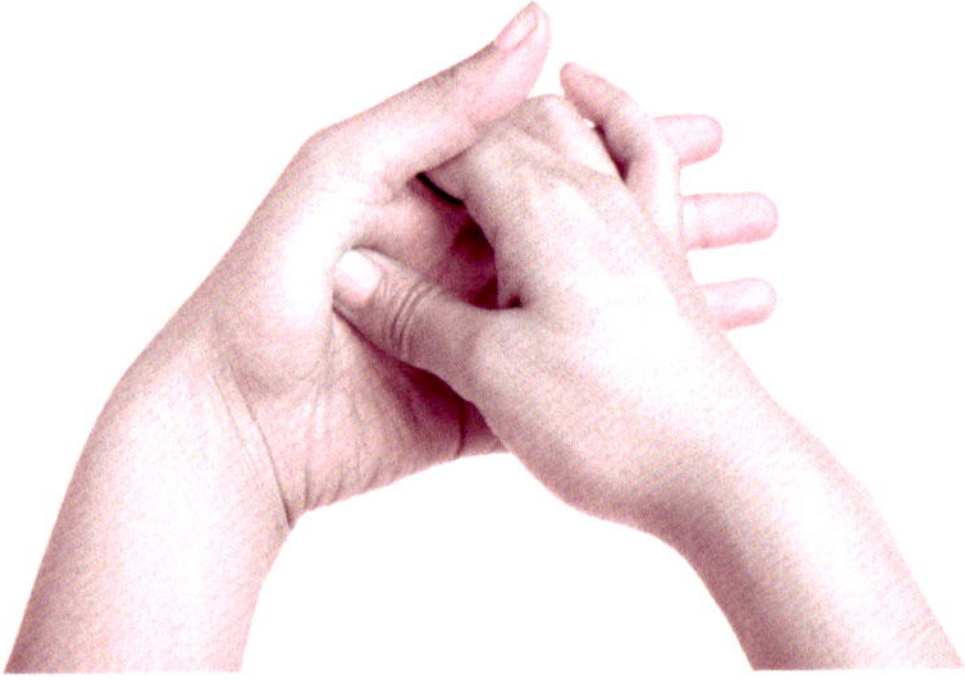

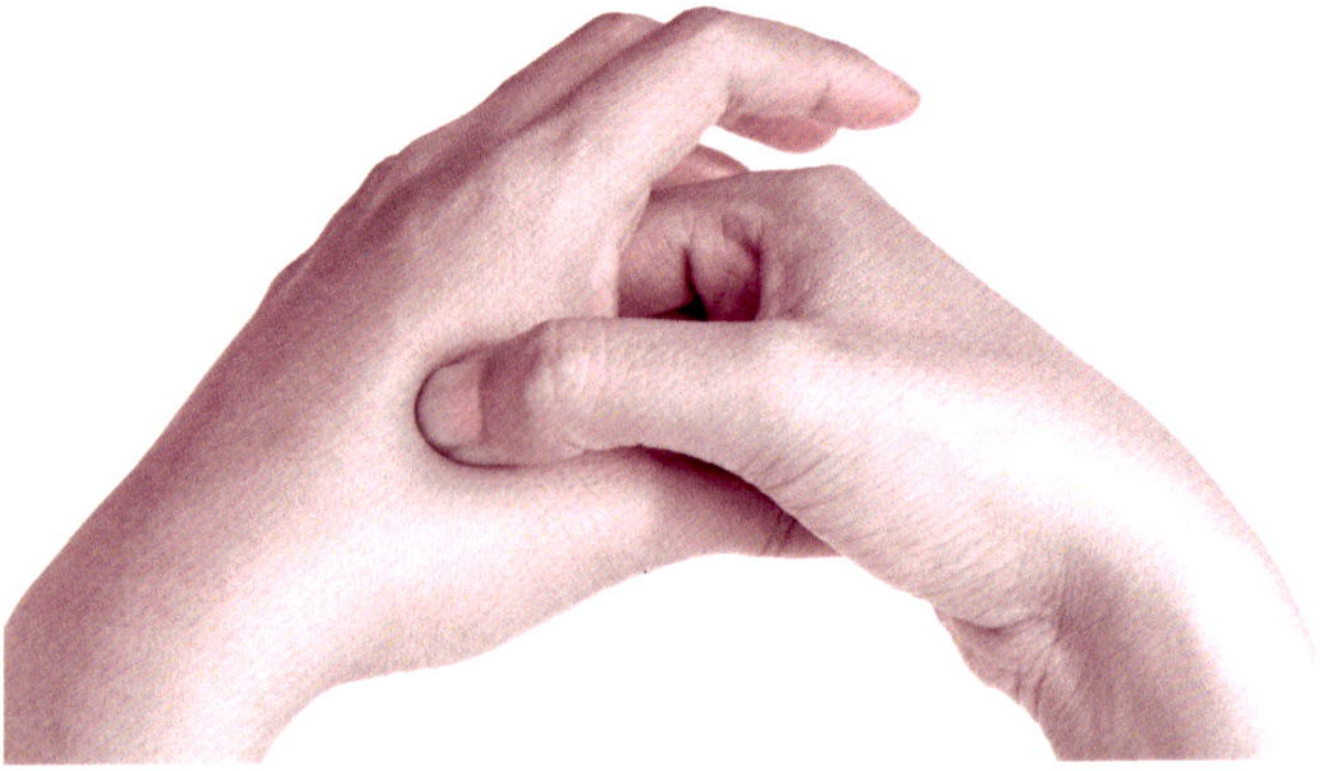

出たり、歯痛にも効き、血圧が下がったり、水かきは特に、眼の疲れや、睡眠にもいいところです。

手の「クビのリンパ」と重なりますが、親指と人差し指の間は影響力が大きいのです。ここは、「合谷」につながり、さらに人差指の少し上の近いところの、第二合谷も同時に刺激していることになるので効果が倍加します。強めにやっていいでしょう。カゼを引いたとき、ここにお灸を据えたりします。

これは抜群の効果を上げます。この指のマッサージは他と比べても、とても気持ちのいいところです。「クビのリンパ」と、午前中と午後とに分けてやるようにするといいでしょう。

カゼの時は「魚際」のツボのあたりがぽかぽかしているものです。ここが熱いときはカゼを引いているというサインです。

●手の甲の指のつけ根に近いデコボコしたところ　30秒

2本指の指ヅノで上下にこすります。ゴルフボールなどがあればちょっとやっておくとよいでしょう。

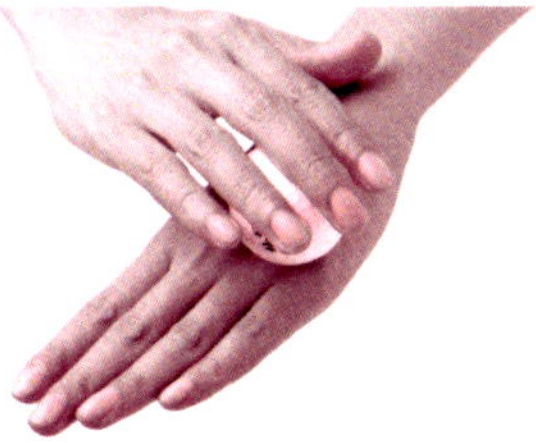

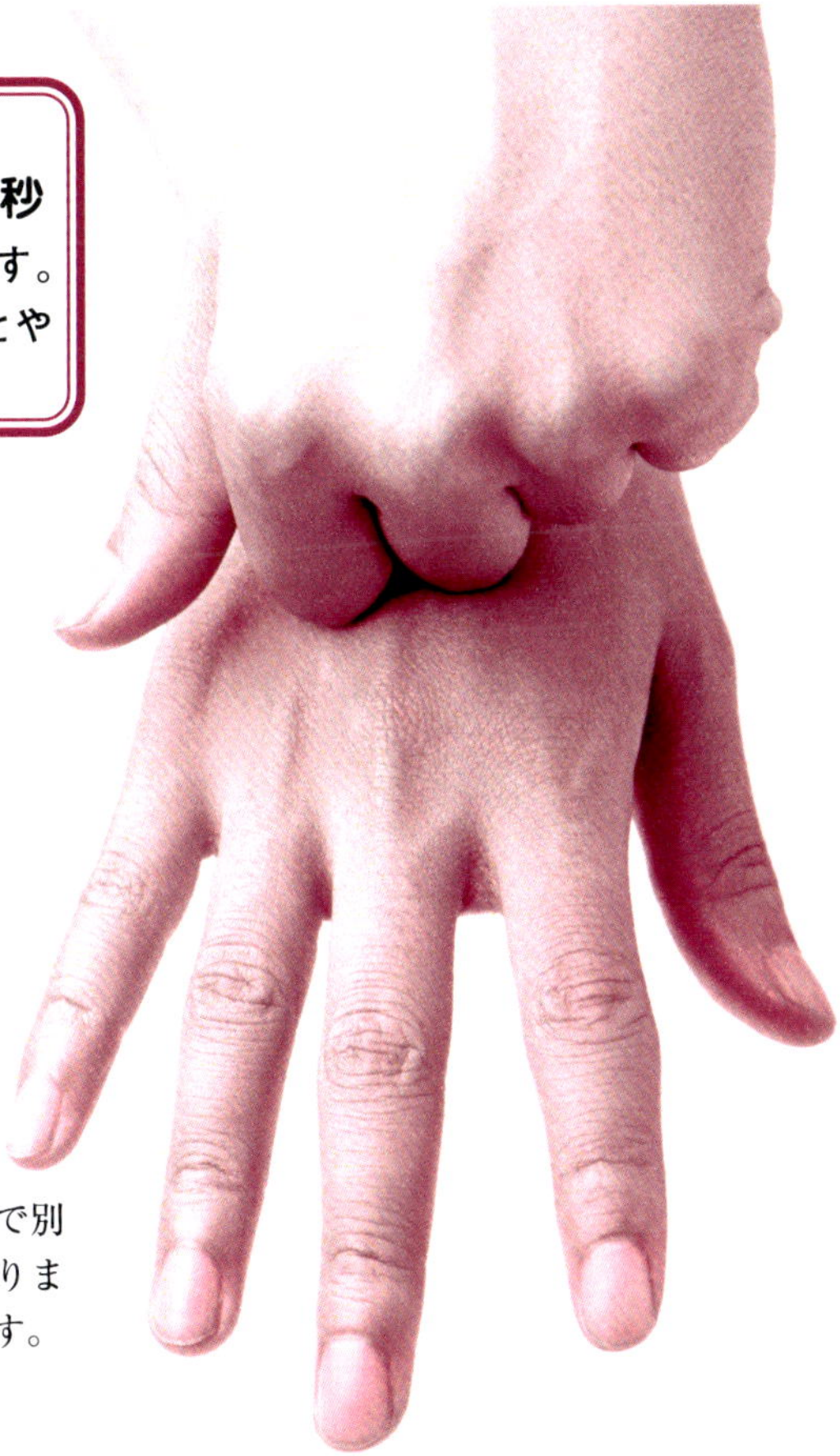

トータル
10分

注：水かき部分は大切なところなので別扱いに時間を考えて、他と分けてやりましょう。これだけやっても効果的です。

Step 7

手のリンパ・ツボ
ワキの下リンパ

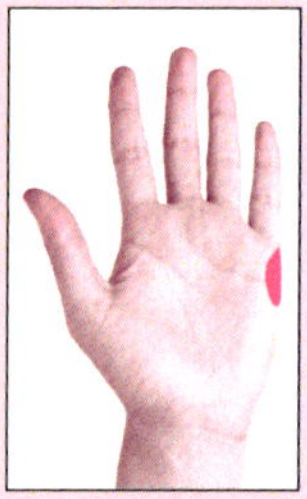

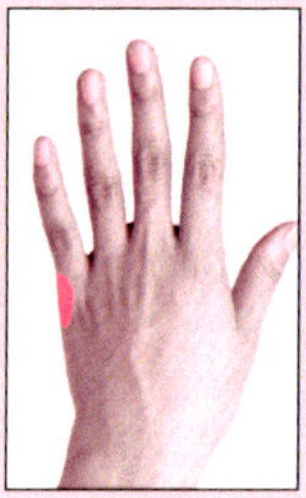

◆小指のはじっこは小粒でもピリッと効く

小指のつけ根の少し下の、骨がでっぱっている箇所にワキの下リンパのツボがあります。足のワキの下リンパの位置と似ています。このワキの下リンパが滞るというときは腕や肩のたるみや、ぜい肉がつき、中年型の二の腕になっている傾向があります。思い当たる人はぜひやってみてください。

手のワキの下リンパはバストの形を整えると同時に、呼吸器系から入

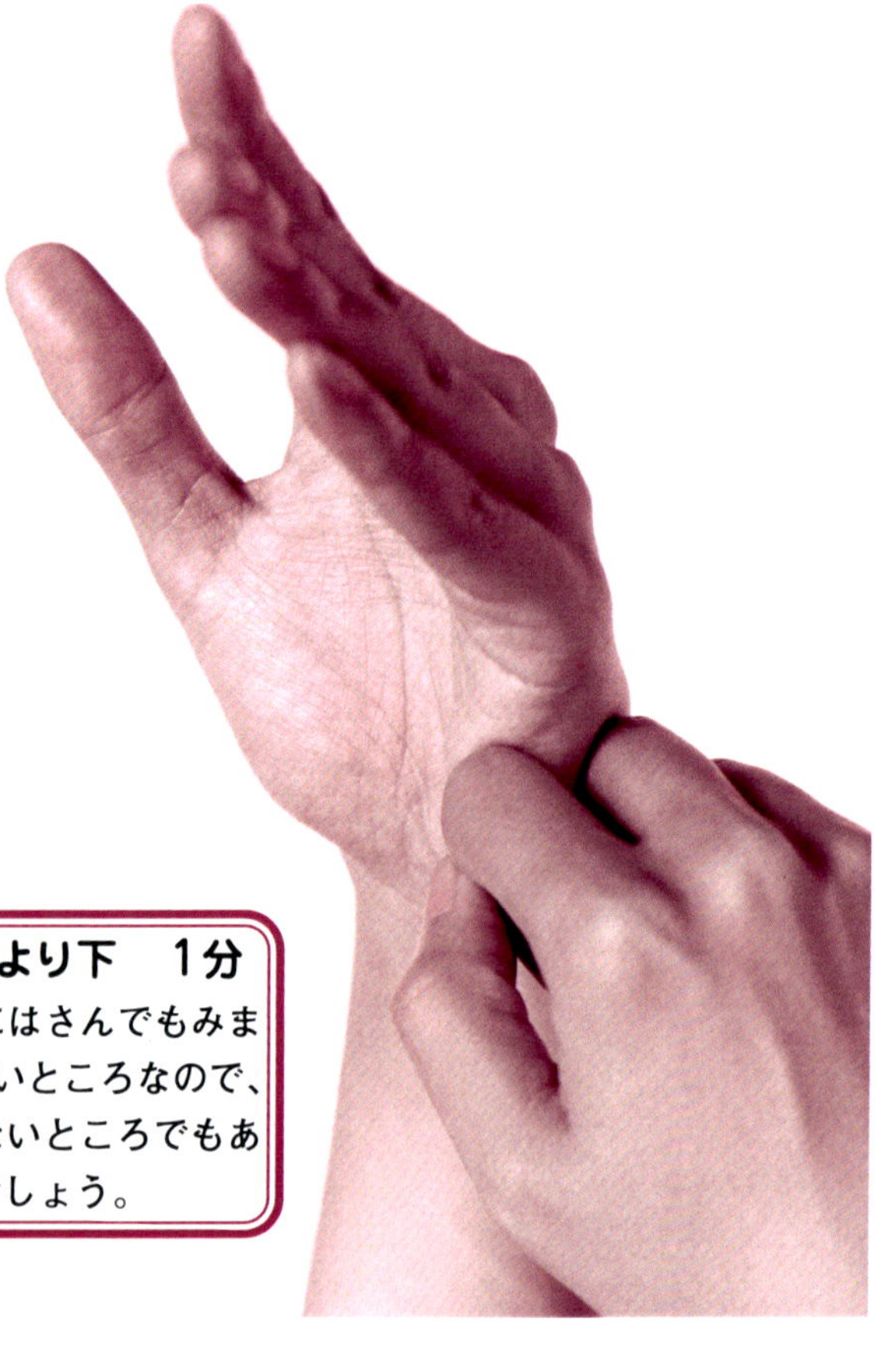

●手の横、小指の付け根より下　1分

親指と人差指の指ヅノの間にはさんでもみます。はれやすいし、やりにくいところなので、丹念にやるには根気が続かないところでもあります。できる程度でよいでしょう。

る菌から守り、免疫機能を高め、体をみずみずしくします。呼吸器系は菌の入る率が一番多いので特に注意が必要です。足のワキの下リンパと同じ効果があります。

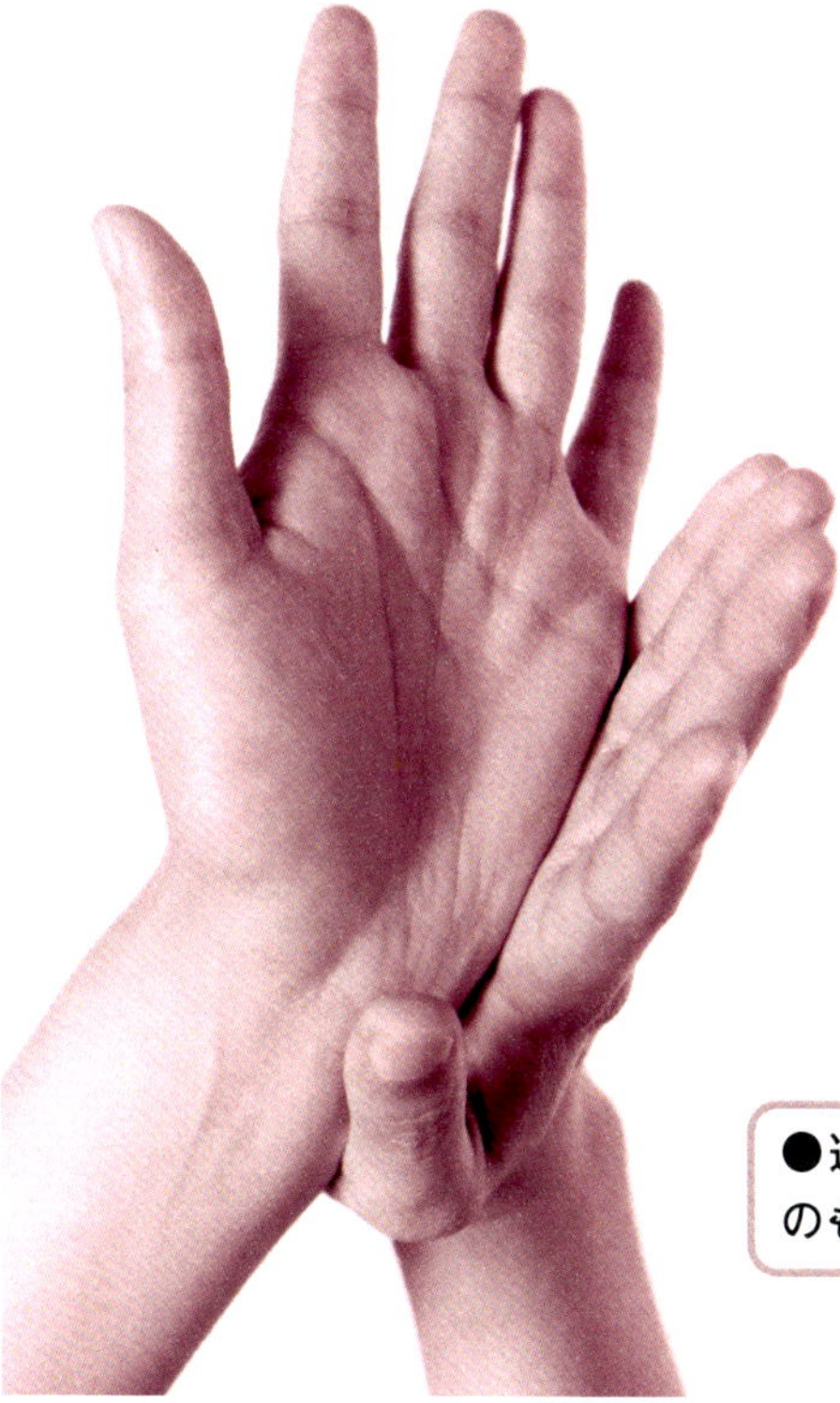

●逆の手の手のひらでこするのもよいでしょう。

トータル
2分

●ワキの下リンパにゴルフボールを転がすのもよい。

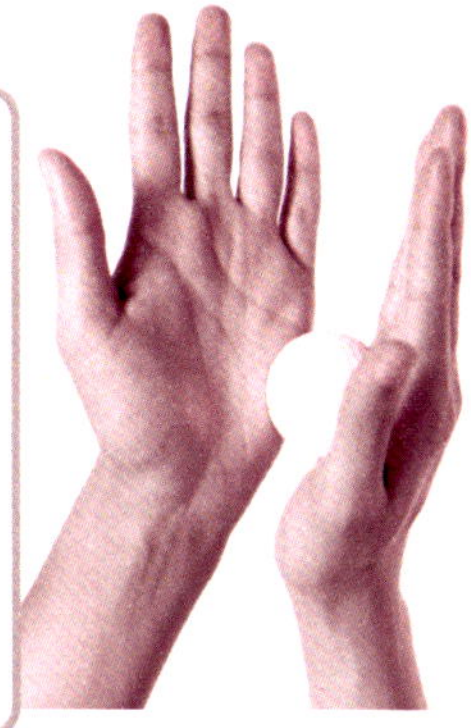

Step 8

手のリンパ・ツボ

ソケイ部リンパ

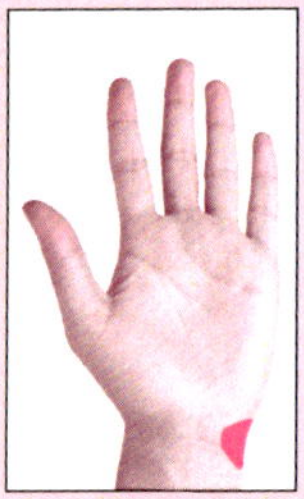

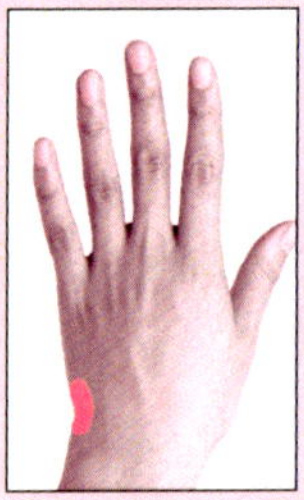

◆一度に、リンパ5大メリット

ワキの下リンパよりさらに手首よりで、手首の横ジワよりやや上にソケイ部リンパ・ツボがあります。

これで、8箇所のリンパ・ツボの紹介はおしまいです。何度も繰り返しやっていくうちに憶えてしまえば、大変なメリットです。あとはそれほど意識もせずもめるようになります。リンパ・ツボが発揮する効果は、「よく眠れるようになる、肌がきれいになる、むくみが取れてウエストが細くなる、肩こりが緩和され

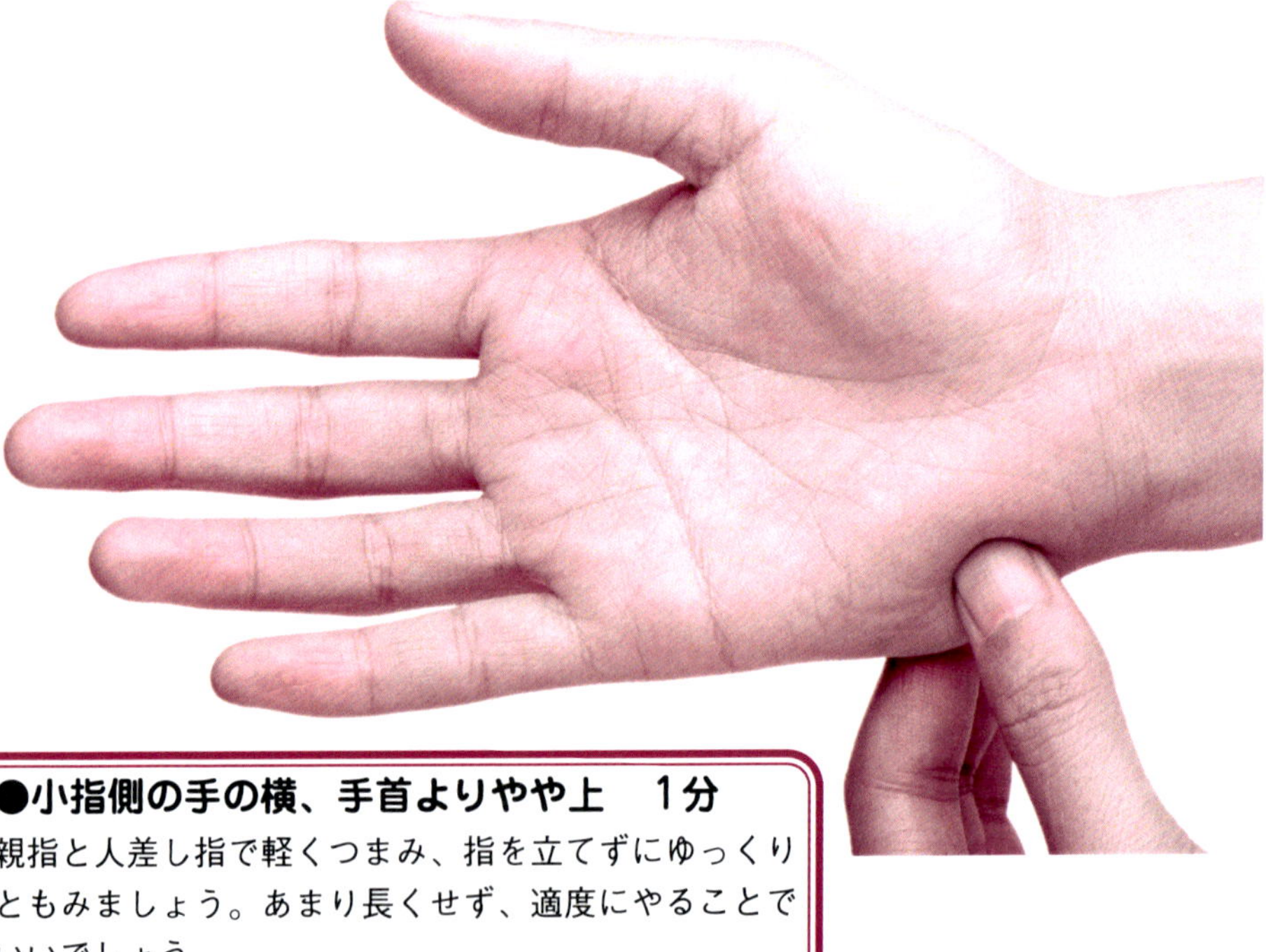

●小指側の手の横、手首よりやや上　1分

親指と人差し指で軽くつまみ、指を立てずにゆっくりともみましょう。あまり長くせず、適度にやることでいいでしょう。

る」などいいことづくめです。これだけのプラスメリットが一度に体に起こる体質に変わっていきます。

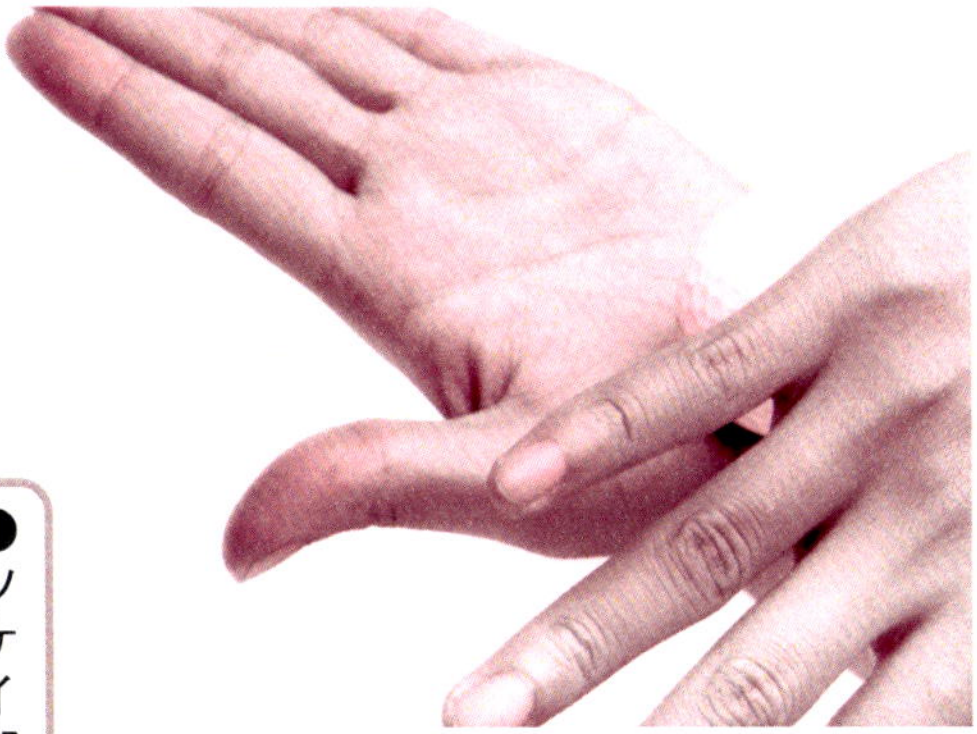

●ソケイ部リンパの上にゴルフボールを転がすのもいいです。

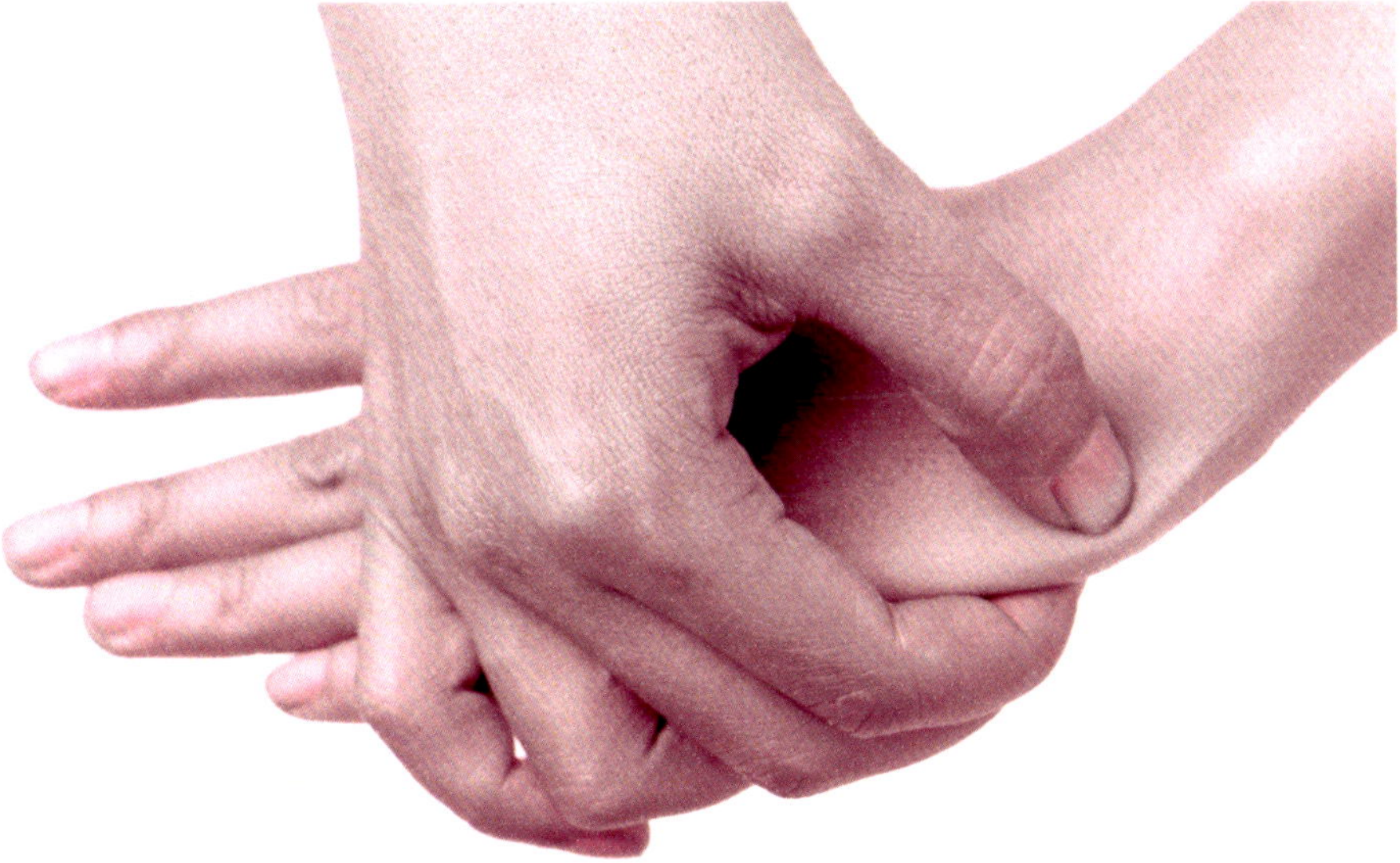

トータル
2分

1章

足と手のダブル刺激セラピーはこんなに速効です

足と手のゾーンセラピーが想像以上に効くのはなぜ？

手と足、合体効果の新発見

身体のさまざまな部分に対応する足や手の反射帯（ゾーン）を刺激して、そこに溜まった沈殿物を分解し、それによって身体を本来あるべき均衡状態、恒常性の状態にするというのがツボ療法（ゾーンセラピー）です。

「ゾーンの位置さえ解れば自分一人でもできる」、つまり『DO IT YOURSELF』の手軽さと、安全性、そして何より西洋医学では対処できない各種症状をも克服できるとあって、この足のゾーンセラピーは、アメリカで大ブームとなりました。さらに、その勢いはとどまらず、最近では代替医療という形で、パーキンソン病などの様々な難病に有効であることがわかり、医療現場にも定着しつつあります。

私は、ゾーンセラピーの研鑽と普及につとめる過程で、W・フィッツジェラルド博士のゾーン理論のチャートを脳裏に浮かべてハッとひらめいたのが、この手と足のダブル刺激法です。

悪いところをピンポイントで探し出すリモコン療法の成果

私のところに相談にくる患者さんの中には不定愁訴、高血圧、低血圧、冷え症、目まいなど、「普通の医者に行っても治らない」と、かなり深刻な複雑、多重化した、症状を訴える方々が少なくありません。

実は、こうした「現代病」とでも呼ぶしかない多重化した症状を訴える患者さんに接するとき、私は、手だけ、あるいは足だけに限定した治療ではなく、基本的に手と足両方のダブル刺激を施しています。

「冷え症から解放された」
「石(腎臓結石)がコロッと出てきた」
「肩の下までしか上らなかった手が、自由に動くようになった」

など、幾多の臨床例を持ち、私なりにダブル刺激効果の手応えを大いに感じているのです。

眠れない歯痛がピタッと消えた

こんなに効く、
これだけ治る速効の実証例 1

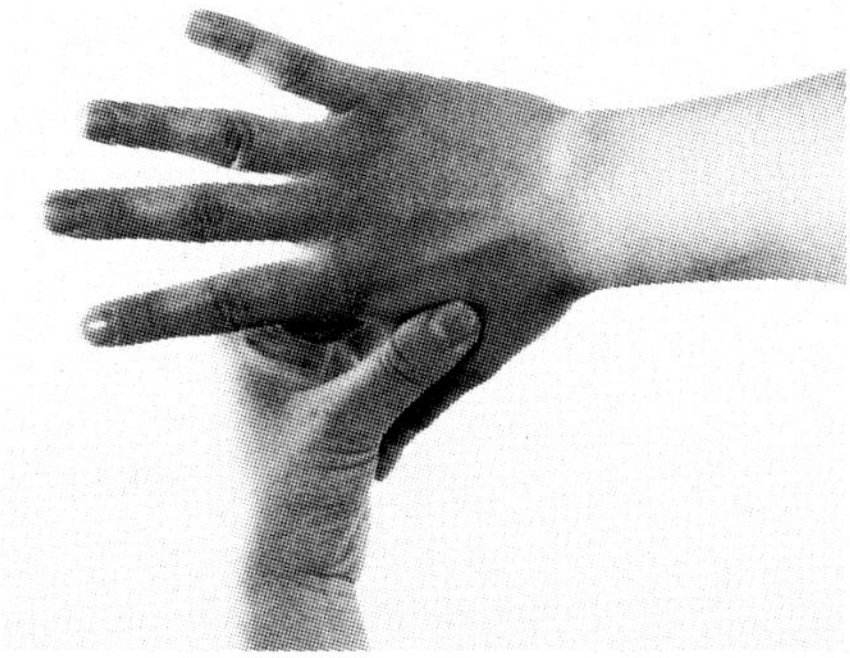

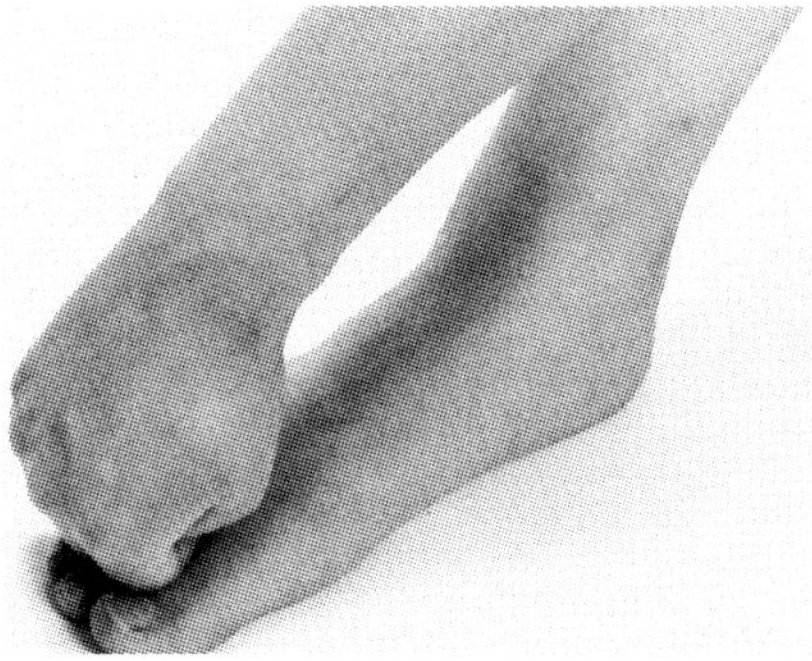

手の口内気管支ゾーンを押すと、中にとくに痛いポイントがある。そこが痛い歯に対応する部位だ。足は五本の指の中心を刺激すると速効で痛みが鎮まる。

ゾーン・セラピーの「刺激の法則」を実践してほしい。

①弱い刺激は機能を活性化させる
②普通の刺激は、機能を抑制する
③強い刺激は、機能を停止させる

両手・甲側にある、口内・気管支(喉・歯・胸・肺)ゾーンを親指と人差し指の間の〝水かき〟の部分。さらに両手の薬指第一関節部である。

この部位を5〜7分、強烈に刺激してやれば、普通の歯痛なら、まず治まる。

なお、足の即効ゾーンは甲部足の各指とそのつけ根にあるリンパ腺ゾーン、及び外側のくるぶしの下にあるリンパ腺のゾーン、この部位を、こぶしを結んだ指角で強く押してやる。手のひらは親指の先で、足は指角で強く押すというのが、ダブル刺激法の重要なポイントである。

また、手のひらによって病根部を探ろうとするだけでは明確でない場合があります。そのようなときは、足のウラの対応するゾーンを刺激して、正確な病根部を確認するということができます。

このように、ゾーン理論では、手と足はそれぞれ同一のゾーン内に位置しているとされています。

また、皮膚の電気抵抗を調べても明らかなように、手と足は、他の皮膚面に比べて電気抵抗が非常に低いのです。さらに、両方とも末端であるために、他の個所のように点ではなく面状になっていて、より効率良く刺激を与えることが可能なのです。

手と足1プラス1は体の中で5倍、10倍の力に変わります

ダブル刺激をすると体の中ではどうなるのでしょうか、まず、人間の体内には10本のゾーンが走っていて、常に10本の川が流れているようなものだと考えてください。その中の1本が、途中に土砂がたまって流れがスムーズに運ばなくなったとしましょう。

そこで、ポンプを使って新しい水を勢い良く送り込み、土砂を排除する。このさい、1本のポンプを使って新しい水を送り込むよりも、離れた場所から2本のポンプを使い、交互に勢い良く水を注いだ方が効果的であることは明白でしょう。

つまり末梢神経同士を交互に刺激する、その効果は1＋1の計算ではなく、数倍に相乗されるというのも、このように考えれば、理解しやすいでしょう。

私は、国内外の親しい研究者やセラピストの協力のもと、このダブル刺激法を総合的に大系づけるべく研究しました。

その中で、手の刺激、足の刺激と、それぞれに最適な時間の比率があること。また、中には手だけの刺激、あるいは足だけの刺激にとどめておいたほうが効率的な部位もあることなどもわかりました。

一定の法則に従って、手と足両方のゾーンを刺激するというダブル刺激法の臨床例を総合すると、その効果は従来の5倍。中には、10～15倍の効果をみたという実例もありました。

この相乗効果で、必ず納得していただけるはずです。

こんなに効く、
これだけ治る速効の実証例 2

慢性便秘が 5分間で スッキリの驚き

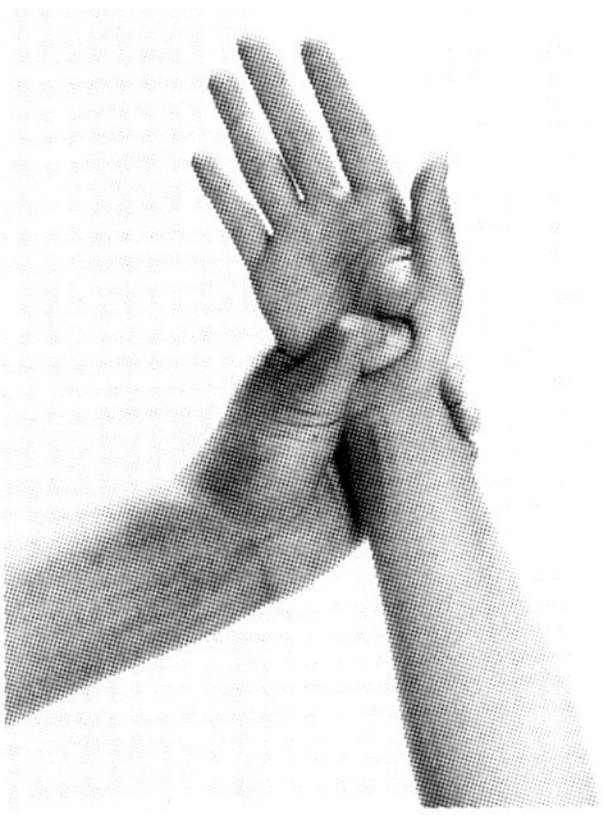

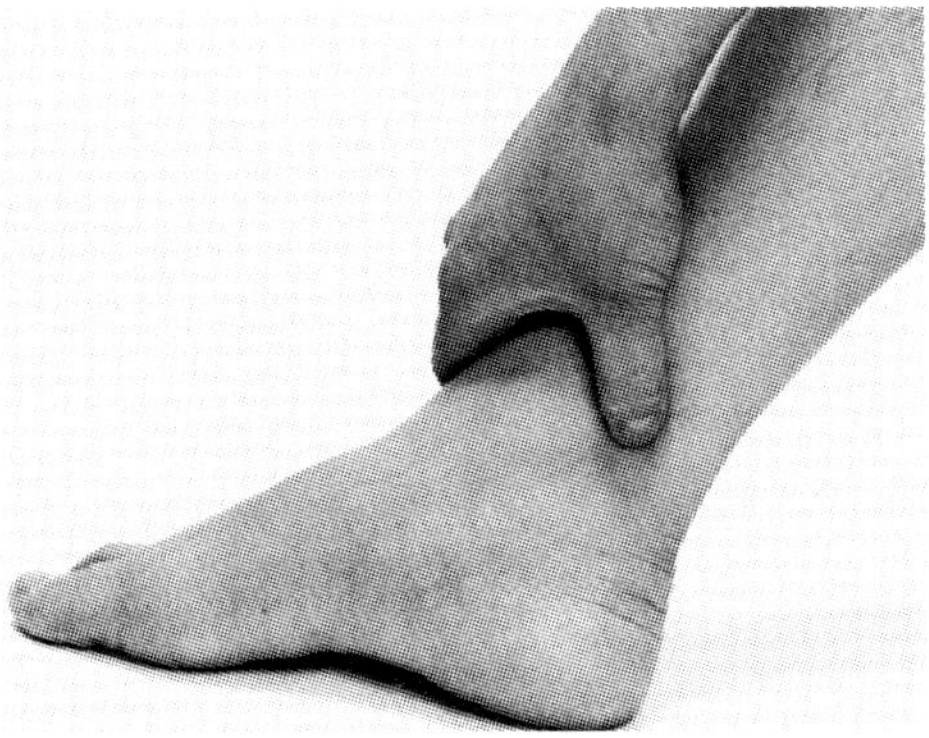

足首のくるぶし上方にある直腸ゾーンを刺激してから（これで充分だが）、手のひらの消化器（胃）ゾーンを強めに押す。たちまち便意を催すはずだ。

さらに即効性を求めるなら、手のひらと足のウラのダブル刺激である。

まず手は、左右の手のひらのふっくらした部分にあたる消化器（胃）ゾーン、ここをそれぞれ2〜3分強くもみほぐしてやる。即効性を求めるなら、痛みを感じるくらいに強く刺激してあげたほうが効果的だ。

手が終ったら足。足の便秘解消ゾーンは、足の内側くるぶしの上にある直腸ゾーンと、足のウラの胃・十二指腸・横行結腸・小腸・S状結腸ゾーン（左足だけ）だ。

とくにこの直腸ゾーンは、慢性便秘の人にとって強く上下に押すと思わず「痛い」と叫んでしまう部分なので、たんねんにもみほぐしてやる。

足のゾーンも4〜5分位。

反応の速い人ならこれで便意を催すはずである。なかなか便意を催さないという、がんこな便秘の人は、手、足の刺激を交互にくり返していただきたい。

足と手のダブル刺激の不思議なメカニズム

手と足は体の中を写し出す鏡

手のひらと足のウラは、まさに体内の状態を写し出す鏡で、鏡をのぞくことにより、我々は身体の異変を事前にチェックすることが可能です。

仮に自覚症状がなくても、身体の悪い部位を発見することができるのです。

秋葉原の有名な工学博士内田秀男博士が、

「手のひらと足のウラは、他の皮膚面に比べると電気抵抗が非常に低い」

ということで明らかにしているように、この2つの部位は人間の身体の中でも刺激に対して最も効率良く反応する敏感な部分なのです。

つまり、身体の異常は、手のひらと足のウラにもっとも反映されやすく、それが、「手と足は体内を写し出す鏡である」と言われるゆえんです。

身体のどこにも異常を感じなくても、手のひらをまんべんなく触ってみます。「チクッ」という痛みやしこりを感じたら、注意信号です。さらに足のウラの対応する部位に触れてみて異常を感じたなら、かなり高い確率で、そのゾーンに対応する器官が異変をきたしているということになります。

内臓をはじめ、身体のどこかに異常が生じると、その部分に対応した手と足に必ず影響が出ます、これを内臓体壁反射と呼びます。

内臓体壁反射と「気」の流れ

では、内臓体壁反射が、どうして起きるのでしょうか。

これにはいくつかの説があります。

ひとつは「気」の流れによるものとする学説です。

ゾーンセラピーの熟練者の中には、人に施してもらったとき、その人の「気」が体内に流れ込んでくるのを感じたという人もいます。

アメリカの偉大な超能力者、故エドガー・ケーシー師は、

こんなに効く、
これだけ治る速効の実証例 3

キリキリ頭痛がついになくなった

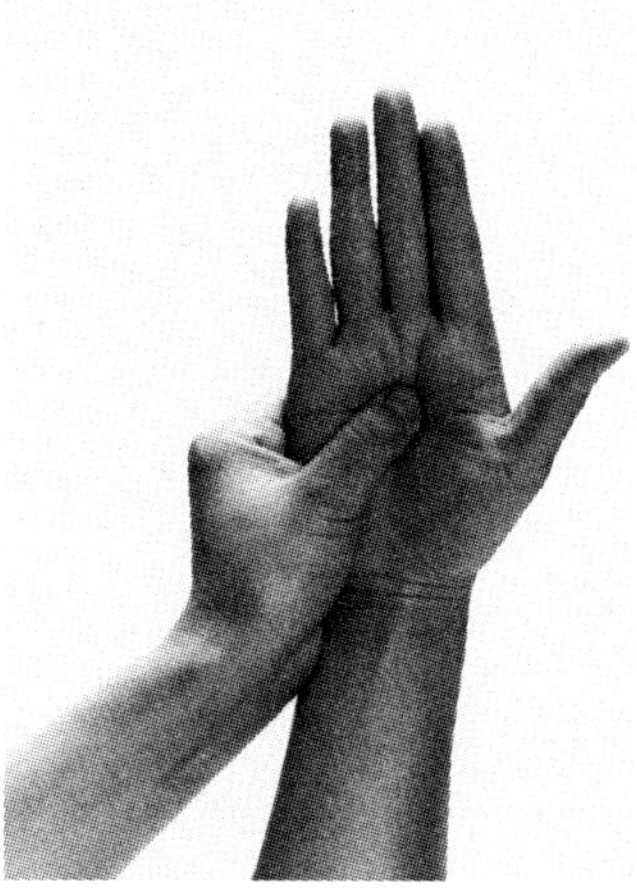

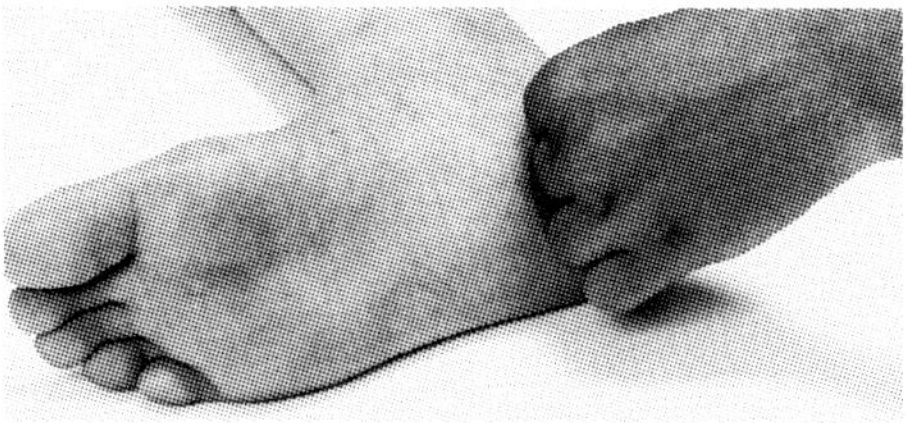

手のひらの肩・肺ゾーンから小腸ゾーンを押した後、すぐに、足のウラの生殖器ゾーンを、手拳やこぶしを使ってたたく。自律神経の緊張がとれ、次第に眠くなってくる。

頭痛は慢性症状になりやすく、つい鎮痛剤に頼って痛みを押さえる習慣をつけると、体の調子がよけい悪くなってしまう。しかも、時と場所を選ばない。

だから、副作用の心配がまったくなく、安全なゾーンセラピーの出番なのである。

根本的な治療法は後章にゆずるが、即効性をのぞむなら、両手、両足の親指の先をきつく押すことである。

手だけ、あるいは足だけの刺激では効果が半減、必ず、手と足の両方を交互に刺激するのが重要ポイントだ。

ゆっくりもんでいる時間がなければ、洗濯ばさみで親指の先をパチンと止めておいても良いし、ひもをグルグル巻きつけるのも効果がある。

ただしその場合、指先がしびれたり白くなったときは、いったん外してまたつける、という作業を数回くり返してやる必要がある。

「どんな種類の治療でも、それはすべて内部からの振動を変化させることである。体内の生きた細胞組織の中にある天与のものを、創造的エネルギーに調和させるのである」

と述べていますが、これも「気」の存在を裏づける説であると言えるでしょう。

メイベル・シーガル博士の血液循環説の指摘

『マッサージ・ブック』の著書で知られるジョージ・ダウニング氏は、反射の理由づけとして「神経説」、つまり神経系統の働きによるものと定義づけていますし、アメリカの『反射療法』の著者であるメイベル・シーガル博士は、

「身体がもし健康な状態なら、手や足といった末端のどこを押しても痛くないはずだ」

とした上で、もし痛いところがあるとしたらこの痛みは末梢神経の末端にできるしこりによって引き起こされるものであり、これは、身体の充血している部分を示す。充血は全身の循環を妨げるので、しこりを分解、排泄し全身のスムーズな循環を促さねばならないと主張している。

つまり、反射療法が、治療としてではなく自己診断のための強力な武器にもなりうると主張しているのである。

アメリカ、ヨーロッパ、フィリピンと同じく、台湾でもゾーンセラピーは普及しているが、医師・李百齢氏は自著『病理按摩法』の中で、血液循環説をこう展開している。

「正常な血液循環は、重要な栄養物、酸素、ホルモン、抗生素などを全身にくまなく運び不要になった炭酸ガスを回収するという大切な役目をになっている。

反射帯の刺激は、そうした血液循環を活性化させる効果がある」

という主旨です。

どの説がもっとも正鵠《せいこく》をいているのか、あるいは医学的にいまだ解明されていない、人体の神秘のメカニズムが存在するのか、いずれ近い将来、科学が解明してくれるはずです。

しかし今、ゾーンセラピーが、西洋医学に見放された多くの人々を救い、世界中で注目を集めているのはまぎれもない事実です。そして身体のある部分を刺激すると、ある離れた場所に影響が現われるという〝内臓体壁反射〟の事実は、すでに世界では誰もが認めるところなのです。

こんなに効く、
これだけ治る速効の実証例 4

眼が治った、治った

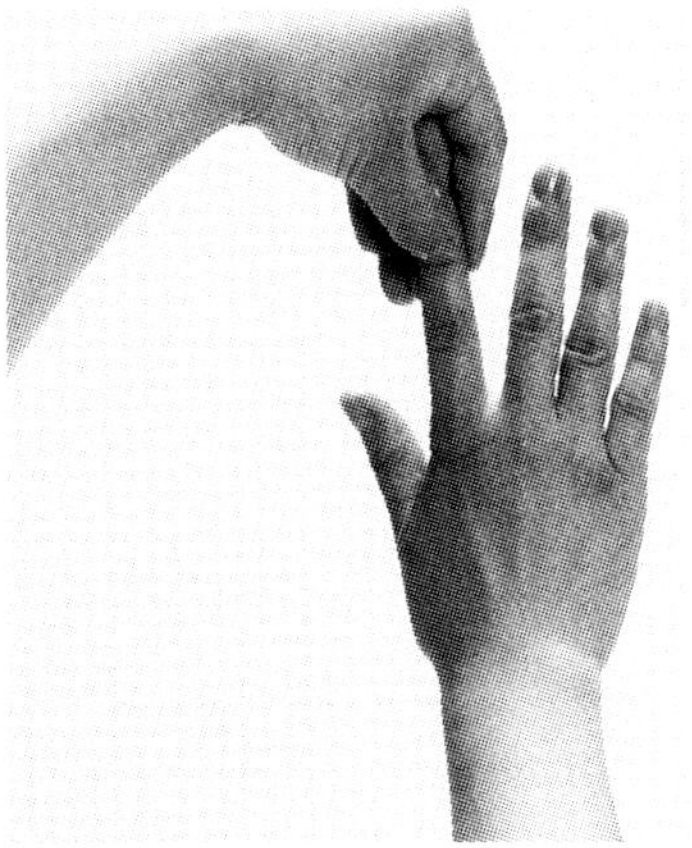

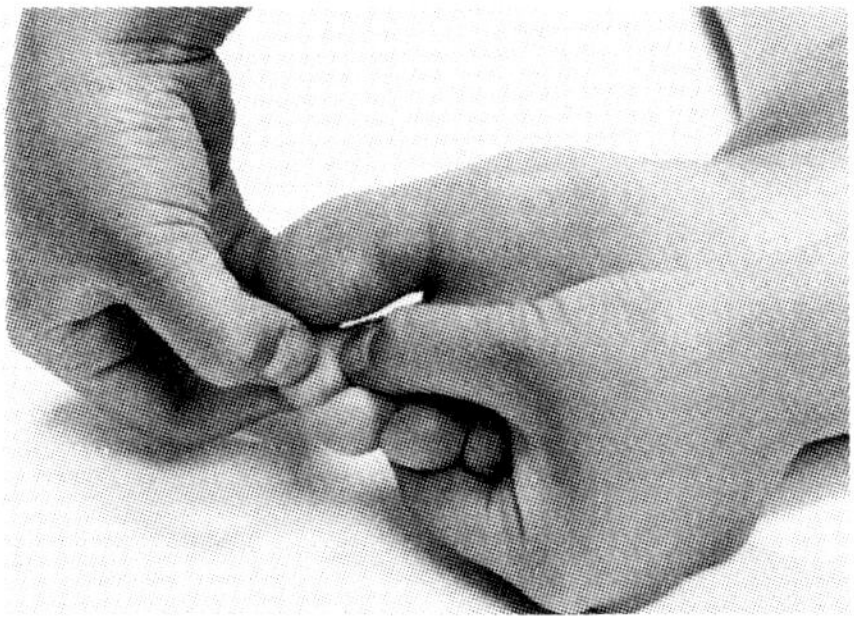

人指し指の第２・第３関節を押しもみした後、足の第２指・第３指を両手の親指を使って痛いくらいに押しもむ。「痛い」と感じたと同時に目の前がハッキリしてくる。

疲れ目は、ストレスにより末梢神経の障害が引き起こされ、それが眼の毛細血管に現われるというわけだ。

このような疲れ目には「パーミング」が効果的だ。

①まず、両方の手のひらをよくこすり合わせる。

②こすり合わせた手をクロスさせて重ね、両方の目をおおう。

③目を閉じて、眼前に広がる暗闇の世界をイメージする。

そのままじっとしていると、早い人なら10分から15分で、目の疲れが緩和されるはずである。

人間の身体はストレスが加えられると、プラスのエネルギーを放出しようとする。それを活用するのだ。

なお、疲れ目に効く手足の即効ゾーンは、両手の人差し指の第2・第3関節を甲側からひら側まで、同じく両足の第2指と第3指、その部位全体を強くもみほぐしてやる。

こんなに効く、
これだけ治る速効の実証例 5

固く張った肩、首を一気にラクにしたダブル刺激

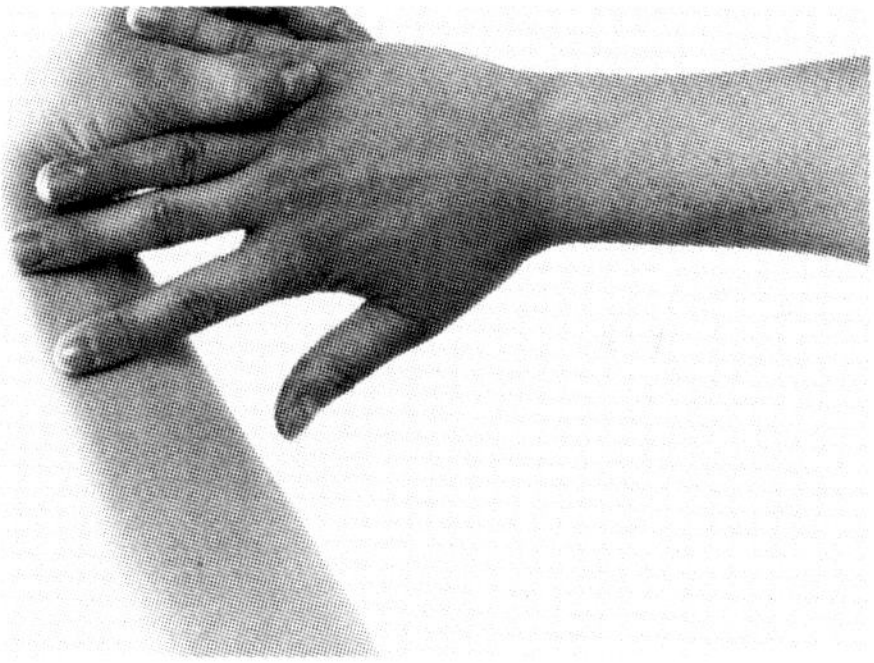

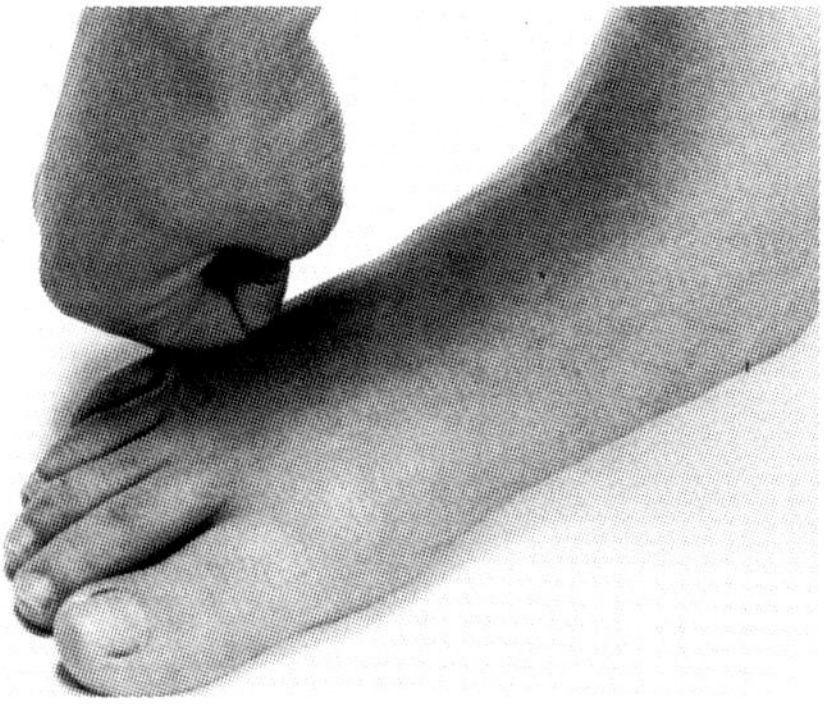

手の甲側にある肩ゾーンを、とくに中指と薬指の間を力強く押す。次に足に移り、第２指から第４指までのつけ根を指角で押す。

「寝ちがえ」は、中国では「落枕」あるいは「失枕」という漢字で表現されるが、その文字からも明らかだ。原因は主に枕にあり、やわらかなフワフワした枕がいけない。フワフワした枕は頭が安定せず、眠っている間、首の筋肉がいつも緊張状態にさらされる。だから、朝起きたときに、首から肩にかけて筋が張り痛くて首がまわらないという症状が起きるのである。

寝ちがえたときの即効ゾーンは、両手の甲、小指と薬指の間の下方にある肩ゾーンの中の通称「落枕」と右手甲、中指つけ根の下方にある「頸咽」。

足は、甲側、第2指から第4指までのつけ根にある環状帯及びくるぶしの下から小指と薬指の中間部にかけて、肩甲骨ゾーン強く刺激することである。

足と手68のバリエーションとそのやり方

手と足の刺激の時間バランスが大切

手のゾーン刺激は、足に比べると、いつでもどこでも、比較的手軽にできます。

朝目ざめたベッドの中で、思いたったらすぐ実行可能ですし、通勤電車の中。あるいは車の運転中ラッシュに巻き込まれ、イライラしながら無為な時間を過ごしているよりは、手のゾーン刺激といきましょう。

その点、足のゾーン刺激は、いつどこでも手軽にとはいきませんが、「ゾーンセラピーは、手と足の両方に働きかけてこそ、その有効性を最大限に発揮できる」という大原則は、常に念頭に置いていていただきたいと思います。

ともすれば、その手軽さから、手のひらの刺激についついより多くの時間を費やしがちになります。もちろん、薬剤服用過多にともなう副作用は、ゾーンセラピーにはあてはまりません。すなわちいくらやっても安心な療法であることは間違いのないところですが、最大限の効果を考えるのなら、手と足の施療時間のバランスを意識することです。

手は朝、足は夜刺激しましょう

そこでアドバイスですが、各自それぞれのライフスタイルの中で、手、足、それぞれの施療時間帯を定めてみてはいかがでしょう。

朝と夜を比較した場合「手」に適しているのは朝、「足」に適しているのが夜です。なぜなら、手の刺激によって、ほとんどの人は覚醒効果を覚えさわやかな気分になるからです。そして足の刺激の場合、気持良さも手伝って、眠けを訴える人が多いからです。

常識的に考えても、日中体重を支え続け、疲れが溜まっている足は、夜刺激してやるのが自然というものでしょう。

もちろん、時間的にゆとりのある人は、朝と夜、手足の両方を刺激してもかまいません。むしろ、それが理想でしょう。

はじめる前の最重要ポイント

6つのポイント

●まず、注意したいのは、手を刺激する場合「〜しながら」というのはあまり好ましくないということ。

「テレビを見ながら」「おしゃべりをしながら」刺激するよりも、やはり静かな環境で、集中してやるのが好ましい。このことは、多分に『気』の影響がかかわっている。すなわち、ながら刺激は、気が人体に働きかける作用を非効率的にしてしまうからだ。

できるだけ気を散らさず、神経を集中して刺激してほしい。

●足の刺激に関して、研究者の中には、

「入浴中に足を刺激するのは良くない」

という説を唱える人もいるようだが、これは、安全に安全を考えてのこと、注意さえすればよい。

入浴時には禁止の説を唱える根拠は、お湯につかって刺激していると、気持良くなり過ぎてのぼせるからという程度のものであり、私に言わせると、なにも浴槽の中でのぼせるまでやることはない。普通の判断力と知性をお持ちの方なら、入浴時もＯＫである。

●避けるべき時間は、食事の直後。

人によっては食後すぐにやると気分が悪くなる場合もあるので、食事のあと１時間くらいはできるだけ刺激を避けるほうが好ましい。

●極端に眠いときや、極端に疲れているときに無理にやるのは好ましくない。疲労しているときは、かえって身体によくないのである。

●昼の12時前後も、大気の汚れがいちばんひどい時間帯とされているので、刺激は避けること。

●部屋の状態としては、スキ間風の入る部屋はなるべく避け、窓は開け放つか閉めるかのどちらかにして。

参考までに部屋の理想温度は16〜20度。

湿度は50〜60%がベストとされている。こんな環境作りに基づいた施療を心がけて欲しいものだ。

効果を高めるためには

また、ゾーンセラピーの効果を臨床例に見ると、男性よりも女性の方が、より効果的。数値的にみると「男女差は５〜６倍にものぼる」というデータも報告されている。

また、その効果には非常に個人差が見受けられ、たった１回のダブル刺激で即効効果が得られる人もいれば、ときには１週間やってみたけど、あまり効き目が現われないというケースもある。

「何度もくり返しやったが、あまり効果が感じられない」という人は、58〜61ページのイラストを参考に、もう一度ゾーンの確認をすること。間違っていないことが解ったら、施療をいったんストップし、１日〜２日休止してから再び開始することをオススメする。

一般的に言って、３日に１日、５日に１日くらいのペースで、施療をストップした方が顕著な効果が見受けられるというケースは少なくないようだ。

「やってはいけない人」

ダブル刺激をやってはいけない人、これは常識の範囲内で判断していただきたいのだが例を挙げると、
＊38度以上の熱がある人
＊妊娠6ヵ月以上の人
＊虫垂炎や急性胃炎を患っている人
＊脈が不整のとき
＊脳出血の直後、脳を強く打った直後、法定伝染病にかかっている人
＊重症の心臓病、肝臓病、腎臓病などを患っている人
＊強いホルモン剤を長期にわたって飲んでいる人
などである。

ダブル刺激

基本テクニック

押し方、もみ方で効き目がここまで違ってきます

「指の先や指の腹」「指の関節や手のサイド」「握りこぶし」を自由自在に活用して、押したりもんだりする刺激法を紹介しますが、注意してほしいのは、「円状にもむ場合、必ず右まわりにもむ」ということです。

これは法則で、理由はわかっていませんが、間違えて左まわりにもみほぐすと、車のブレーキ作用と同じ原理で、血行を妨げリンパ循環を弱くしてしまいます。

それさえ心がけておけば、安全で、誰にでもできるのがゾーンセラピーです。

〈親指で刺激するテクニック〉

親指の先や腹を使って、手足の各ゾーンを押すだけの一般的なテクニックです。コツとしては、空いている方の手を、働きかける手の手首にそえてサポートしてやると、力が入りやすいということを覚えておきましょう。

足を刺激する場合、空いている方の手を使って足先の角度をコントロールし、刺激する部位の表皮を伸ばしてやるといっそう効果的です。この、親指で刺激するテクニックは、基本の、いわばオールマイティのテクニックです。

親指の使い方

①押してる指付近にしわがよる
②押してる部位付近が白くなる
③押してる部位が２～３mm位、内側にくい込む

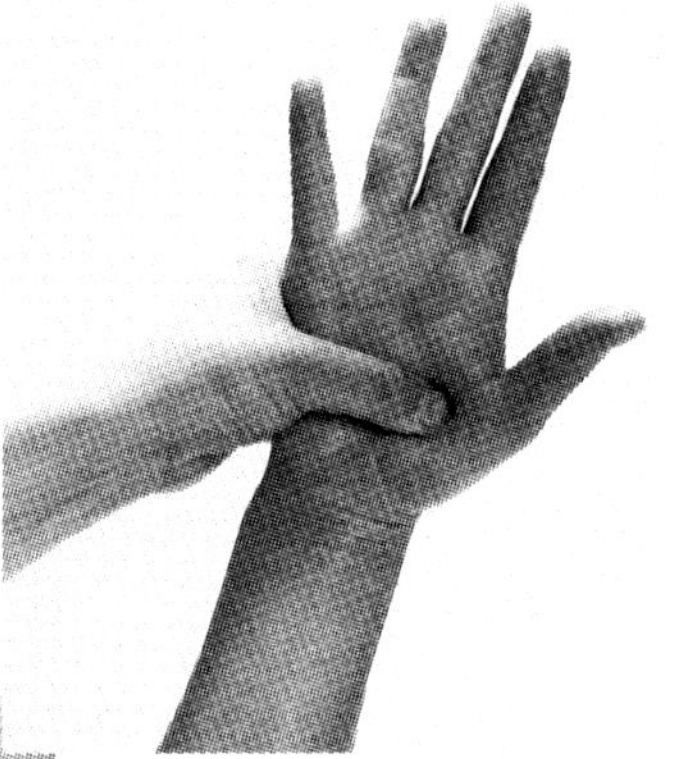

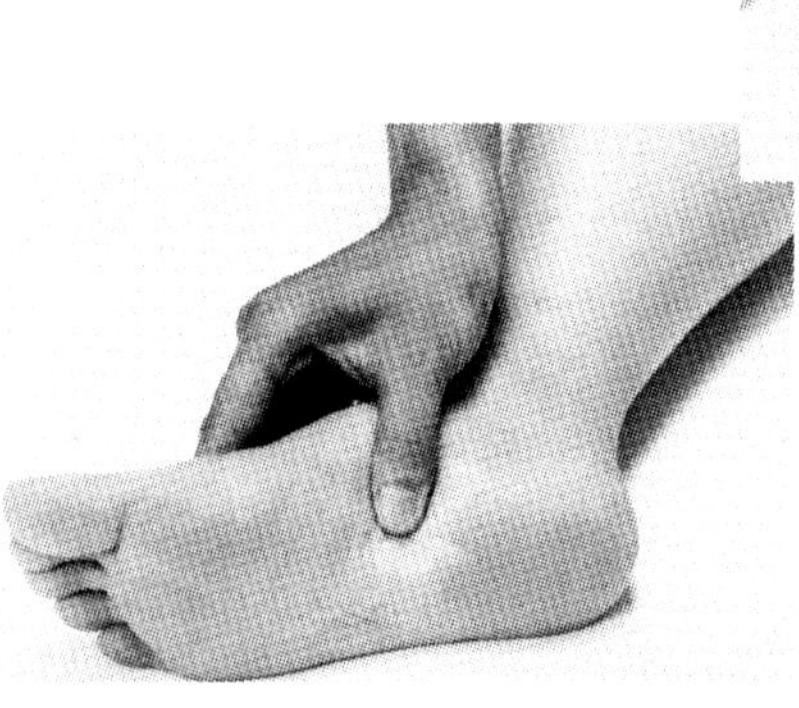

本文中によく出てくる、「強く押す」とは①～③に挙げた強さをさします。

これでも刺激が弱いと感じる人は、もう少し力を入れてもかまいません。

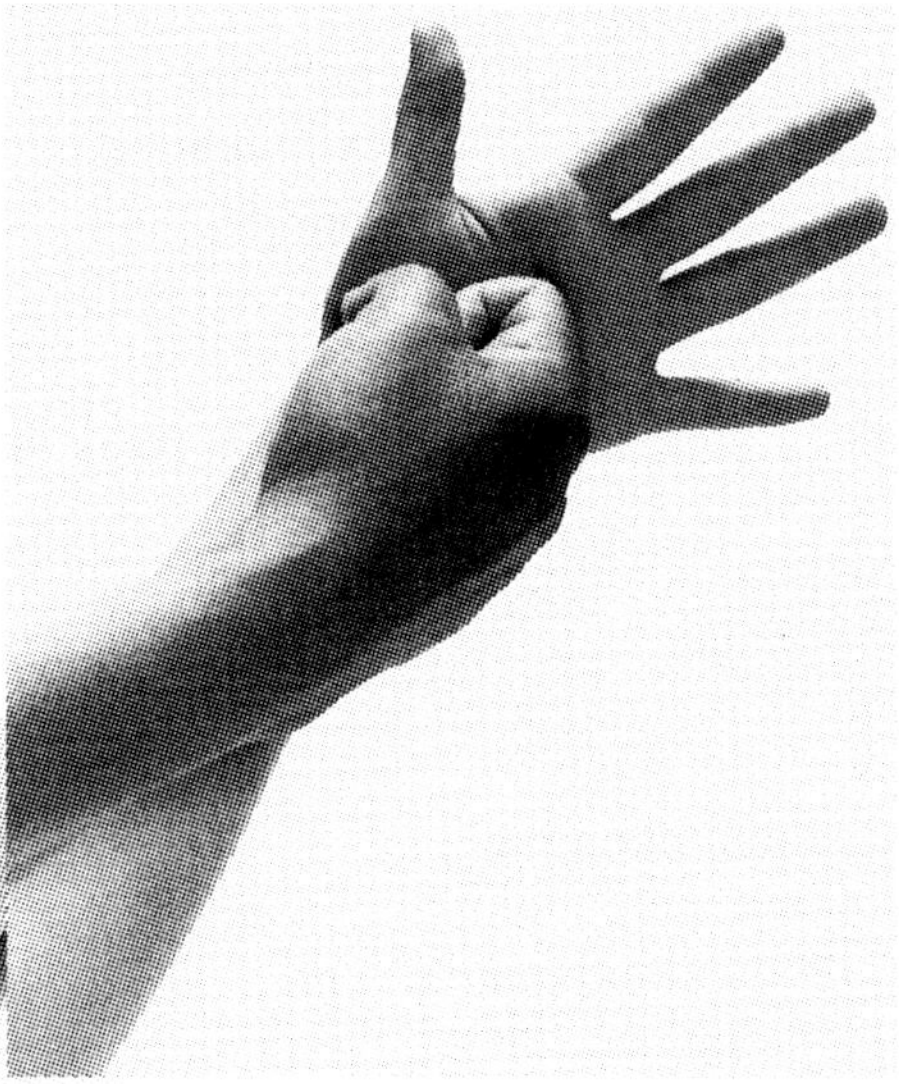

指角のテクニック

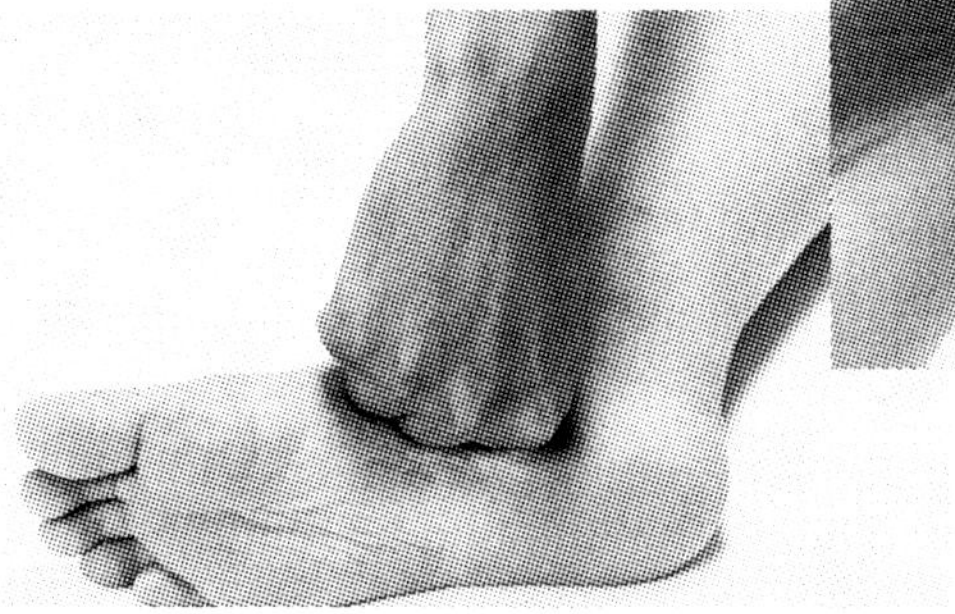

〈指をカギ状にするテクニック〉

親指をはじめ、その他の指の第二関節を折り曲げた状態で、指先を使って刺激を加えます。

このテクニックは、伸ばした親指の先端で刺激する方法に比べ、圧し方に鋭さがあるのが特徴です。

手、足とも各部位に応用できるテクニックですが、親指は各圧痛点のポイント刺激に、その他四指は図の要領で、足や手の指のつけ根の部分の刺激、さらに手足の甲の外縁部刺激などに応用すると効果的です。

〈指角（ツノ）のテクニック〉

握りこぶしを作り、主に、人差し指と中指の関節部でゾーンを圧します。刺激が強く、その分力を入れずに済むので、左手(注・左効きの人は右手)で右手を刺激する場合、あるいは足のウラのかかと部など、固い部位を刺激するさいに用います。

「親指による刺激」「指をカギ状にした刺激」「指角」、この3種類のテクニックを使い分ければ、手足のどの部位のゾーンセラピーも充分可能です。

足のゾーンマップ

右の足のウラ

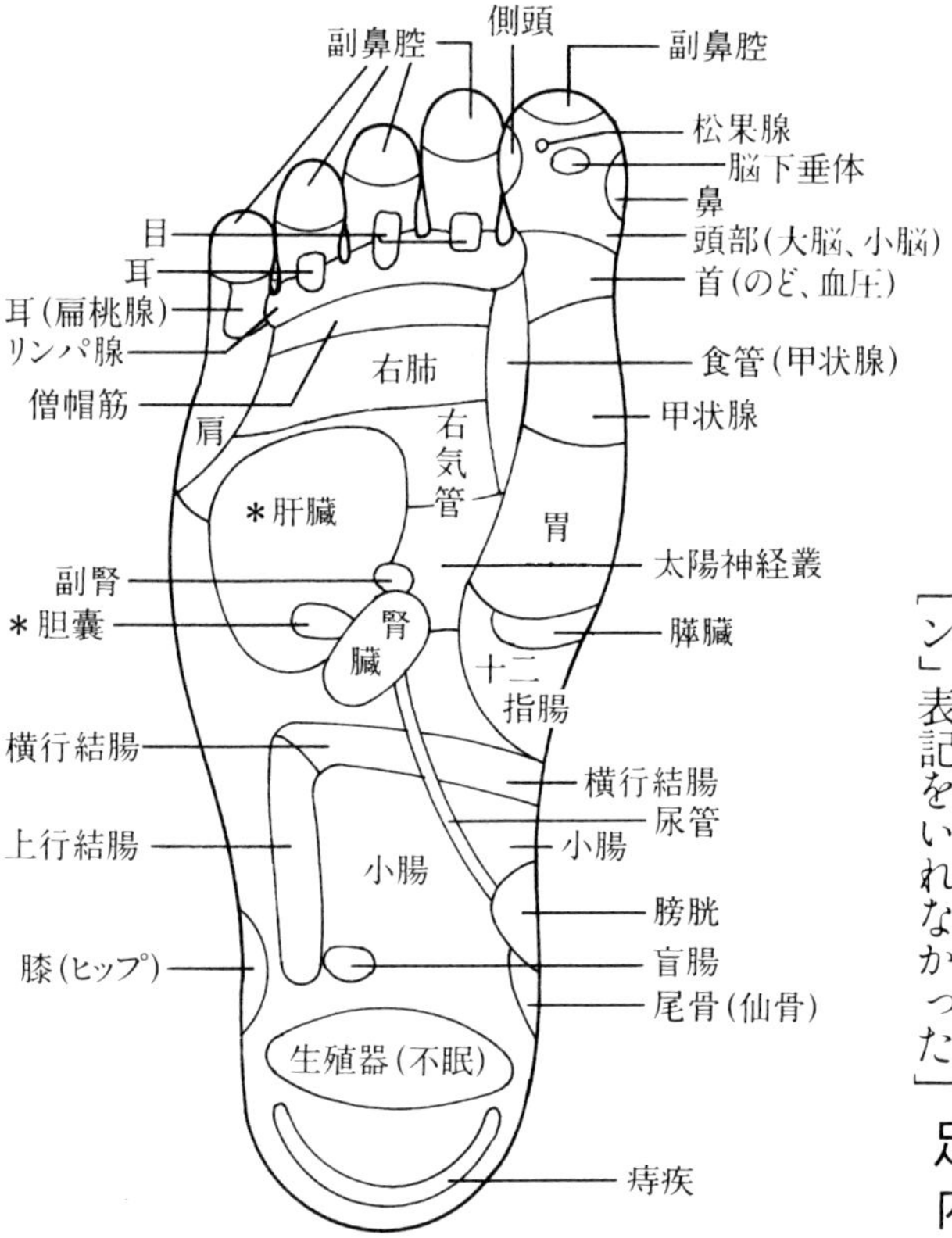

「刺激ポイントが見にくくなるのを避けるため、足の方はあえて「ゾーン」表記をいれなかった」

足の甲
内　側

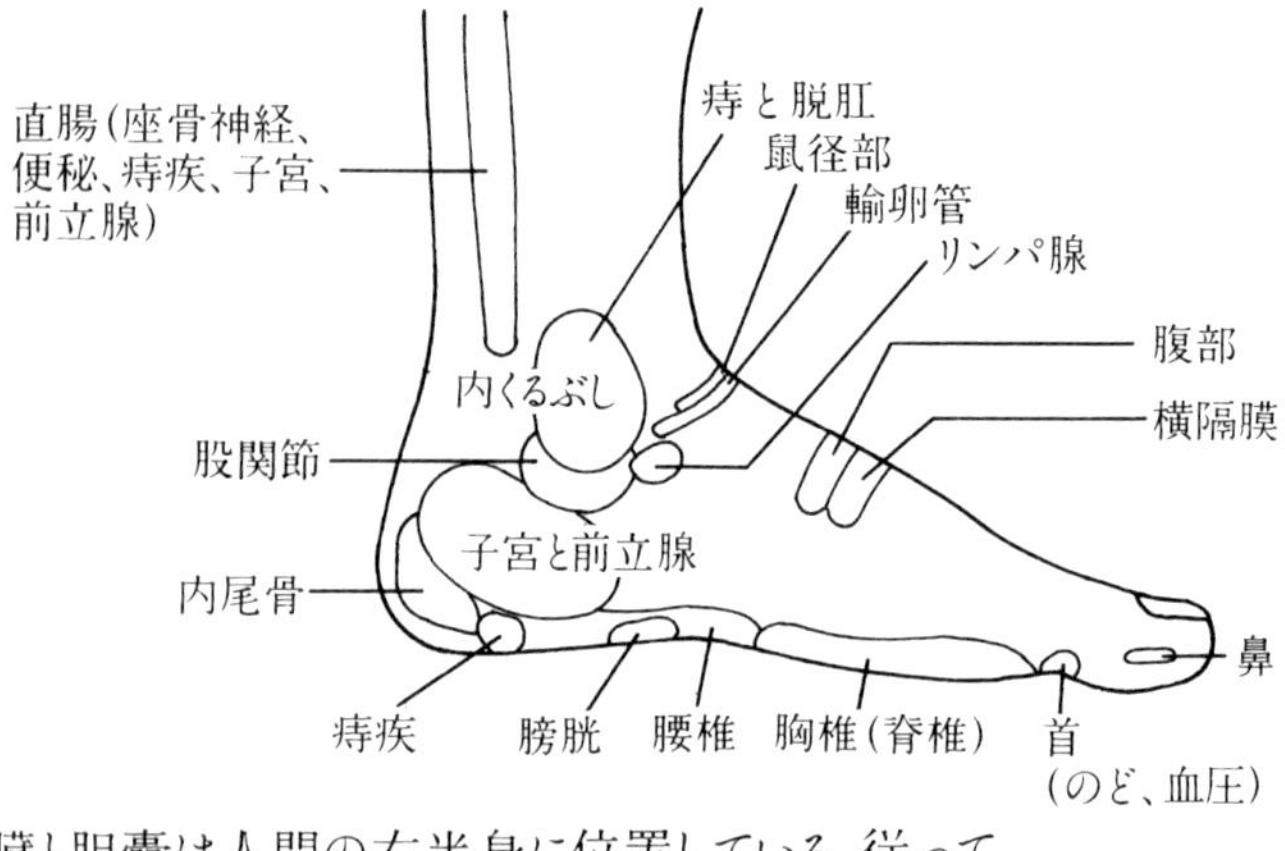

＊肝臓と胆嚢は人間の右半身に位置している。従って、
「肝臓ゾーン」、**「胆嚢ゾーン」**は右足にしか現れない。

左の足のウラ

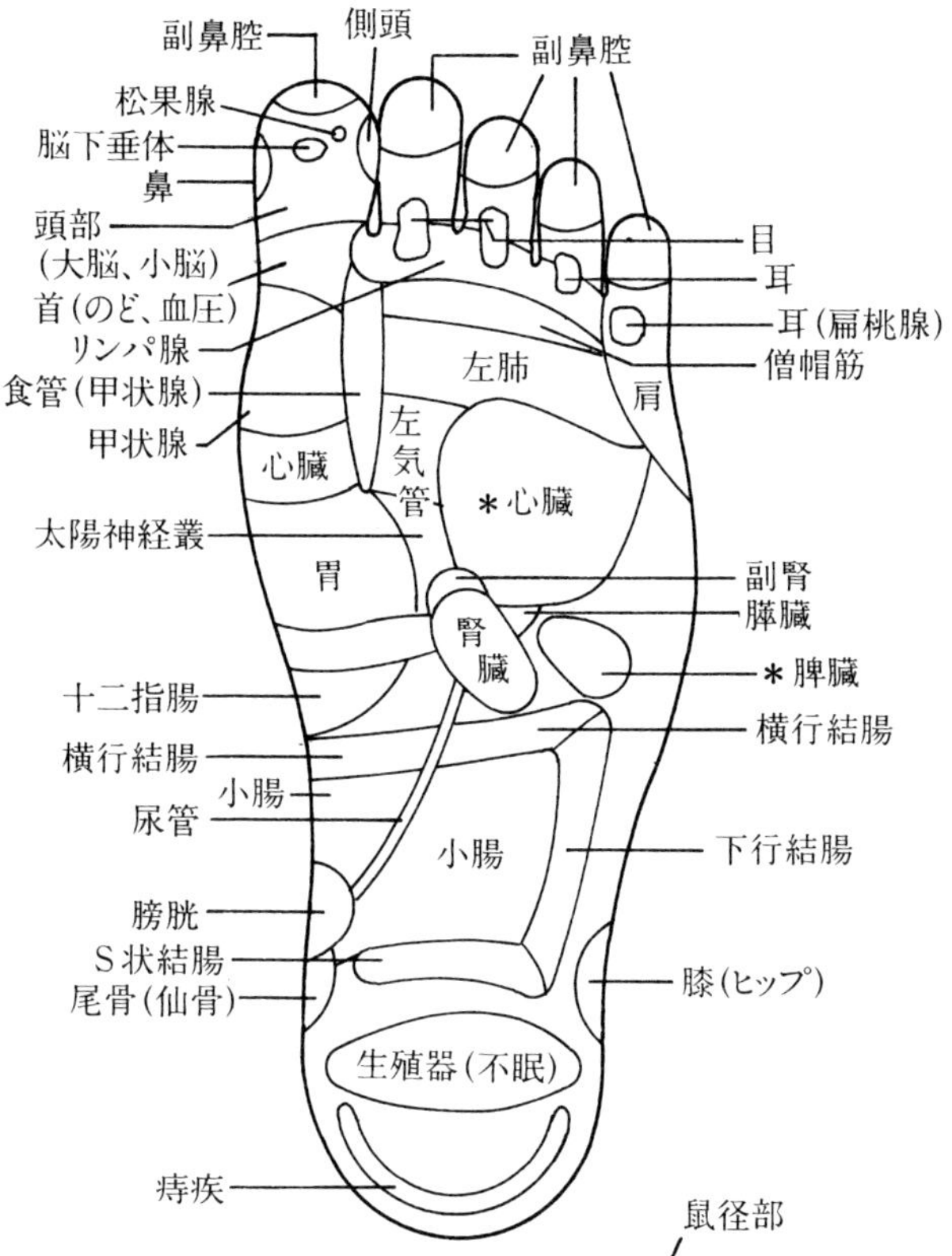

足の甲 外側

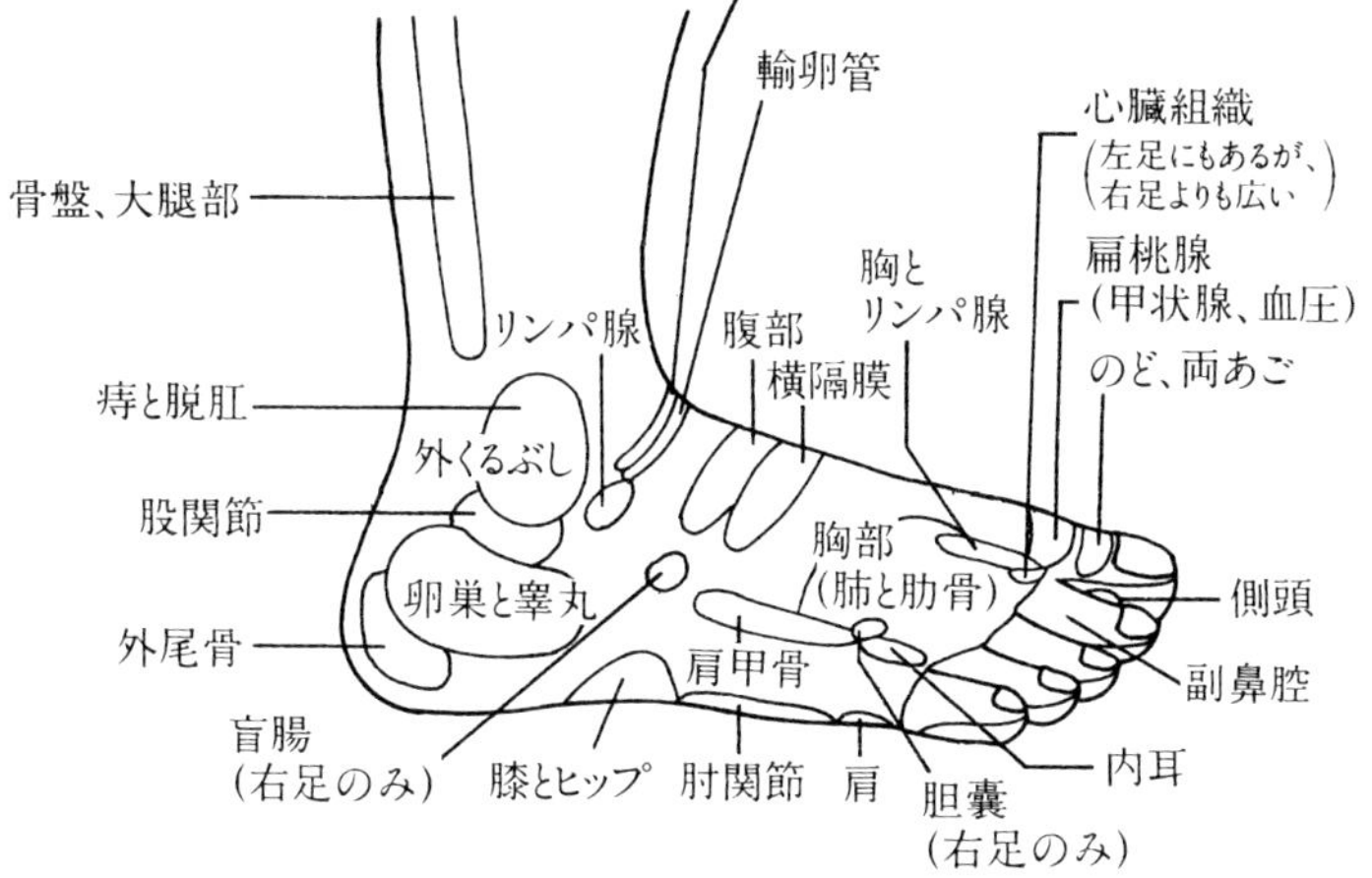

＊心臓は人間の左半分に位置している。従って、
「心臓ゾーン」、**「脾臓ゾーン」**は左足にしか現れない。

手のゾーンマップ

右の手のひら

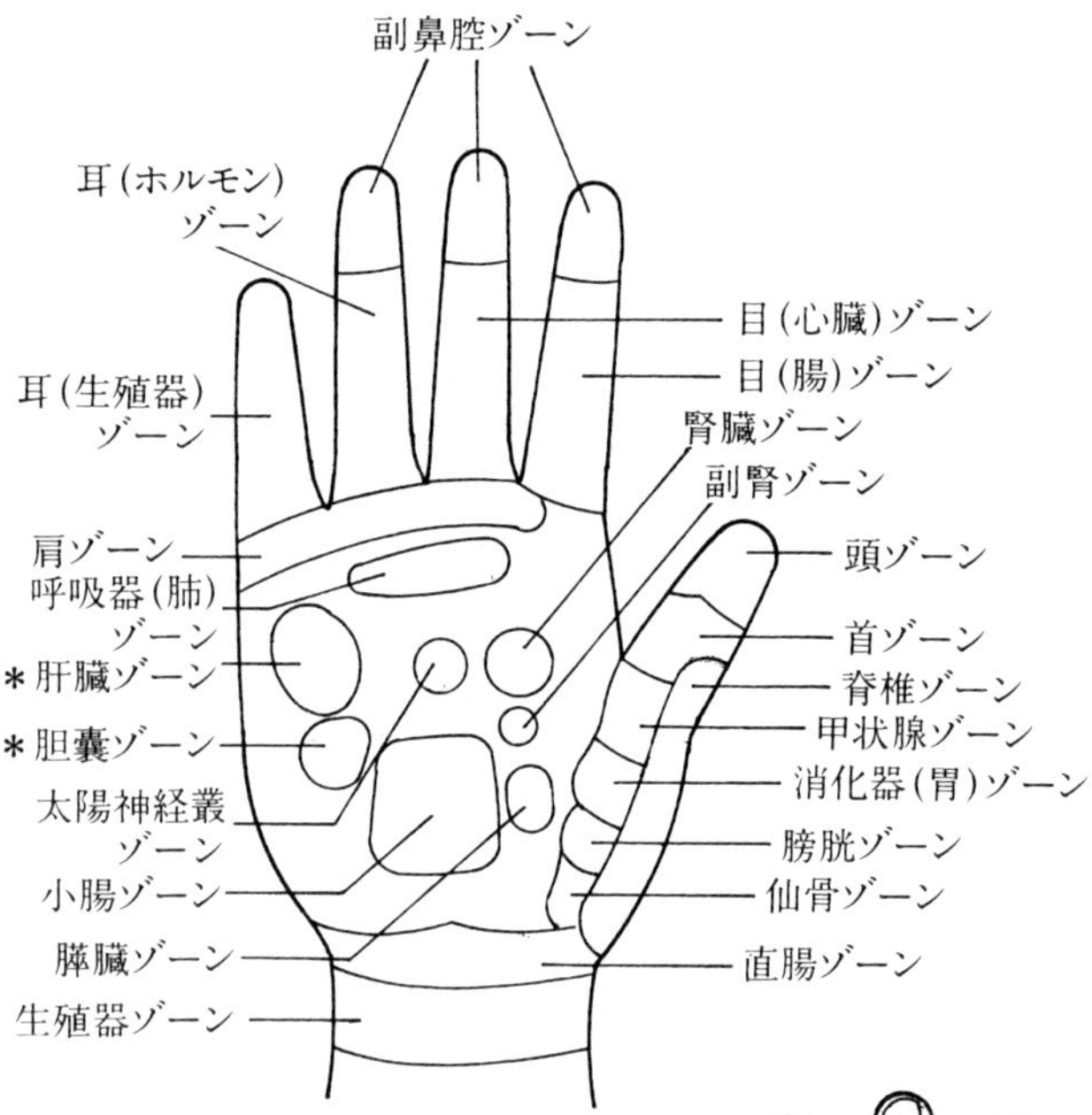

＊肝臓と胆嚢は人間の右半身に位置している。従って、**「肝臓ゾーン」「胆嚢ゾーン」**は右手にしか現れない。

右の手の甲

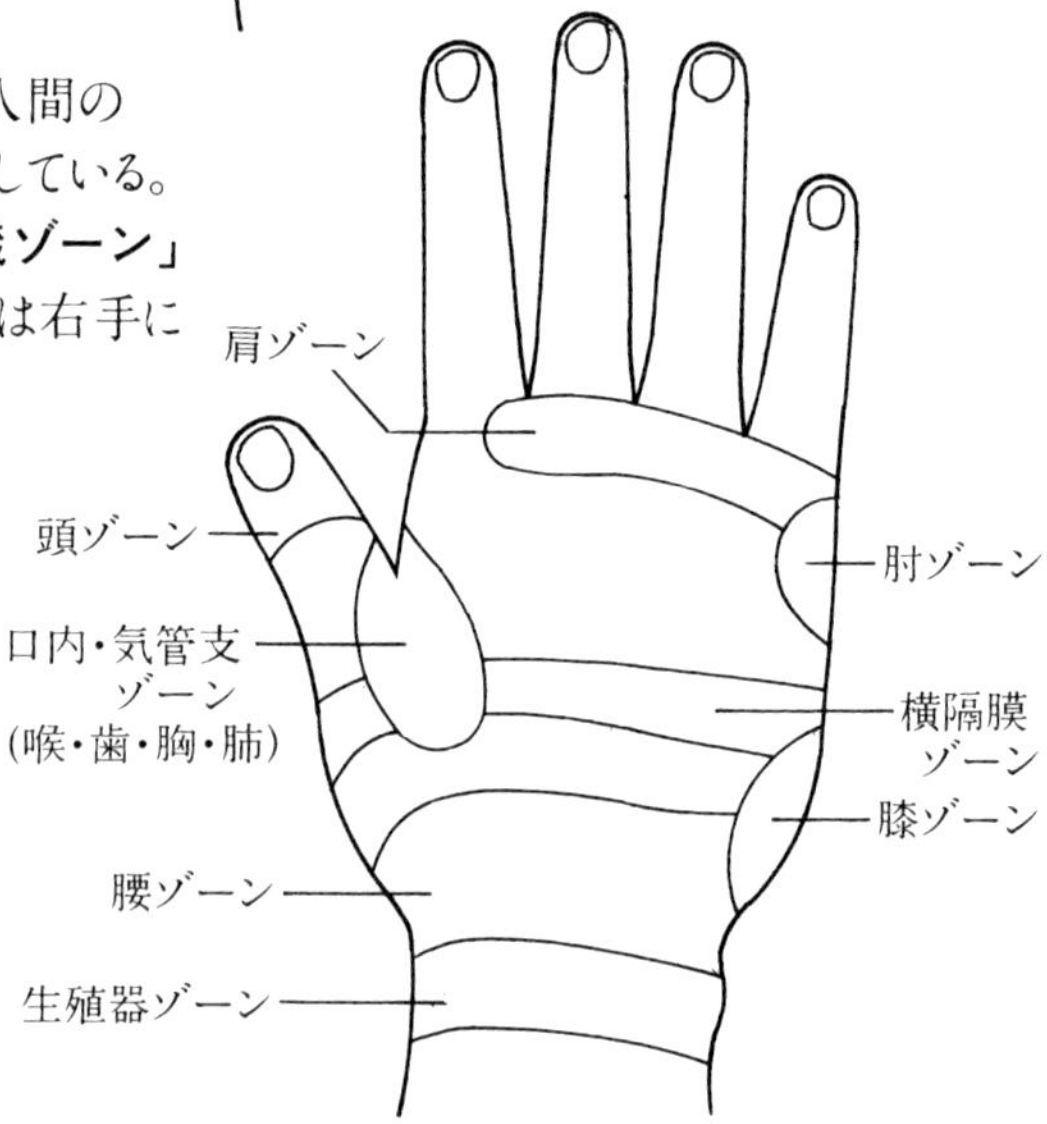

左の手のひら

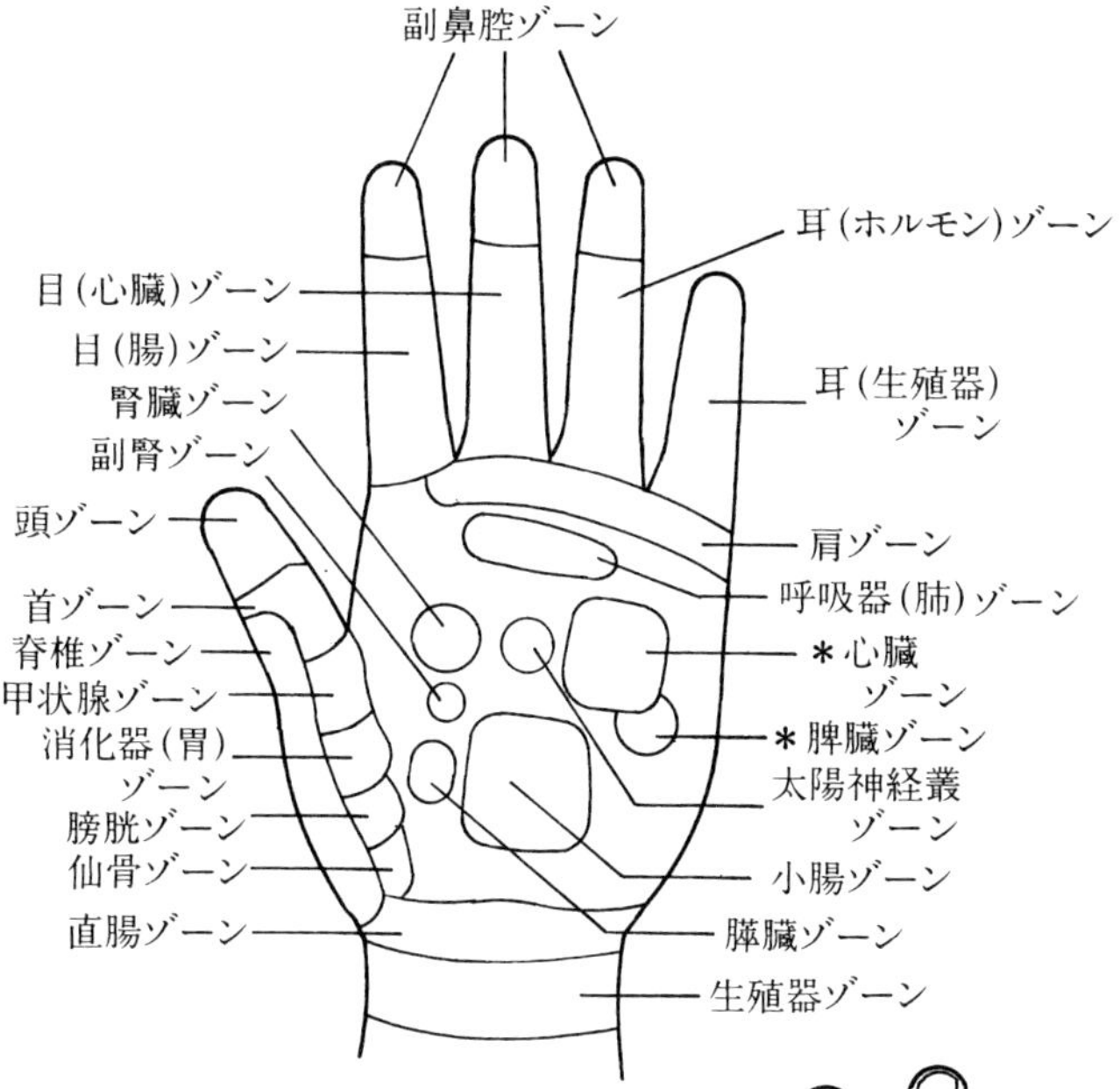

＊心臓は人間の左半身に位置している。従って、**「心臓ゾーン」「脾臓ゾーン」**は左手にしか現れない。

左の手の甲

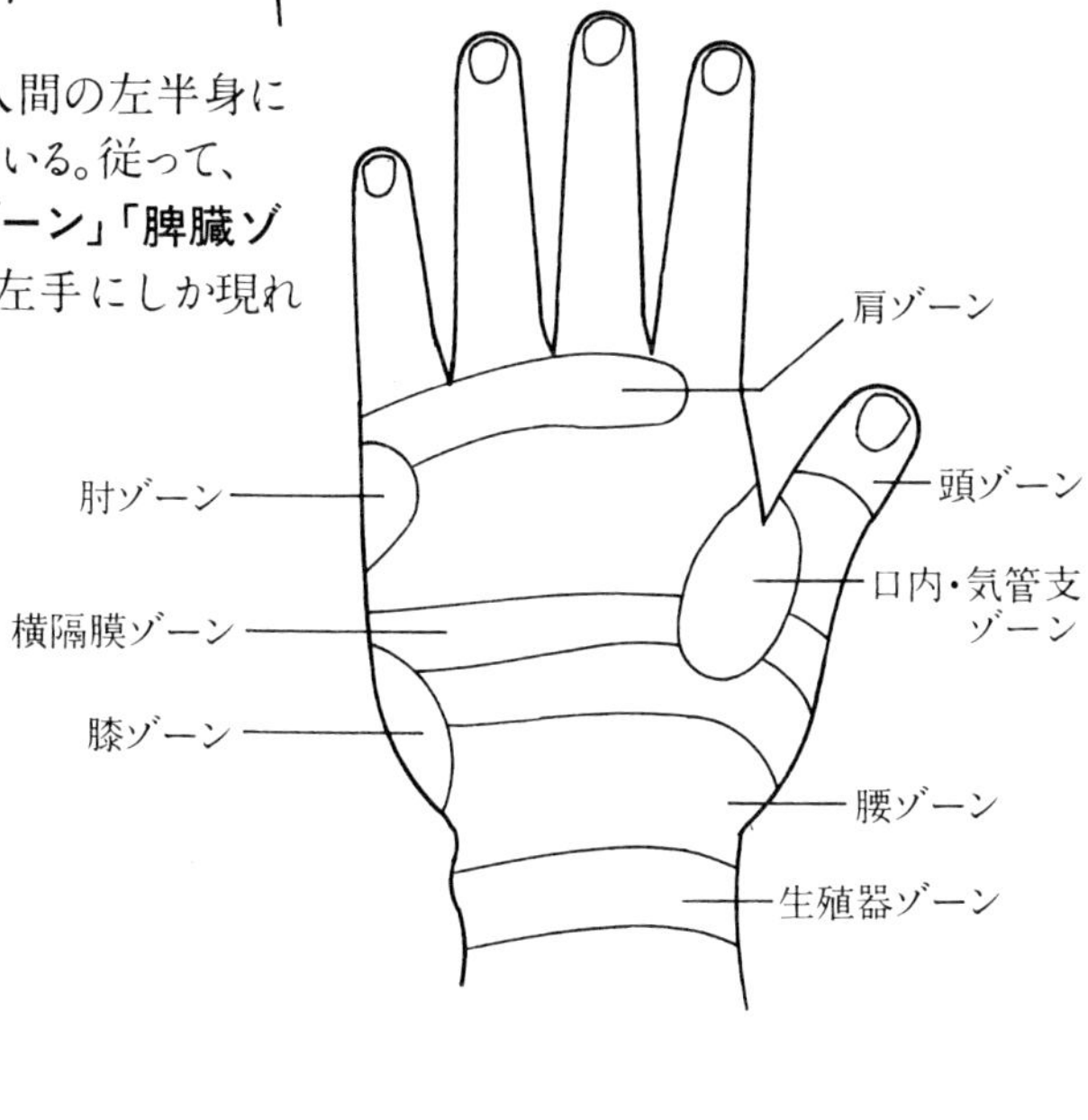

身体の異変は事前に手と足にあらわれます

手と足のそれぞれの反射帯図をごらんになればおわかりのように、手のひらと足のウラに投影される反射帯は、とても似通ったチャートを描いています。

いずれも、手の指先から手首にかけて、あるいは足の指先から足首にかけて、身体の上から下へと内臓諸器官が映し出されていることがお分かりでしょう。

またそれぞれの指を比較してみても、手、足の親指はいずれも頭部に関連、小指どうしは生殖器に関連していることが分かります。

このチャートで、あなたの身体の異常が発見できるのです。

各ゾーンをまんべんなく刺激してみて、痛みやしこりを感じる部位が、あなたの要チェックゾーン。

この身体の悪い個所の発見の仕方ですが、読者の方々の便りや電話の問い合わせの中に次のような御意見が目につきました。

「押すと痛いと言われますが、手のひらのどの部位でも、強く押すと、それなりに痛みが感じられます。中でも比較的痛みが強いかなと自覚できる個所があって、どうも半分不安です。自分の自覚する個所、もしかしたら間違っているのではないかという気もします」

要するに、発見した悪い個所にもうひとつ自信を持てないという御意見です。

そこで明解に異常をキャッチできるのが、このダブル刺激法です。

手のひら刺激で何らかの異常を感じたなら、必ず対応する足のウラの部位も刺激してみます。逆に足の刺激で異常を自覚したなら、手で確認してみます。

内臓や身体の器官のどこかに異常があるとその部分に対応している体表に、こりや痛みが現れるという「内臓体壁反射」。ここで言う体表の典型的な部分が手と足、だからその両方の刺激により、異常のチェックは正確度を倍増させるというわけです。

では、具体的にどのようなノウ・ハウでチェックしているのか。次ページに、私のチェック術を患者さんの声をかりながら公開しましょう。

【反射帯を使った身体チェック法の実例】

「がんこな肩こりを治したくて。

先生の本を読み、チャートに従って肩の部分を押さえてみると、たしかに痛い。会社への行き帰りの電車でうまく座席に座れたときとか思い出しては肩のゾーンをもむよう心がけました。

すると、肩がラクになってきたのを実感できることもあります。

でも、総務課勤務という職種がら、仕事中はもっぱらワープロと向き合ってるんですね。

軽くなったかなあと思って、数時間キーを押さえていると、いつしかまたこりかたまっている。

治療院におうかがいすると、最初に手を取り、〝たしかに肩がこってますね〟と、もみほぐしてくれます。次は〝ちょっと足をみせてください〟とひとこと、それから先生は私の足の甲やウラの数ヵ所を押したりさすったりしましたが、そのうちの数ヵ所に、のけぞるような痛みを感じる。

〝アッ、イタイ！〟思わず声を上げてしまって。脂汗が出るくらい痛い個所がありましてね。でも、そうやってトータルで20〜30分、治療を続け、〝ハイ、このへんで大丈夫でしょう〟と言われたときには、肩のこりがうそのように解消してるんですね。」（杉並区在住、Y・Aさん、27歳）

●解説●

同じように刺激を加えても、「ちょっと痛いかな」という程度、平然としている人もいれば、「ヒャー、痛い！」と体をのけぞらせて痛みを訴える人もいる。

この方の場合も、チェックの段階で既に強烈に痛みを訴えた一人だった。

人によっては、手より足の反射の方がクリアーな場合があるし、またその逆のケースもあるのだが、Y・Aさんの場合はとくに足に強い反応が出たと記憶している。

また痛みの感じ方には個人差があって、一概には言えないが、一般的に言って反射帯の痛みが強ければ強いほど、それに対応する内臓諸器官は弱っている。痛みの強度に比例して、トラブルは大きいとみなすのが普通だろう。

ただし中には、痛い反射帯が見つかったとしても、それに対応する部位に異常を感じない場合がある。そんなときは、過去にさかのぼって自分の病歴をたどってみるとよい。5年前、あるいは10年前、痛みに対応する臓器に異常をきたしたことがないだろうか。日常生活では支障を感じなくなった古い病気でも、反射帯に痛みを感じたら完全に治っていないという場合もある。

※これまでのことをふまえた上で、身体の異常チェックをする際のチェック項目を紹介します。

●手のチェック法●

①手は清潔に。爪もきちんと切っておくことが前提だ。

②手のチェックには親指の腹を使用する。左手は右手親指の先を、右手は左手親指を使って、手のひら全体を押して行く。もちろん指先まで。

③同じく手の甲もチェック。しこりや皮膚の色の変色にも充分注意を払うこと。

④「痛い」と感じるところ（圧痛点）があったら、そこが悪いところ。反射帯のチャートと照らし合わせて、自分の身体のどこに異変が生じているかを確認する。

右手と左手は左右対称になっている部位が多いが、中には右手、あるいは左手にしかない部位もある。そのため、必ず左右両手をチェックすることが必要だ。

もう実践されている方も多いと思うが、このような手の反射帯チェックは、比較的容易である。

●足のチェック法●

①足のウラは良く洗い、清潔にする。爪も短く切って、足の裏、甲ともにスキンクリームを軽く塗ってやる（注・クリームなど、滑剤の使用を否定する学説もある）。

②最初に刺激するのは、膀胱→尿管→腎臓→副腎と連らなる一連のゾーン。この4ヵ所はチェック及び治療いずれの場合においても基本となる部位。まず最初に刺激することを習慣づけていただきたい。この4ヵ所のゾーンを刺激するだけで、結晶性の尿酸がとけて、老廃物が尿として排出されやすくなると言われている。

③4ヵ所刺激が終ったら、足のウラ全体をまんべんなくチェック、さらに足の甲も刺激しながらチェックする。

④足のウラと甲を終えたなら、次は足の両側面、最後に足首のあたりをチェックする。

⑤指使いに関して厳密な規則があるわけではないが、足のウラは、部位によって固さに差があるので、同じ力の刺激では痛さを感じない場合もあり、固さに応じた力の配分が必要になってくる。

⑥反射ゾーンをごらんになればお分かりのように、両足は左右対称になっている場合が多いが、同じ部位であっても、右足は肝臓、左足が心臓と、左右違う場合があるので、要注意。また、腎臓の反射ゾーンは左右両足にあるのだが、右を押すと痛みを感じるのに左は痛くないという場合もある。

そのような場合は、右の腎臓に何かトラブルがあると考えられる。だから、チェックは両足ともに、たんねんにまんべんなく。

とくに、手と足双方の圧痛点が重なった場合、そこが問題点であり、同時に集中治療を施すべき場所、ということになる。

表記について

図表ページの読み方

次章以降、図表中に刺激する順番と刺激時間を入れておきました。たとえば、70～71ページの「眠れない」の順番は手→足→手→足で、トータル7分（手2分、足5分）。つまり、7分の間に、両手両足を2回ずつ刺激するということです。また「自律神経失調症」（86～87ページ）の場合は、手→足、1回だけで7分間を使う。最初に両手3分間、その後両足を4分間刺激するということになります。

押しかたの強さ

また、押し方のめやすとして、5段階表示としました。つまり、標準強度を「3」とし、一番やわらかい刺激が「1」その逆が、「5」です。

「3」の力の入れ具合は、3～4kg。3～4kgという力の加減は、いちど体重計や台所用のはかりの台を押してみて、身体と指先に覚え込ませると良いでしょう。また、本文中、図表中、「強めに」とか「少し強く」とも表現しているのは、5段階表示法でいくと「4」の力。はかりの目盛では5～6kg程度の力といったところ。

人によって、「痛い」と感じる感覚は千差万別。自分でたとえば外くるぶしの下の卵巣・睾丸ゾーンを思いっきり押してみて「痛い」と感じたなら、それがあなたにとっての「4」と考えてください。

2章

疲れがとれて体もシャキッとする

不快症状を消してしまうスーパー・ポイント

▼こんなに爽快になるなんて、やって驚く即効果

よく眠れる

太陽神経叢ゾーン＋肝臓ゾーン

毎年受験シーズンになると、「不眠」の悩みを訴える母子づれがよく私のところに相談にやってきます。

中には慢性の不眠症に悩まされているという深刻な事例もあります。子供が眠れないものですから、つい母親もつき合って睡眠不足になり、母子して赤い目をしてやつれていて、見ていて気の毒なほどです。

不眠に悩む子供たちの共通項をたどってみると、生まじめで神経質、総じて、比較的成績が良く、スポーツ嫌いという特色が見受けられます。

つまり、不眠症に悩まされるタイプには、「ズボラで無責任」「成績が悪い」という子供は非常に少ないのです。

ダブル刺激法を実践すると、不眠症は比較的容易に治ることを、まずご報告します。

また、大人たちの多くも不眠症候群に悩まされているというのが実情で、企業戦士と言われるビジネスマンとその妻、姑との葛藤に頭を痛める嫁など、まさにストレスを抱える時代です。

かつて厚労省の『ストレス実態調査』によると、「どんなときに、神経が一番痛めつけられますか」の問いに対して、

・多忙による心身の疲労
・職場の人間関係のもつれ
・家族、親族の病気や死亡
・職場の配置転換
・家庭内での不和
・仕事上のミス

といった回答が寄せられていましたが、この中の一つや二つが思い当たらない人はまずいないでしょう。不眠は文明社会に共通した現象であり、とくにアメリカでは、睡眠薬が爆発的に売れ、超一大産業を築いているようです。

ZONE このゾーンの技術解説

眠れない、すぐ眼がさめる、浅い眠りの人へ

不眠症の人は、たとえば頭が痛い、目が疲れる、性的な不満といった症状が入り組んでいる場合が多いので、それらのゾーン刺激もあわせて行う。

とくに血圧の高い人は寝つきにくいという傾向があり、それらの人は、腎臓、副腎、尿管、膀胱とつらなる「足の４ヵ所ゾーン」の刺激をたんねんに行うことだ。

では、実際に細かくダブル刺激法を一緒にやってみよう。まず手のひらの太陽神経叢ゾーンを中心に上は肩、呼吸器(肺)ゾーンから下は小腸ゾーンまでを手の親指の先端で約２分間強めにもんでやる。

次は足。足のウラにある「生殖器」ゾーン。ここは皮膚が厚くなっているので、手拳や手のこぶしを使って、柔らかく小刻みに刺激する。

最初に右足を50回。次に左足を50回。

あくまで、柔らかく小刻みに刺激するということ。強くたたき過ぎると逆効果だということを覚えておこう。

ここまでくると眠くなる人も多い。中でも性的不満が原因の不眠症の人は、足を刺激している間に眠くなるはずだ。

それでも眠気が訪れないという人は右足の肝臓ゾーンを刺激する。

なお、「肝臓」ゾーンは右足だけにしかないので要注意。

手の刺激と足の刺激の比率は２対５。つまり、手を２分間刺激したら、足は５分間刺激するというのが標準だ。

これも知っておこう

その他の不眠症対策としては、足首の回転刺激を行ってみる。緊張をほぐし眠気を誘うのに効果的なので、右回り、左回りとそれぞれ50回、さらに足指の屈伸を50回くらいくり返すと良い。

さらに、足や手が冷えていると寝つきが良くないので、お風呂、それもぬるま湯に長い時間入るとよい。

眠る前に静かなクラシックなどの音楽を聞いてリラックスしたり、ベッドの中で、自分がもっとも快適さを覚える風景をイメージするというのも、オススメの快眠法だ。

太陽神経叢ゾーン＋肝臓ゾーン

● 刺激する順番

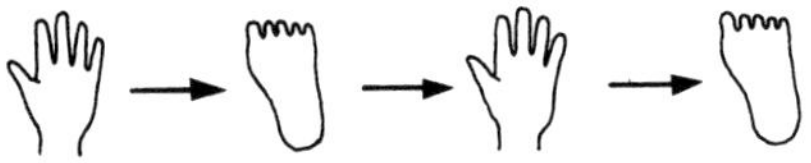

● 刺激時間（分）

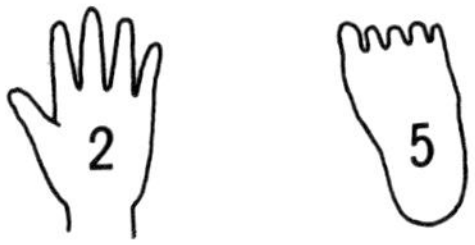

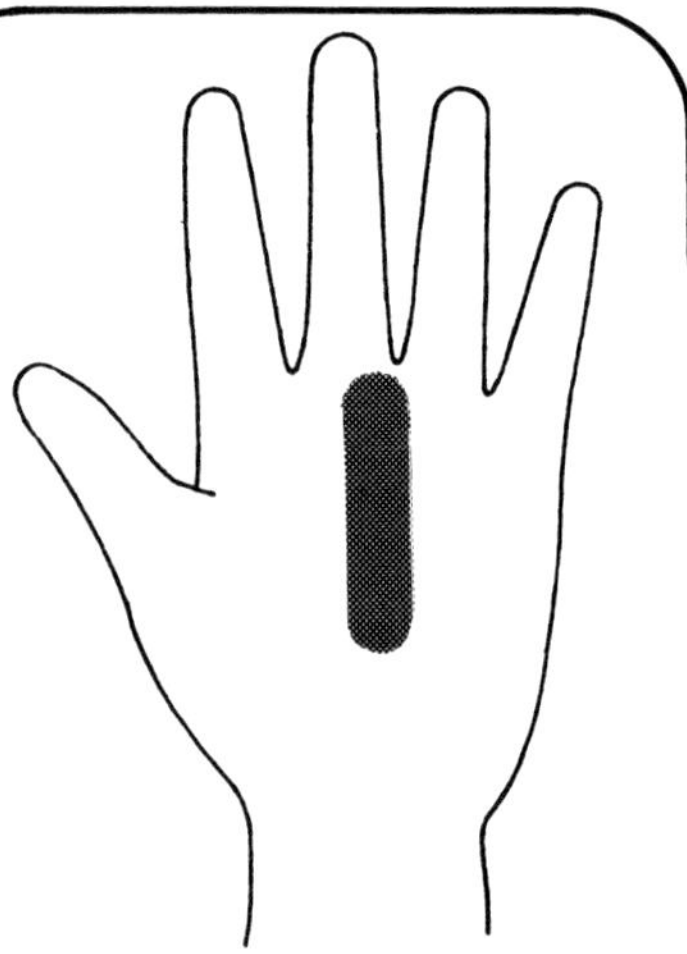
左の手のひら

〈手の刺激〉

手のひらの中指のつけね（肩ゾーン、呼吸器〈肺ゾーン〉)から下に向かって太陽神経叢ゾーンを通って、小腸ゾーンまで強めにもむ。

〈足の刺激〉

足のウラのかかと近くの生殖器ゾーンを、手拳や手のこぶしを使って、柔らかくあくまでも柔らかく小刻みに刺激（たたく）する。左右両足このゾーンを、それぞれ50回、合計100回根気よくたたくのがポイント。強くたたき過ぎるのは逆効果であることを覚えておこう。この刺激で不十分な人には、右足まん中ちょっと上の、肝臓ゾーンを刺激してやるとよい。肝臓ゾーンは、右足ウラにしかないので要注意。

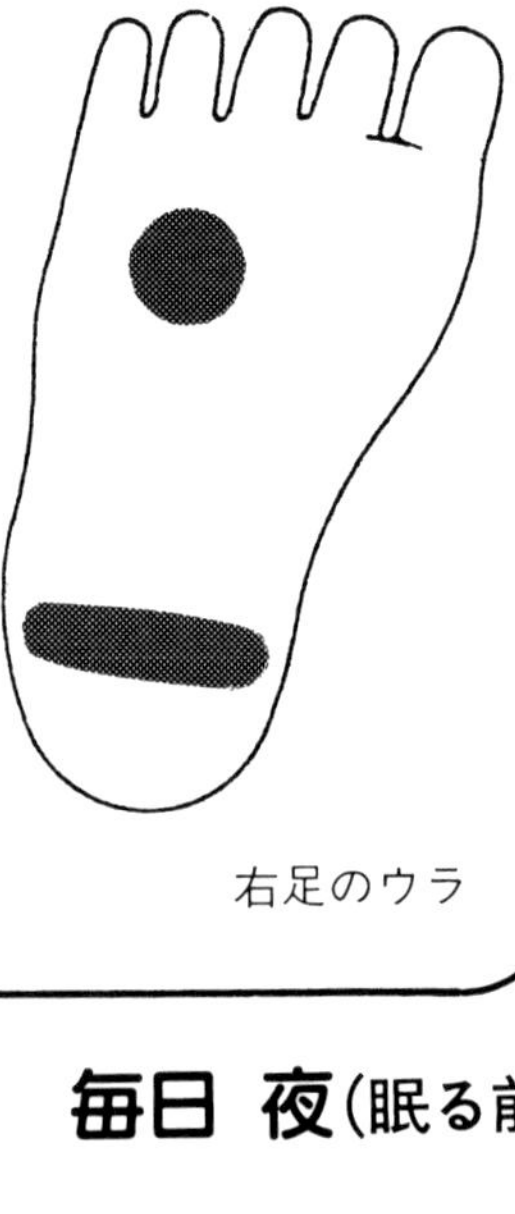
右足のウラ

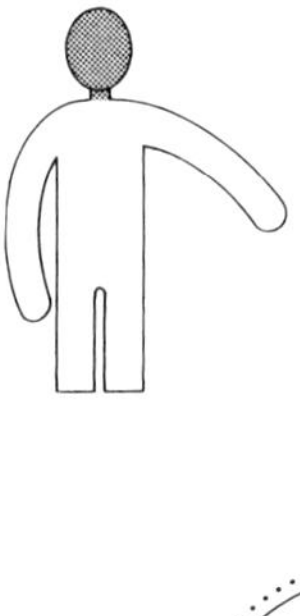

● いつ刺激すると効果的か　**毎日 夜**（眠る前）

眠れない

□不眠症は一種の文明病で、精神的なストレスからくる神経性のものが大半です。睡眠薬に頼る前に緊張した自律神経をやわらげることが肝心です。

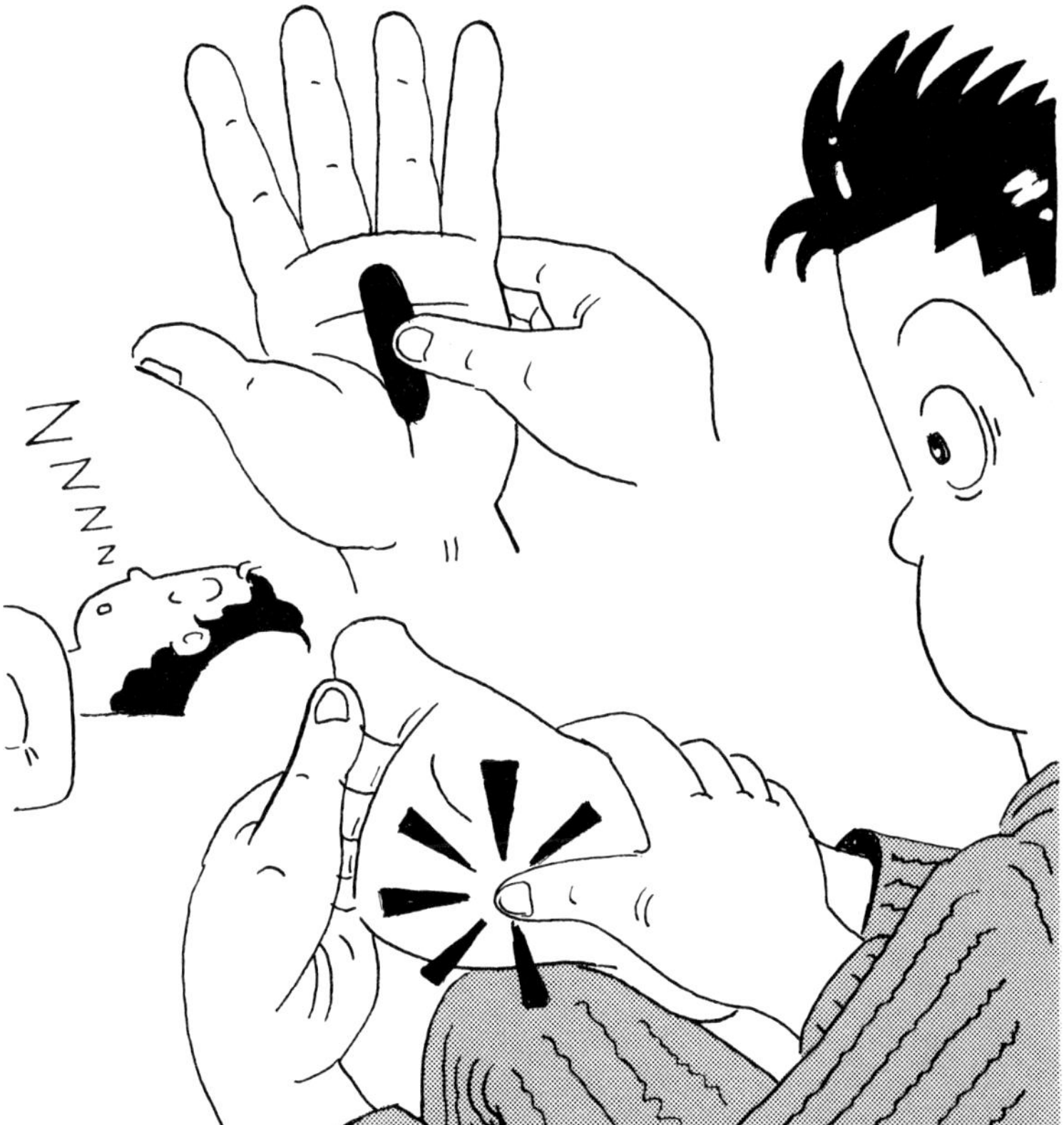

●刺激するのは

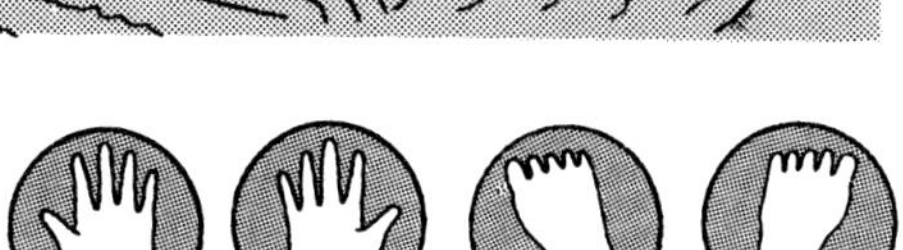

記憶力がよくなる

副腎ゾーン＋頭部ゾーン

もの忘れ自体は、誰にも見受けられ、年をとるともの忘れがひどくなるというのも、どうやら事実です。

ある私の友人に、某広告代理店の制作部門で働いている女性がいます。仕事柄、ロケその他で海外に出かけるケースも多く、以下はようやく空港に到着したときの話。

空港で、日本で予約しておいたホテルに直行すべくバッグの中から手帳を取り出し、間にはさんでおいたホテルの名前を書いたカードを見ようとしたのですが、そのカードがありません。あわててバッグの中をひっくり返して探してみましたが、見当たりません。彼女は青くなりました。

でも、自分に「落ちつけ、落ちつけ」と言い聞かせ、そのホテルの名前を思い出そうとつとめたのですが、どうしても思い出せません。

結局、新たに別のホテルを急遽リザーブしたのですが、どこも満室でようやく取れたのはいかにも三流のホテル。異国のあやしい三流ホテルは女性一人ではこわいものがあって、不安で、その夜はほとんど眠れずで、ひどい目にあいました。

「これもすべてメモをなくしたせい。あの時、もの忘れに効くツボを知っていたら……」と彼女はいまになって悔やんでいます。

さてこの〝もの忘れ〟、何が原因かということになると、近代西洋医学や科学の世界でも、ほとんど解明されていないと言って過言ではないでしょう。

しかし中国の東洋医学界では、「腎機能が落ちると、物わすれがひどくなる」と、定義づけられています。

ZONE
このゾーンの技術解説

憶えられない、集中できない、ぼんやりする人へ

「もの忘れ」に関しては、手と足の腎臓・副腎ゾーン・頭ゾーンの刺激、基本的にはこれだけで大丈夫だ。

とくに即効性をのぞむ場合は、手の甲にある横隔膜ゾーンを加え、合計で手を５～６分、次に足を２分刺激してやるといい。

多忙をきわめていると、一度にいくつものことを記憶しておかなければならない。つい大事なことが抜け落ちたりする。そういう時は頭の問題だと思わず、手と足を刺激してみることだ。

たちまち効果があらわれて、「パッと思い出す」こともできるはずだ。

これも知っておこう

年をとると、誰しも腎機能は落ちます。したがって、年をとると物忘れがひどくなるというわけです。

もちろん、若くても腎機能が落ちる可能性は大いにあります。また現代社会には、ストレスが原因の腎機能低下も多いということを、忘れてはならないでしょう

記憶力がよくなる

副腎ゾーン＋頭部ゾーン

●刺激する順番 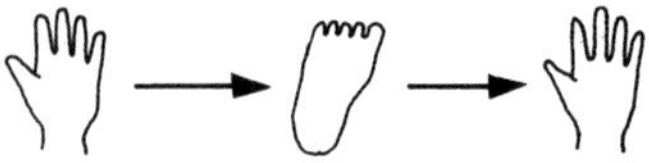

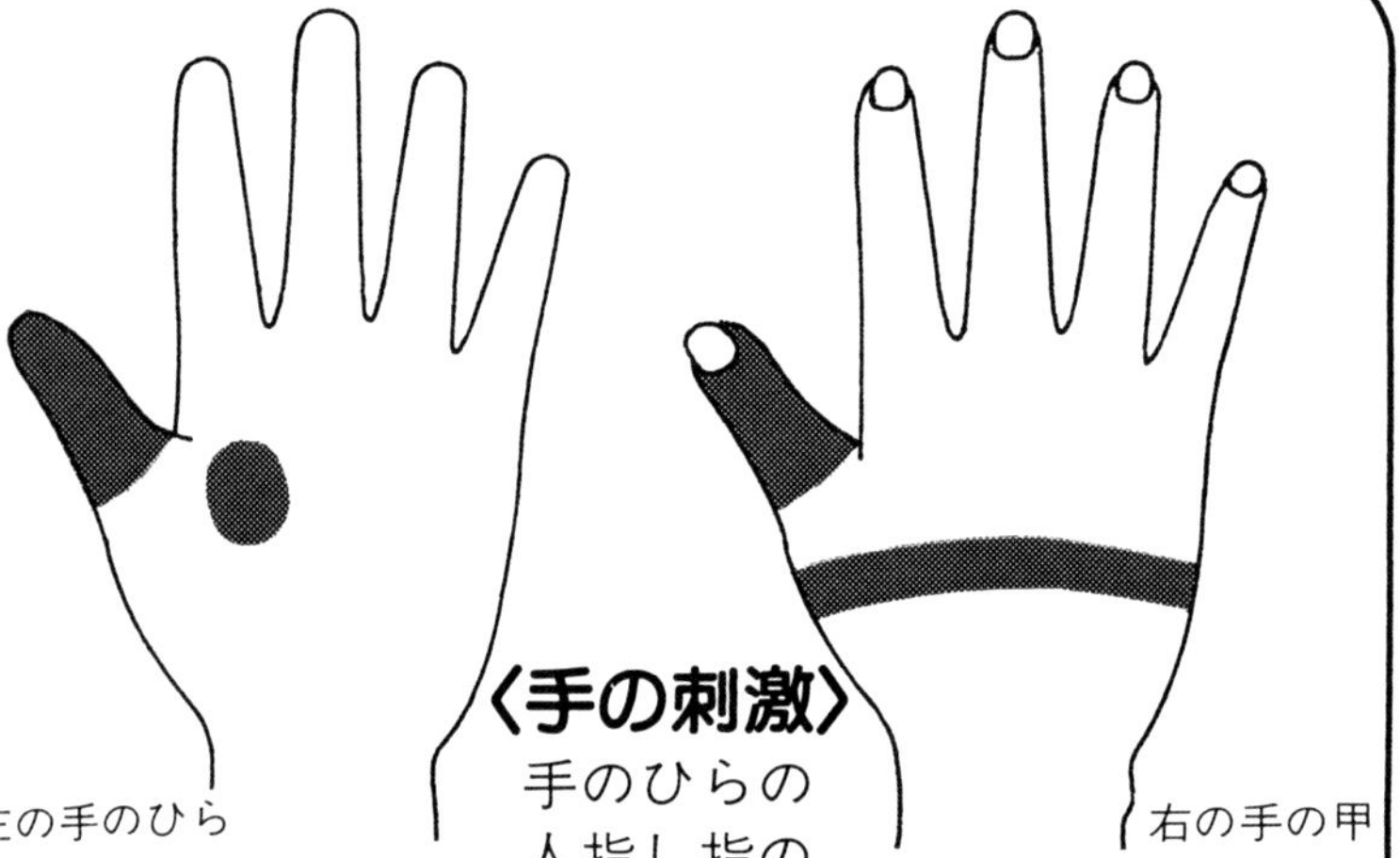

〈手の刺激〉

手のひらの人指し指の下の部分にある、腎臓ゾーンと副腎ゾーンと、親指全体を強く上から下に押す。足の刺激後、手の甲のまん中にある横隔膜ゾーンもゆっくり、親指側から小指側の方に押してやる。

〈足の刺激〉

足のウラも手のひら同様、腎臓ゾーンと副腎ゾーン、それに頭ゾーンを強く押してやればいい。手を充分に刺激してから足に移るのがベター。

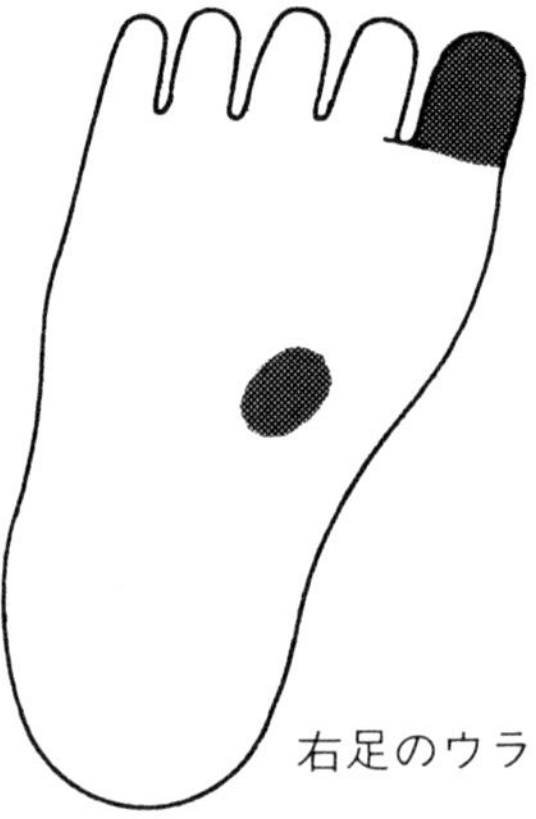

●刺激時間（分）

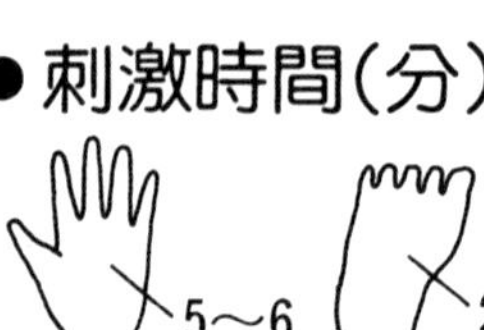

●いつ刺激すると効果的か

毎日、日中か夜

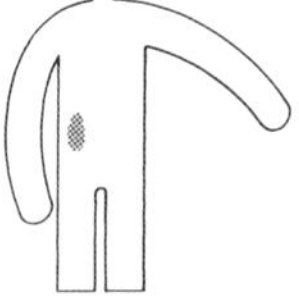

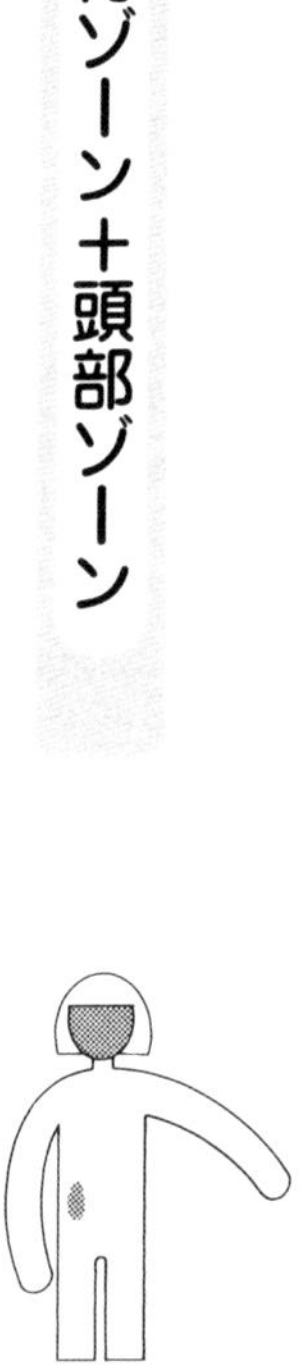

もの忘れ

□もの忘れに関しては、基本的に「腎」関係ゾーンと頭（大脳・小脳）ゾーンを強く押せば、頭の中がハッキリしてくると考えられている。

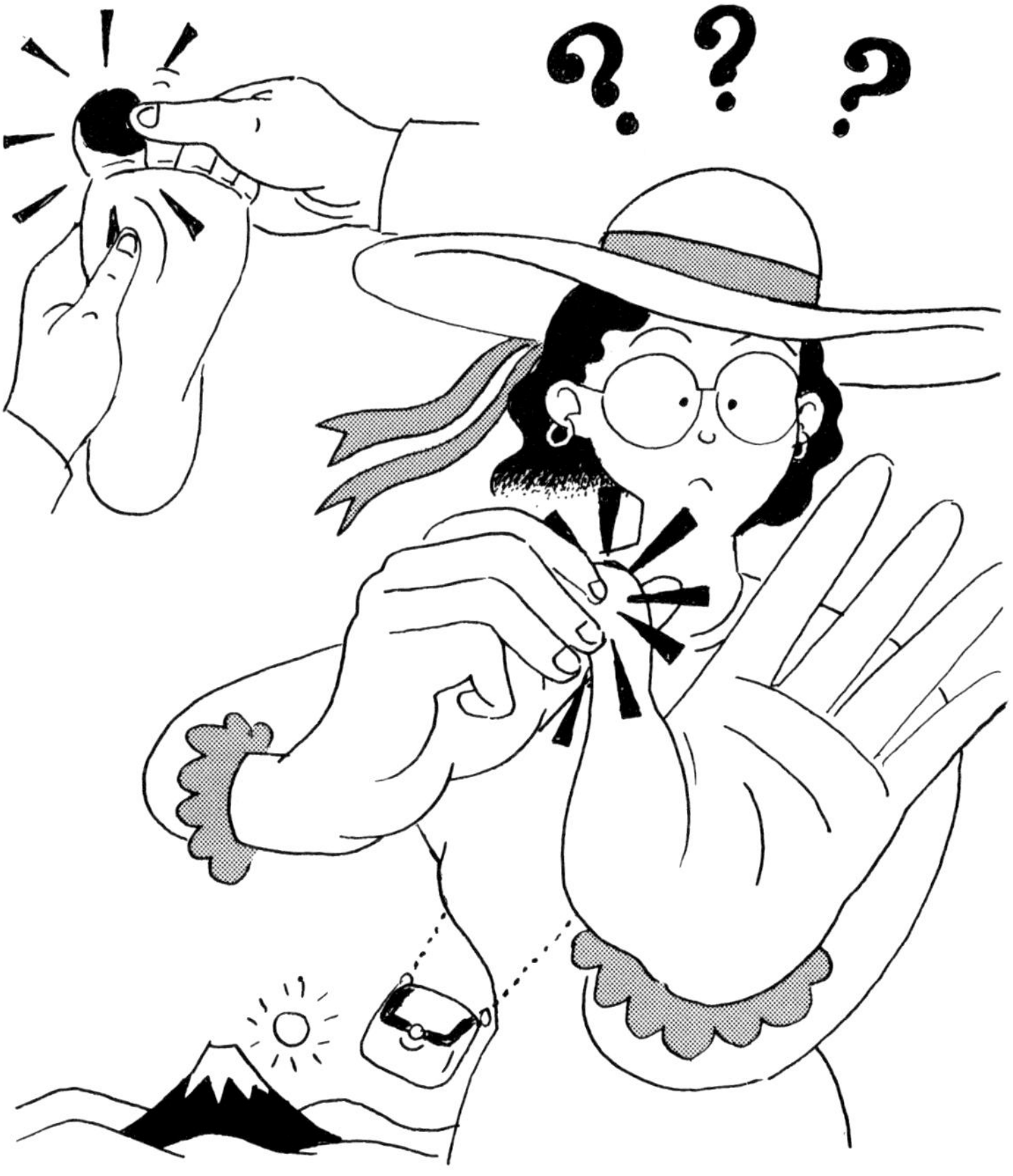

●刺激するのは

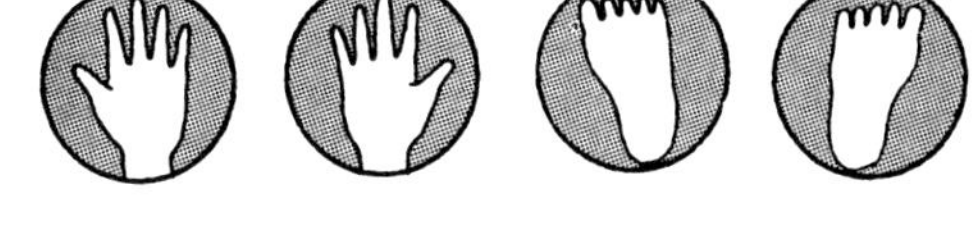

眼精疲労を回復

目ゾーン＋太陽神経叢ゾーン

　今やIT時代、パソコン、テレビ、ケイタイ……、情報が全国を瞬時にかけぬけ、地方に住んでいても何んら不自由のない時代になってきました。

　情報化によって、生活の利便さと文化がもたらされたのですが、反面、人体は好ましからざる影響を受けています。

　視聴覚の消耗です。

　中でも視覚、目の疲れを訴える人は都市化に比例して急増しています。

　四六時中、目を疲れさせるものに囲まれている環境に陥っています。メガネは日本人のトレードマークといわれるほどで、最近ではメガネはおしゃれのアイテムとして定着しているようです。

　しかし目の疲れは肩こりなどの体の不調の原因にもなります。パソコンなどで、目が疲れたなと思ったら、ぜひ、ダブル刺激法を試してみてください。いつも澄んだ　みずみずしい瞳をした目元美人に変わります。

　電車の行き帰り、前のシートに座っている人を観察すると、目をしょぼしょぼさせていたり、充血した目をしていたり、あるいはくぼんだ目をしている人がいかに多いかということに気づきます。

　もちろん、あなたもその中の一人になっているのではないでしょうか。

　目はとかく酷使され、また疲れが非常に現われやすい部位のひとつです。

　単なる疲れ目は一過性のものですが、それがさらに頭痛や肩こりを生じさせ、血圧まで高くすることもあります。軽々しく扱えない存在です。

ZONE
このゾーンの技術解説

目が痛い、かすむ、充血する、眼に悩む人へ

疲れ目解消のためのダブル刺激法は、両手と両足の指を刺激するのが一番とまず覚えておこう。

最初は手。人指し指の第二関節部？と第三関節部？、ここを甲側、ひら側まんべんなく押しもみする。

そうすると、だんだん気持ちよくなってくるはずだ。

手の刺激を終えたらすぐ足に移る。第二指と第三指の全体、これを両手の親指の先を使ってつまみもみしてやる。

手→足→手→足の順序で、疲れが取れたなと実感できるまで刺激してやる。通勤途中や、睡眠前のベッドの上で、この〝疲れ目解消ダブル刺激法〟を習慣づけると良いだろう。

これも知っておこう

目の疲れには、両手をこすり合わせてクロスさせ、両眼をおおうといい。

これは、「パーミング」（51ページ参照）という方法で、即効性があることをつけ加えておきましょう。

眼精疲労を回復

目ゾーン＋太陽神経叢ゾーン

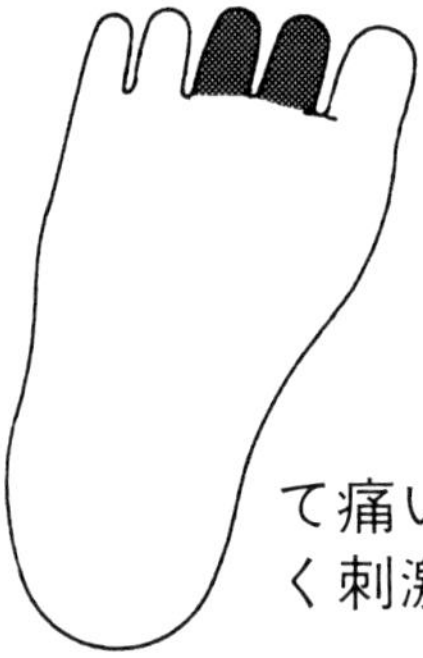

右の足のウラ

〈足の刺激〉

足の第２指と第３指全体を両手の親指を使って痛いくらいに強く刺激してやる。

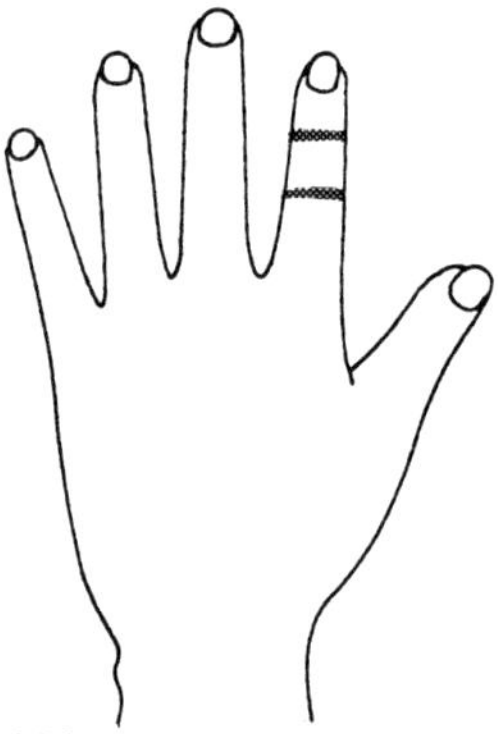

左の手の甲

〈手の刺激〉

人指し指の甲側とひら側の第２関節と第３関節を押しもみする。実際刺激してみるとわかるが、骨がじゃまするので相当力をこめてもかまわない。

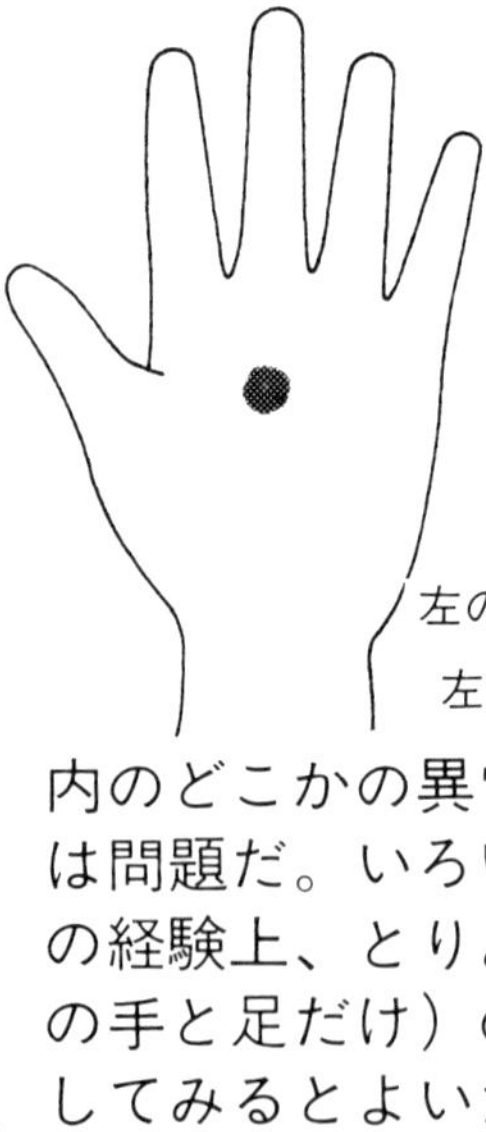

左の手のひら

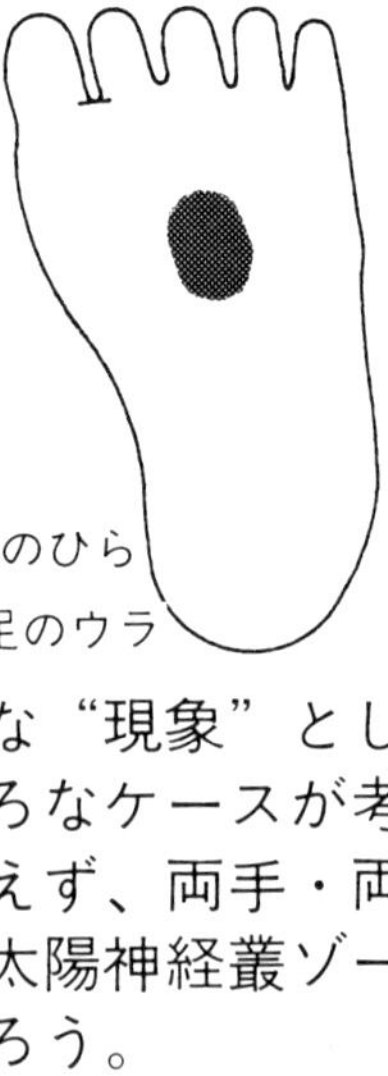

左の足のウラ

〈手の刺激 足の刺激〉

ここまで刺激すれば、かなり目の疲れがとれてくるはずだ。しかし、目の疲れが単純な疲労からではなく、体内のどこかの異常な“現象”として出ている場合は問題だ。いろいろなケースが考えられるが、私の経験上、とりあえず、両手・両足（上図は、左の手と足だけ）の太陽神経叢ゾーンを中心に刺激してみるとよいだろう。

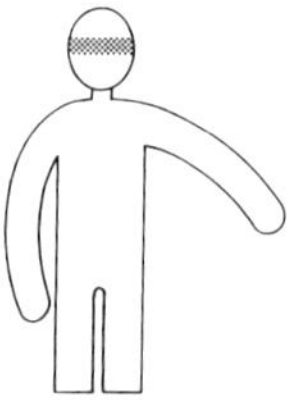

● 刺激する順番

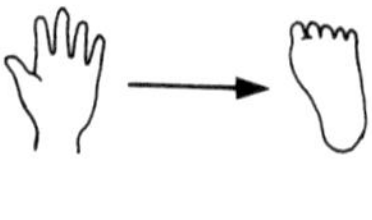

● いつ刺激すると効果的か

目の疲れを感じた時随時

疲 れ 目

□疲れ目に関しては、予防のためにやるというよりは、目が疲れを感じた時随時。そして疲れのとれるまで、じっくりやるのが原則。従って時間にとくに決まりはない。

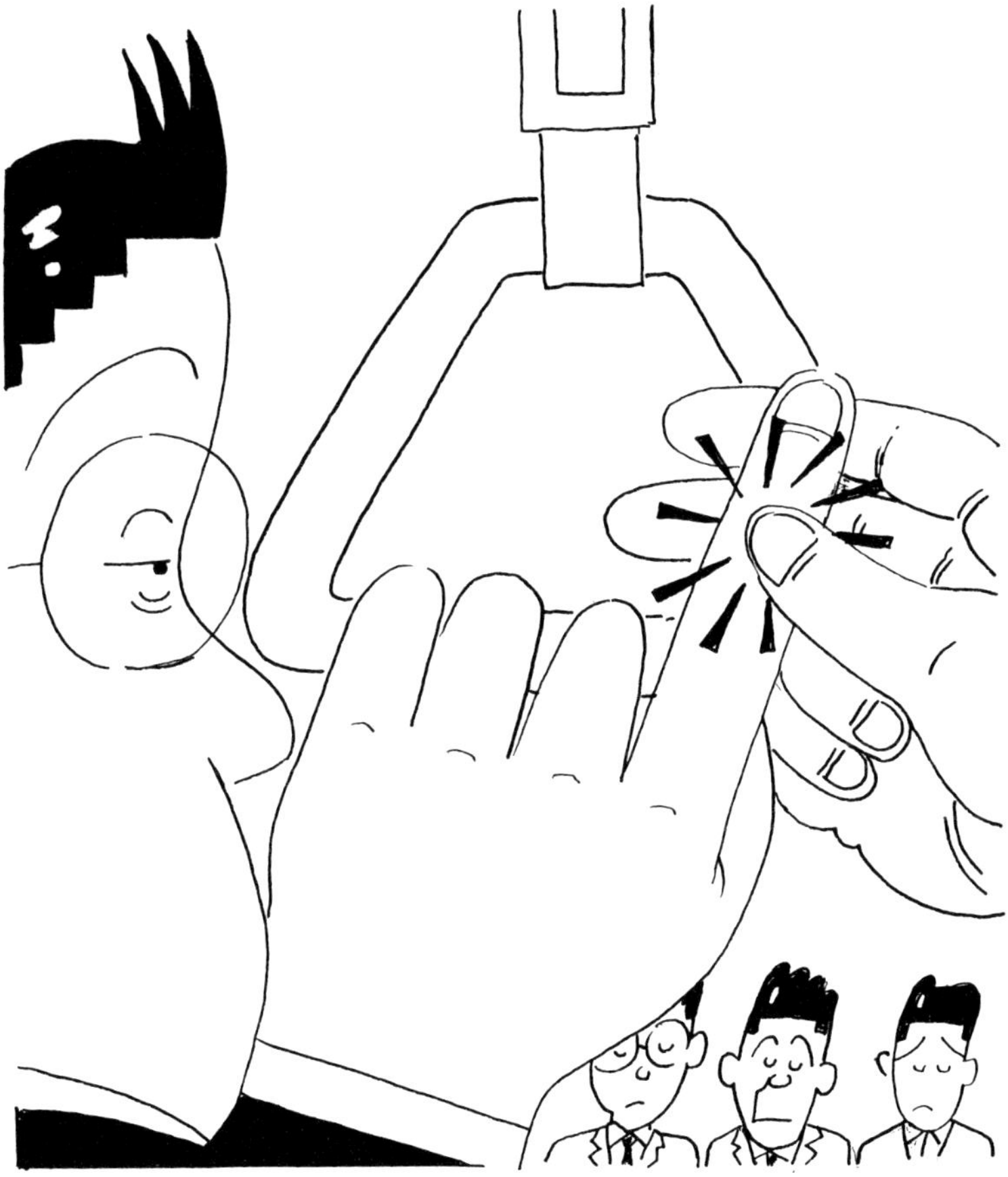

●刺激するのは 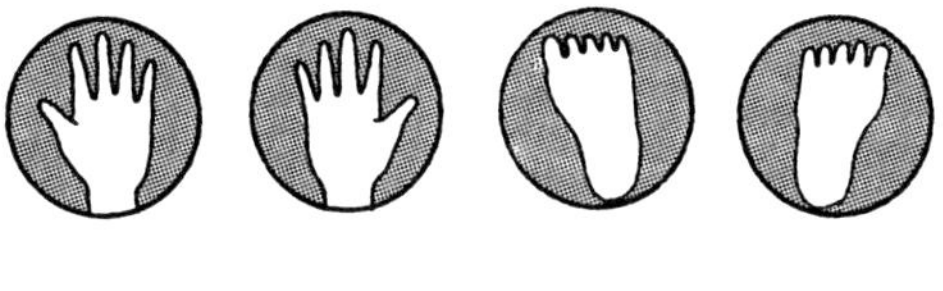

視力復活、近視を治す

目ゾーン＋尿管・膀胱ゾーン

アフリカの中でも、都市部以外に住んでいる人たちは、平均視力が２・０以上あるということでとてもうらやましい限りですが、それに対して日本人は、その６〜７割が視力が１・０以下です。

受験勉強に追われる高校生の場合、その約６割が近視だと言われています。

疲れ目が慢性的になると近視の原因とされていますし、またストレスが近視を作るというのは、今や定説です。

すなわち、都市生活者ほど近視になりやすいということになります。

厚労省の調査によっても、現代っ子は身長は伸び体型はスマートになる一方で、眼は悪くなる一方だということが明らかにされています。

それなのになんら抜本的対策は講じられず、眼鏡やコンタクトといった対症療法だけがどんどん進展して行くというのが現状です。

仮性近視は、多くの場合、ダブル刺激法を行えば治ります。それも、若ければ若いほど良く効きます。

ZONE
このゾーンの技術解説

視力に悩むすべての人へ

最初に申し上げておくが、仮性近視対策のためのダブル刺激法は、朝と夜の1日2回、1回につき手を4分、足を4分、すなわち1対1の比率を厳守するのが前提だ。

まず手の刺激からさっそくやってみよう。次頁の図を良く見て、手のひら側を、親指の先端を垂直にあてがって下から上に向かってゆっくり押し上げる。

手の刺激を終えたら次は足。まず、手と同じように、人指し指と中指の副鼻腔・目ゾーンをつまむようにもむ。その後、腎臓、尿管、膀胱の足ゾーンは指角で足のウラが熱をおびてくるまで刺激する。

手だけを4分、それが終ったら足だけを4分という刺激法よりも、短時間ずつ、手→足→手→足と交互に刺激し合計8分と考えたほうが効果的のようだ。

しかし、1対1という比率に対してはあまり神経質になる必要はなく、

「足と手を同じくらい刺激してやる。そして、トータルの時間が8分」

というくらいに考えておけば良いだろう。

これも知っておこう

また、その他の仮性近視対策としては、近視の人は手首や足首に緊張感があって、固くなっていることが多いので、手足をリラックスさせたり、グルグル回したりして、緊張をときほぐしてやると良いでしょう。

また、目を酷使したあとは、ぼんやり遠くを眺めたり、先に紹介した「パーミング」の方法によって、目をいたわってやる習慣をぜひとも身につけてください。

●刺激する順番

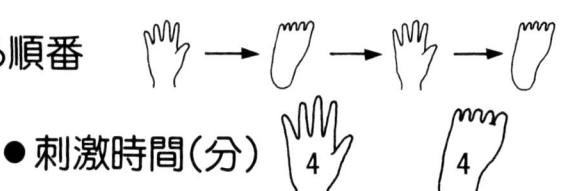

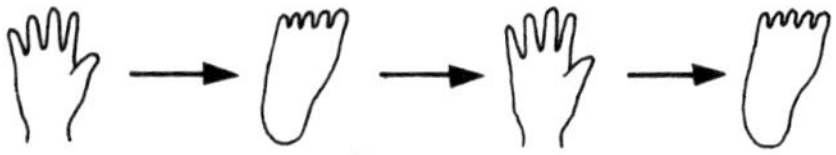

●刺激時間(分)

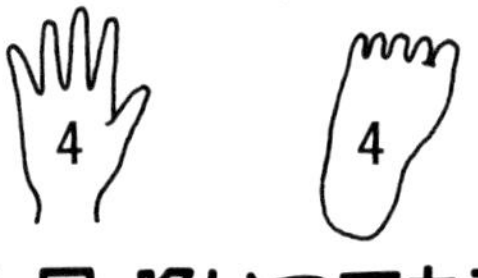

●いつ刺激すると効果的か　**朝、昼、晩いつでも可**

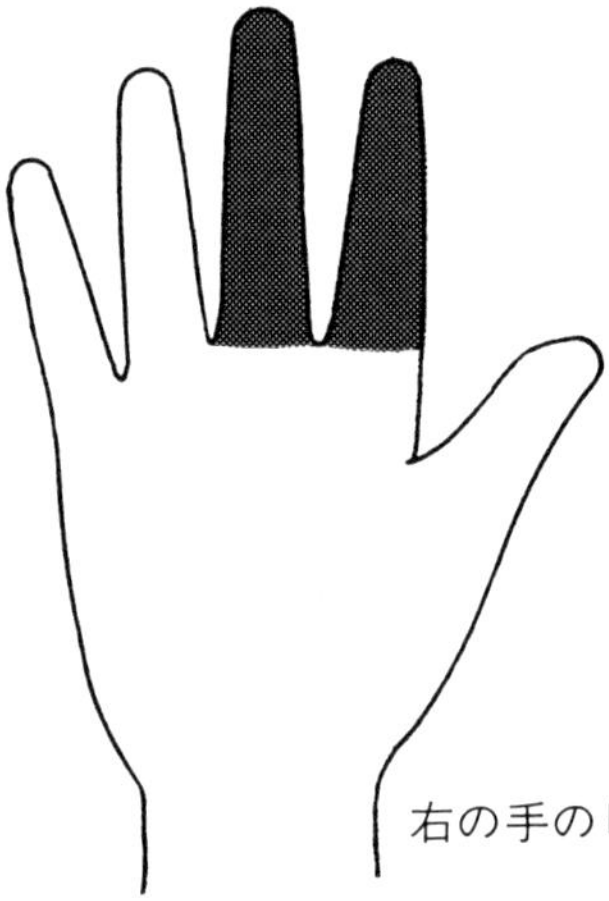

右の手のヒラ

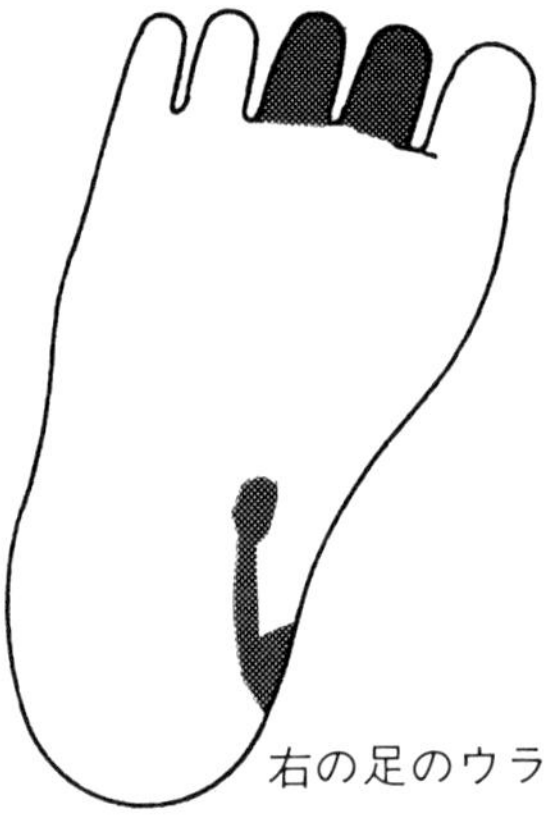

右の足のウラ

〈手の刺激〉

人指し指と中指の手のひら側を、下から上の方に向かってゆっくりと押し上げる。右手の人指し指→中指→左手の人指し指→中指の順番でやるとよい。

〈足の刺激〉

手と同じように、まず足の第２指と第３指を手の親指と人指し指でつまむようにもむ。刺激する順番は手と同じ。ここでもう１回、手の刺激に戻ってじっくりと人指し指と中指を刺激したら(２分位)、最後に足の刺激に移る。

足のウラの腎臓、尿管、膀胱ゾーンを指角でこするように刺激する。スピードは速めに、足のウラが熱をおびるぐらいで。

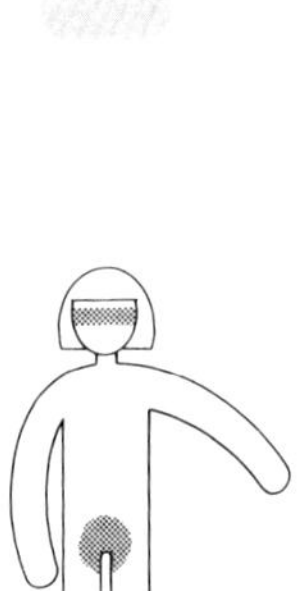

仮性近視

□仮性近視は、主に目や神経の使いすぎから起こりますが、性ホルモンのアンバランスも原因の一つとされています。つまり、性的欲求を無理に抑制し続けると、視力が低下することも考えられます。

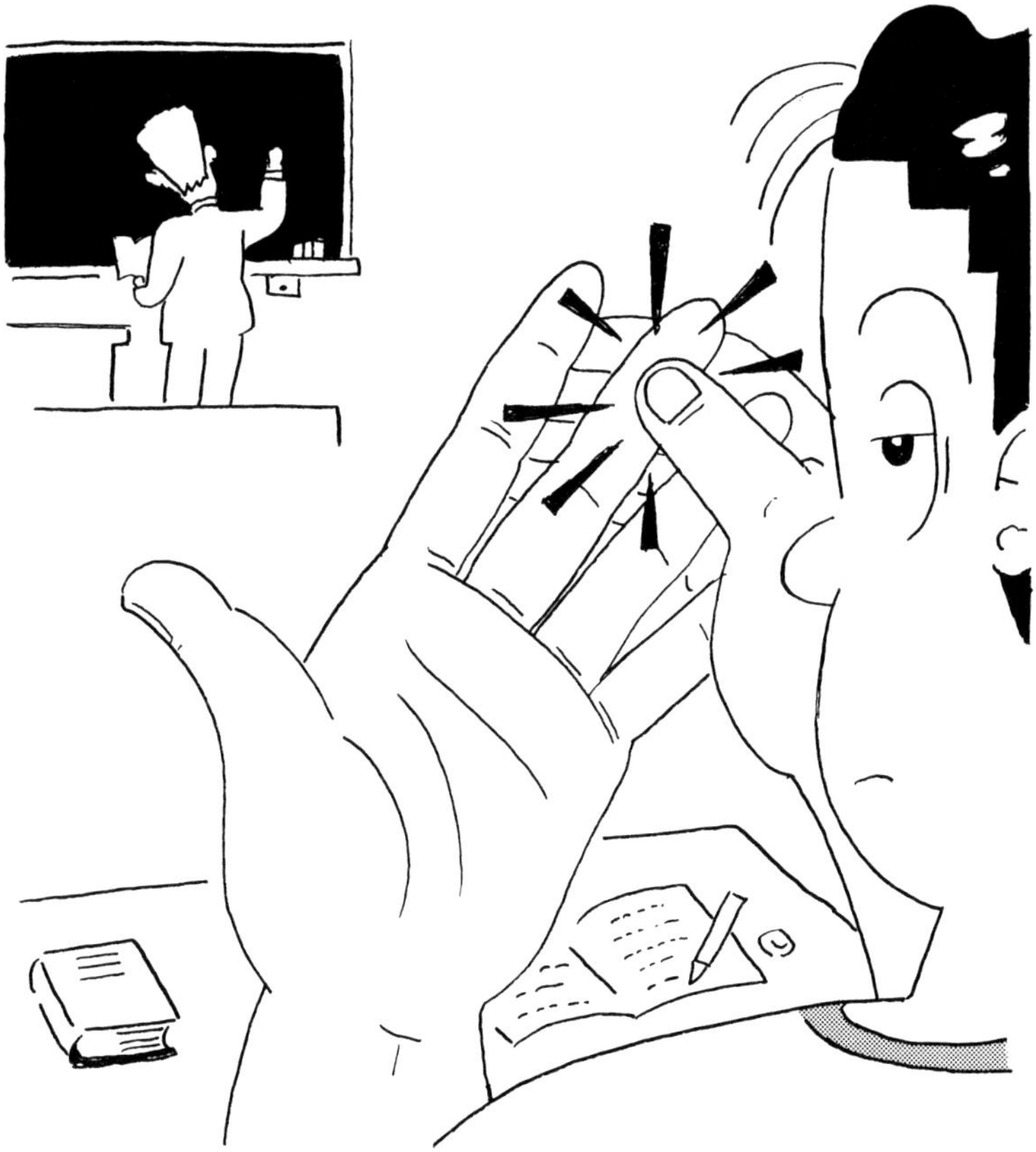

●刺激するのは 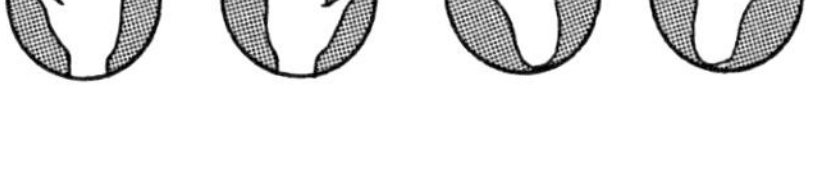

神経症がスッキリする

生殖器ゾーン＋腎臓ゾーン

自律神経には交感神経と副交感神経との2種類があって、前者は内臓の働きや各種の分泌を活性化させる役割を分担して、後者は逆に働きを鎮める役割をこなします。

この両者がバランス良く機能していれば問題はないのですが、ところが何かのキッカケでバランスがくずれてきます。とくに、生まじめで、周囲に気を使い、感受性が強くて神経質といわれるタイプの人が強烈なストレスを受けると、自律神経失調症になりやすいのです。

その症状は、いわゆる不定愁訴。

「息をするだけでも疲れる」「たえず、頭痛に襲われる」「目まい」「耳鳴り」「吐き気」「のぼせ」「身体が熱い」「手足が冷たい」など、実にさまざまで、やっかいな症状です。

自律神経失調症は男性に限りません。女性の間にも年齢に関係なく数多く見受けられる症状です。

とくに更年期の女性に多いようです。

いろいろ問診してみると、多分に心因的要因が強いストレスとなって、不定愁訴を引きおこしていることに気づきます。「嫁との葛藤」「子供の一人立ちによって訪れた孤独感」「夫の事業の失敗による経済的危機」、さらに「女性機能の衰えによってもたらされた精神的不安定さ」などがあげられます。

男も女も、「息をするだけでも疲れる」現代社会のストレス病の典型といえるでしょう。

ZONE
このゾーンの技術解説

不定愁訴で気分が滅入る人へ

従来のゾーンセラピーでは、手、足それぞれ複数のゾーンを刺激しなければ自律神経失調症の治療にはならないとされていたが、ダブル刺激法を用いると、手は生殖器ゾーンの一部（次のページの図参照）と甲状腺ゾーン、足は腎臓ゾーンと親指つけ根にある首ゾーン、この４つのゾーンを刺激するだけで、驚くべき効果が見られるという事実が判明した。

いずれも、親指の先か指角を用いて、５段階の３か４の力で強めに刺激する。

治療にもっとも適した時間帯は夜。それも就寝前が良いだろう。夜できなかった場合は、イライラしていない時、気持ちが落ちついている時にやってもよいだろう。

時間は、手のトータルが３分、足が４分、つまり３対４の割合。必ず手からスタートして、足の刺激で終わることだ。

「あまりやりすぎず、１週間に５日、つまり週休２日」というのが理想的なペースだ。

ビジネスマンやＯＬの場合なら、会社が休みの土、日曜は、ゾーンセラピーも休むというスタイルが好ましいだろう。

これも知っておこう

自律神経失調症は、酸性食（肉食）が過多になっていたり、運動不足が原因となることも多いのです。菜食中心の食生活を取り入れ、できる限りの運動をすることも大切でしょう。

また、性的渇望とうっ積が、原因となっているケースもあることを覚えておいてください。

●いつ刺激すると効果的か　夜それも就寝前

〈手の刺激〉

親指のつけねのひらの部分にある、甲状腺ゾーンと手のつけ根にある生殖器ゾーンをたんねんにもみほぐす。ここでのポイントは、生殖器ゾーンのうちとくに内側を積極的にもむことだ。なぜなら、性的渇望とうっ積が、自律神経失調症の原因となっているケースがあるからだ。

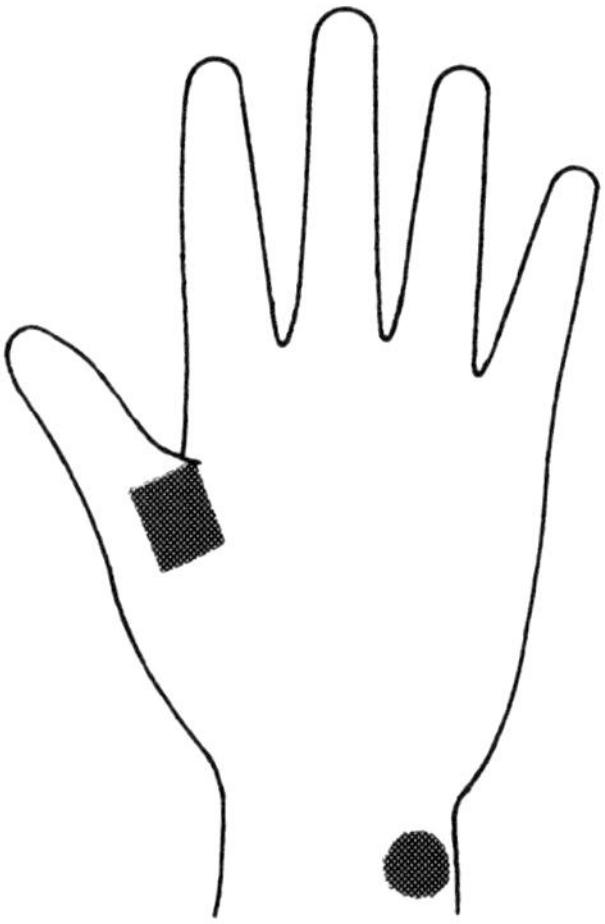

左の手のひら

〈足の刺激〉

腎臓ゾーンは、とくにたんねんにもみほぐして欲しい。腎臓系の機能が低下するのは万病のもと、ということだ。さらに親指つけ根にある首ゾーンを刺激。このゾーンは、イライラを鎮め、精神の安定につながるので、5段階の3か4の力で強めに押す。

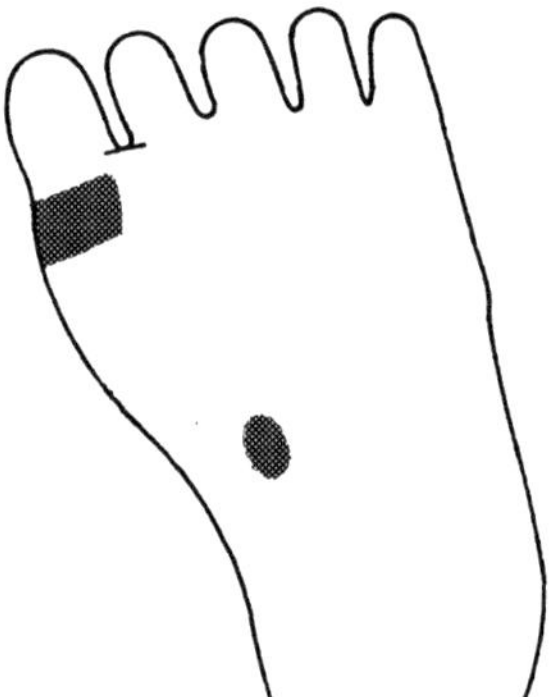

左の足のウラ

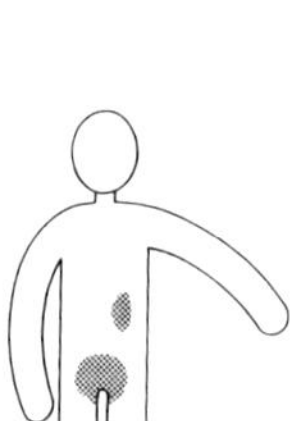

●刺激時間（分）

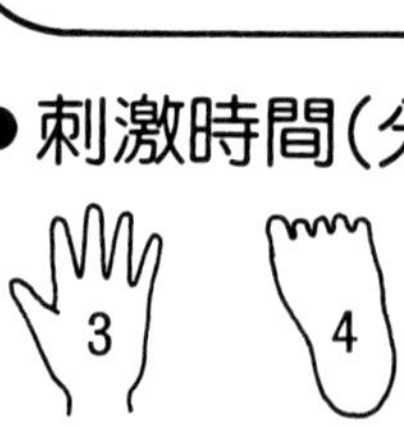

●刺激する順番

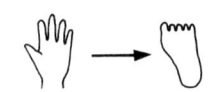

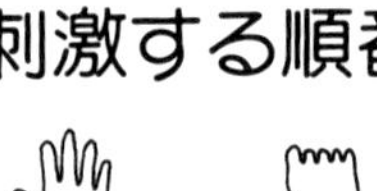

自律神経失調症

□肩こり、頭痛、めまい、不眠症、腰痛、冷え症…幾つかの症状が重なって現れるのが普通です。つまり、今あげた症状を個別にゾーンセラピーしても効果が現れないとするなら、自律神経失調症からきていると疑ってもよいでしょう。

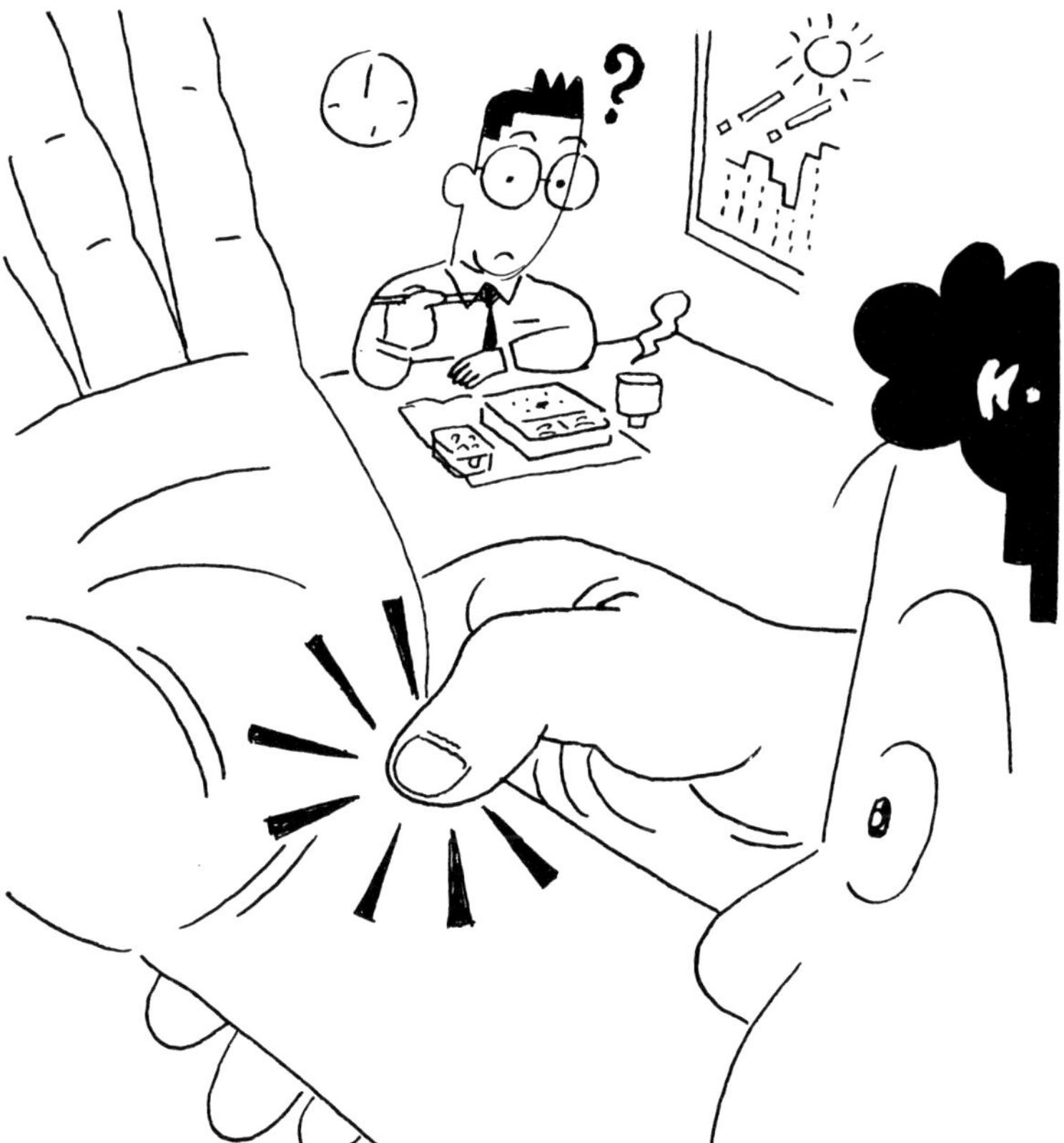

●刺激するのは

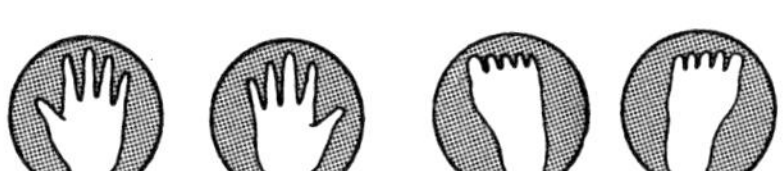

イライラが解消する

腎臓・副腎ゾーン＋僧帽筋ゾーン

自律神経失調症が一歩進んだ症状が、神経症、一般的にはノイローゼと呼ばれています。

ビジネスマンの現代病のひとつとしてよくマスコミで話題となる「出社拒否症候群」や「帰宅拒否症候群」がこれです。

現場の人間関係がこじれた状態にあったり、仕事がどうにもうまく行かない、あるいは仕事そのものが自分に向いていないと感じていたりすると、会社に行こうとしたとたん、「クラクラッと目まいがする」「冷や汗が出て、息苦しくなる」あるいは、「急に腹痛が襲ってきて、下痢にみまわれる」といった、各種の症状が襲ってきます。

身体が会社を拒否するのです。

症状が進むと、「一人でいるのがこわい」「外に出るのがこわい」、さらには「自分は今にも死んでしまうのではないだろうか」などといった精神的プレッシャーにさいなまれるようになります。

また、「自分はダメな人間だ」といった劣等感にみまわれ、「人と会うのも怖い、嫌だ」という恐怖感情にとらわれたりします。しかも現代西洋医学ではなかなか根本的解決策が見当たらないため、周囲の人にススメられたり、あるいは家族同伴のもと、ゾーンセラピストの門をたたくことも多いのです。

このノイローゼ、ビジネスマンはもちろんOL、主婦、さらに子供たちの間にも「登校拒否症候群」など多発の傾向にあります。

ZONE
このゾーンの技術解説

精神、情緒の不安定に悩む人へ

神経症の人は、自らすすんでダブル刺激法を実践しようという意欲を示すケースは少ないので、周囲の人がそれとなく働きかけてやることが必要だ。

まず手をとる。「今日は疲れたでしょう」などと、さりげなく話しかけながら、両手のひらの腎臓、副腎、太陽神経叢のゾーンを合計で5～7分間刺激する。

それが終ったら、同じように、

「疲れが取れるポイントをおそわったから」

などと話しかけながら、足のウラの肩ゾーンから僧帽筋ゾーンをとおり首ゾーンまでを5～7分間、つまり、手と足を1対1の割合で刺激してやる。

自律神経失調症の場合と同じく、1週間に2日間、休止日を設けるということを、絶対に忘れてはならない。

ノイローゼの場合、ダブル刺激法を用いるとすぐ効果が見えるというものではないので、気長に働きかけることが大切だ。

これも知っておこう

その他にやってみるとしたら、手のひら全体を、親指の腹を使っての「右まわし回転もみ」、これを随時取り入れても良いと思います。ただし、そのさいは5段階分類の1～2程度の弱い刺激を心がけましょう。

イライラが解消する

腎臓・副腎ゾーン＋僧帽筋ゾーン

●刺激する順番

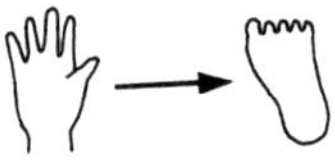

●刺激時間（分）

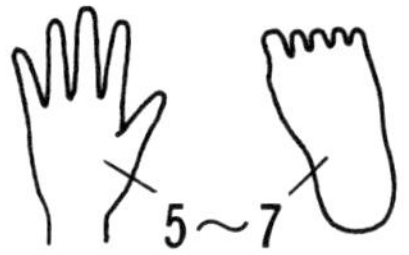

●いつ刺激すると効果的か

朝、晩

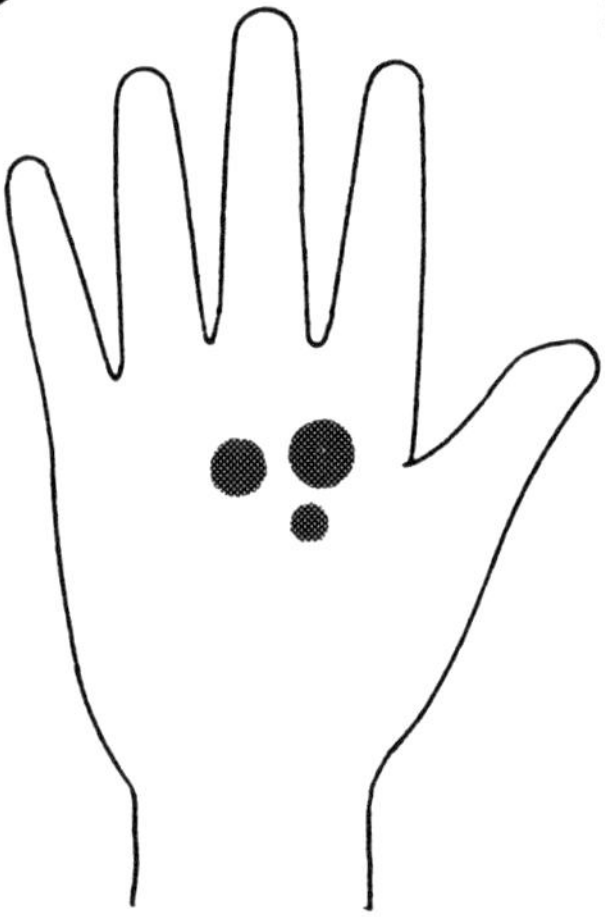

右の手のひら

〈手の刺激〉

腎臓・副腎・太陽神経叢ゾーン、つまり手のひらの中心部を、右回しの回転もみをゆっくりするのが最大ポイントです。なぜかというと、先にも述べたように、相手にしてあげる時は、強く押すよりもゆっくりもんであげた方が、相手は気持ちよくなります。とくに神経症の場合、精神をリラックスさせてあげることが肝要だからです。

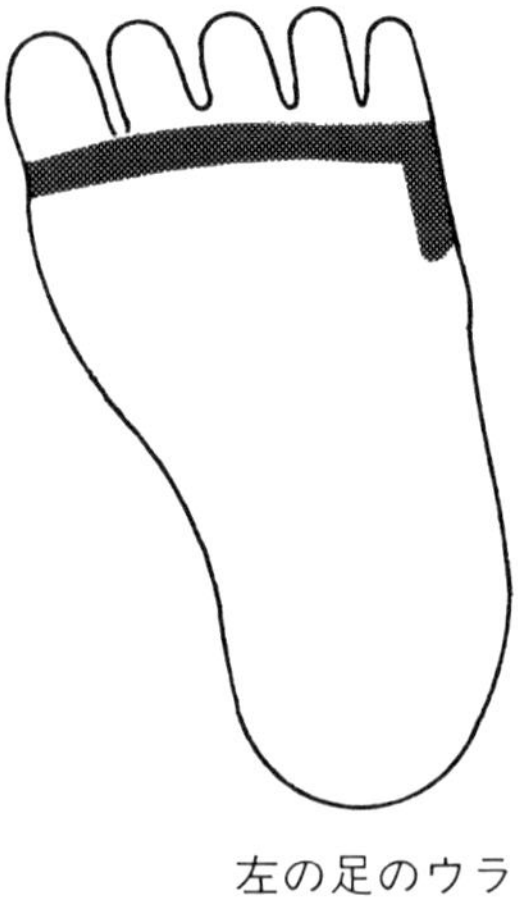

左の足のウラ

〈足の刺激〉

小指のつけ根から３㎝位までにある、肩ゾーンから、僧帽筋ゾーンをとおり首ゾーンまでを順番に手とは違って、少しきつく押していく。さらに腎臓ゾーンまで刺激すればいうことはない。

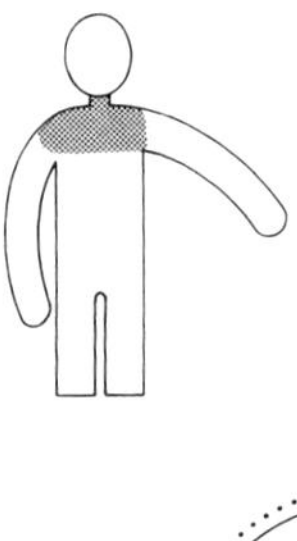

ノイローゼ

□自らすすんでダブル刺激を実践しよう、と考える神経症の人は、少ないようです。ご家族、友人等周囲の人が積極的にやってあげるのも一法です。

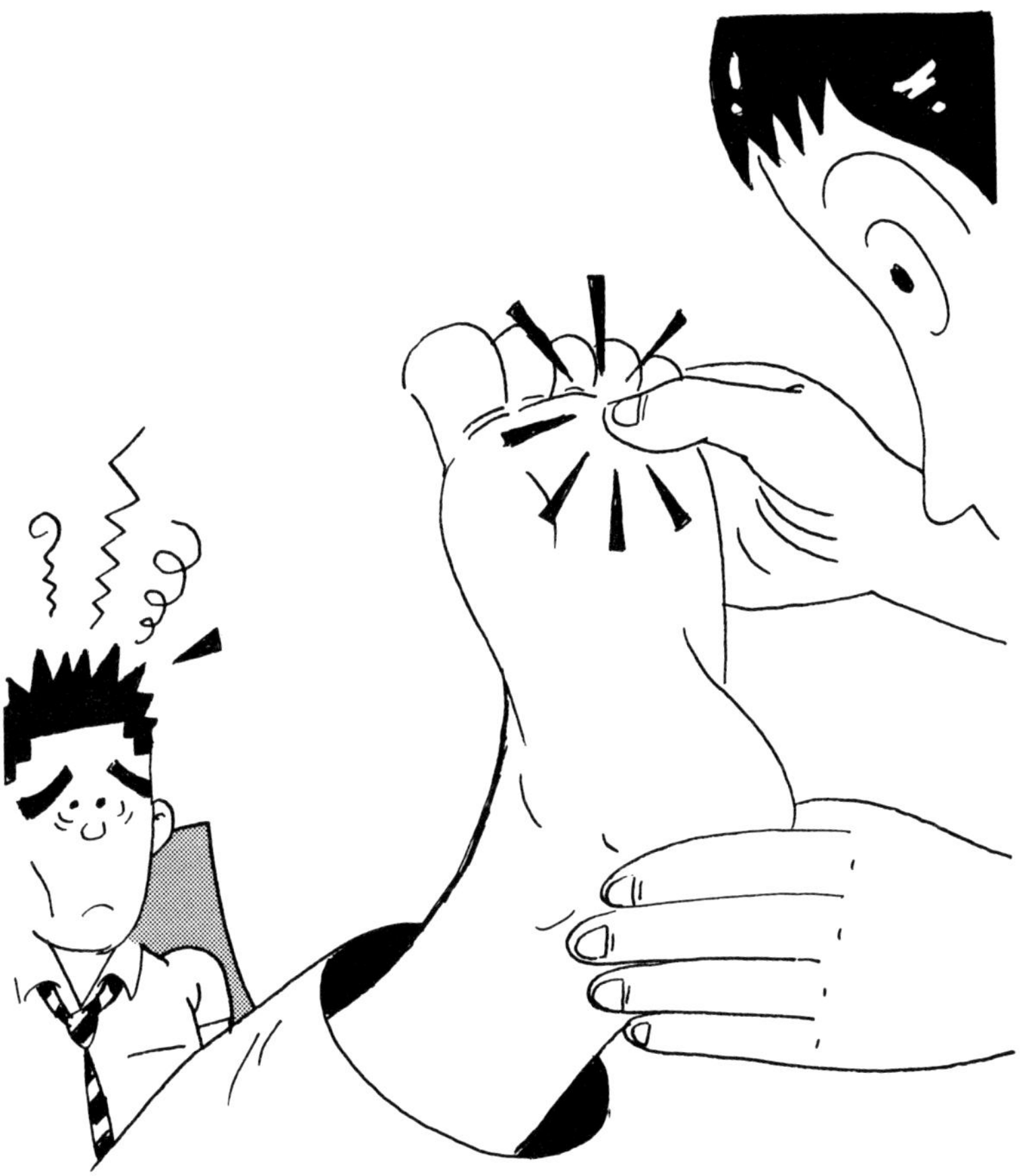

●刺激するのは

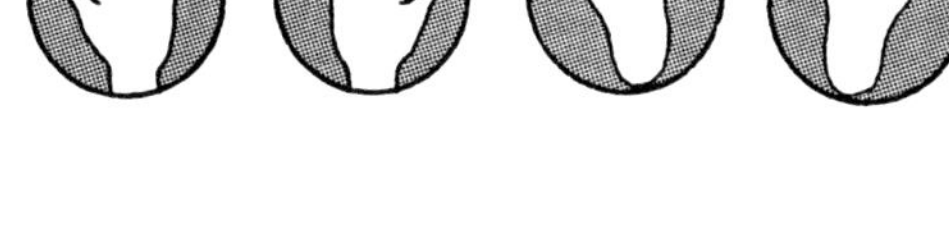

神経疲労に

中《ちゅう》渚《しょ》ゾーン十三里ゾーン

「疲れる、疲れる」。精神的ストレスを味わった後の疲れは、ズシリと重くのしかかってきます。

だから、一晩眠ったくらいでは疲れは取れず、朝の通勤電車の中を見渡すと、表情のさえない顔がたくさん目につきます。

日曜日くらいは、キレイな空気を吸いながらスポーツなどをしなければ、この疲れは取れないのですが、当人に言わせると、

「冗談じゃない、日曜くらいゴロッとさせてくれよ」

ということになり、妻や子供に粗大ゴミ扱いされることになります。

妻のあなたからすれば、

「結婚当初のあのキラキラした魅力はいったいどこへ行ったの」

と文句のひとつも言いたくなるような光景だと思いますが、実際、ビジネスマンの多くは、いつも疲れています。

マユをしかめて、粗大ゴミ扱いばかりしていたのではかわいそう。第一、それでは家庭の雰囲気がトゲトゲしいものになって、へたをするとあなたの夫も「帰宅拒否症候群」。

ひいては、あなたや子供にも、不幸をもたらしてしまう。

だから、ゾーンセラピーなのです。

〝家庭〟というものを前向きに考えるなら、ゾーンセラピー・ダブル刺激法をあなたの家庭にもぜひ取り入れていただきたいと思います。

ZONE
このゾーンの技術解説

気疲れ、プレッシャー、ストレスに悩む人へ

疲れを取る場合、手と足どちらからスタートしても良い。

手の刺激は簡単だ。

中渚（94ページの図参照）を反対側の親指の指先で回転もみするだけで良い。

足は、皿の部分のななめ下にある2つの小さな骨の出っ張りをまず探す。次に2つの骨を結んだ線を底辺にして正三角形を描く。その頂点の部分、東洋医学でいうところの三里のゾーンが刺激部位だ。

ここを、指角を使って刺激する。

強さは、やや強めに圧してやる。

また、右足のウラの肝臓ゾーンと足の親指（頭ゾーン）をていねいにもむとなおいっそう効果的だ。

手、足、どちらからスタートしても良いが手から始めたら足で終る、足から始めたら手で終るというのが原則であることをお忘れなく。

手と足の時間の比率は1対2。すなわち足は手の倍の時間をかけて刺激する。

慢性的に「疲れた、疲れた」と言っているようなら、朝と夜、つまり1日2回ずつダブル刺激法を実行すること。その場合の所要時間は14分、すなわち手を4分間、足を10分間刺激する。

1週間も続けると、効果はハッキリするはずだ。

もし会議中等に、疲労を感じたら、テーブルの下などで両手の親指をそれぞれもむと良い。即効性がありスッキリしてくる。

これも知っておこう

本書では、自分で自分に治療を施すという立場に立って話を展開していますが、実は、ゾーンセラピーは他人に施してあげるととても喜ばれます。

気持の良いものですから、とくに「疲れている」という人には大歓迎されることうけあです。

「妻が夫にダブル刺激法」というのは、もっとも好ましいゾーンセラピー利用術。場合によっては驚くほどの即効効果をもたらすこともあります。

神経疲労に

中渚ゾーン＋三里ゾーン

●刺激する順番

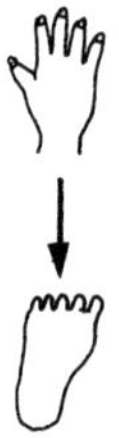

●刺激時間（分）

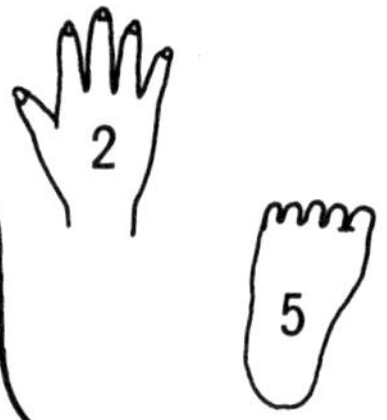

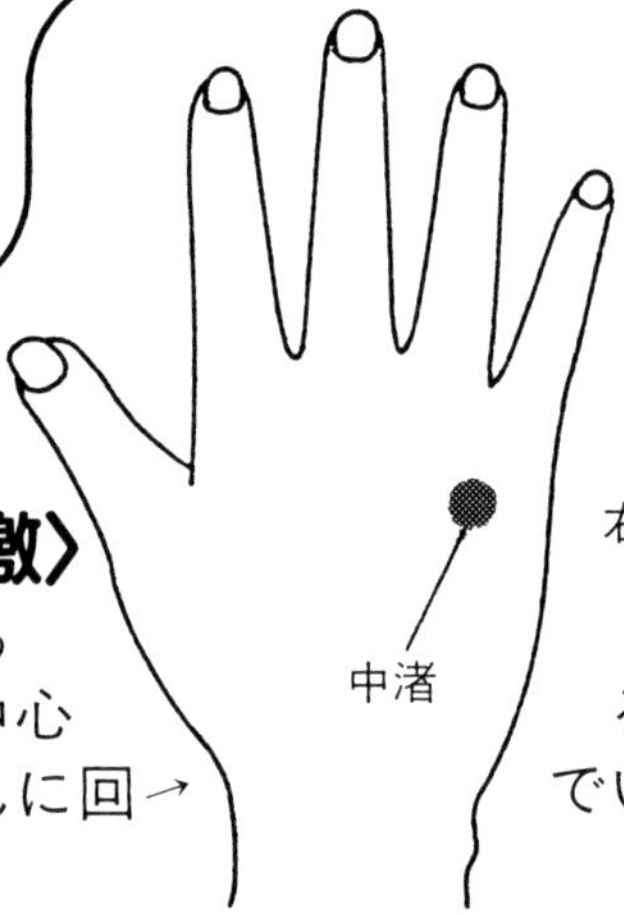

〈手の刺激〉

手の甲にある中渚を中心にたんねんに回→転もみをする。これだけでいい。

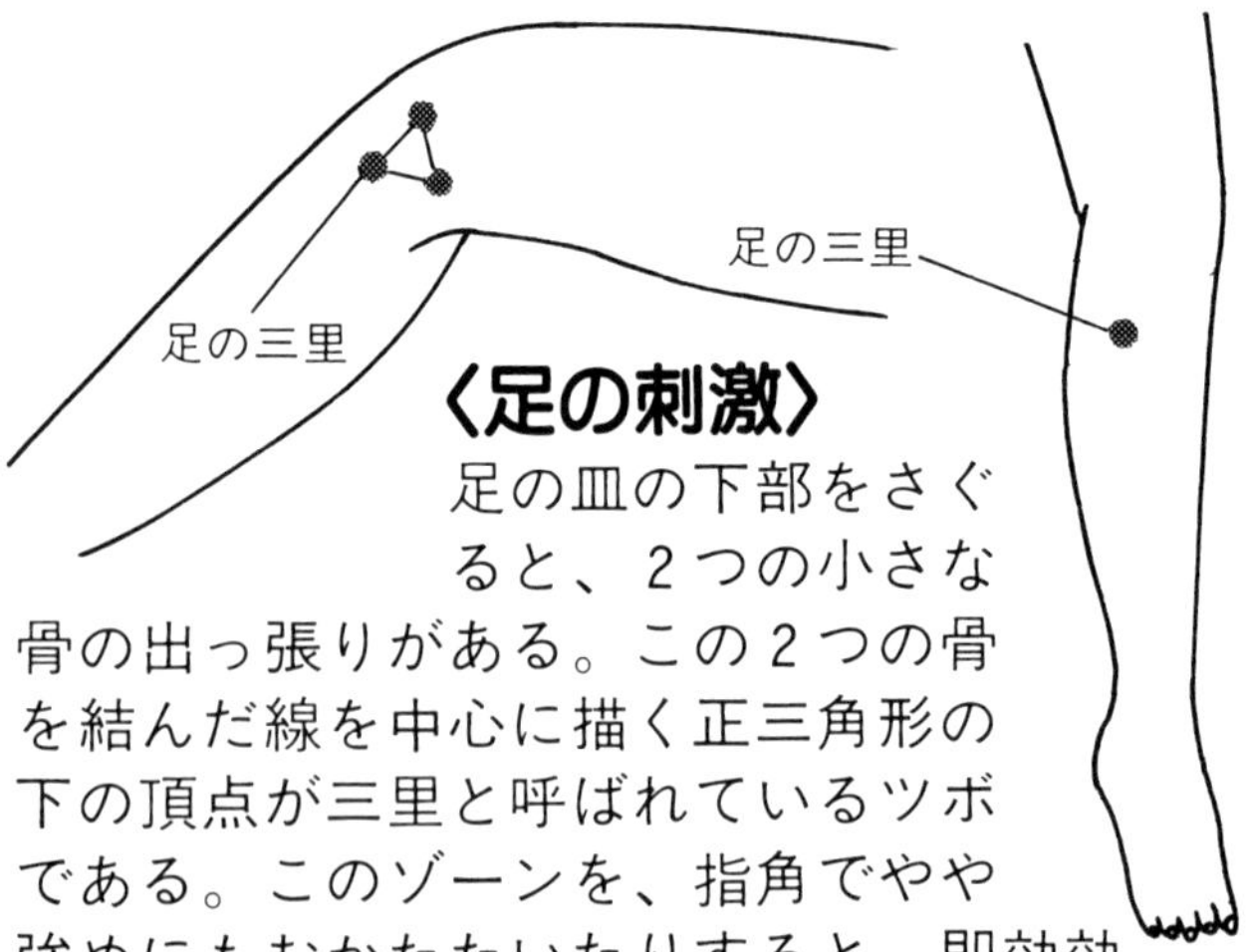

〈足の刺激〉

足の皿の下部をさぐると、2つの小さな骨の出っ張りがある。この2つの骨を結んだ線を中心に描く正三角形の下の頂点が三里と呼ばれているツボである。このゾーンを、指角でやや強めにもむかたたいたりすると、即効効果が見受けられる。また、右足のウラの肝臓ゾーンと、親指（頭ゾーン）をもむとなお効果的だ。

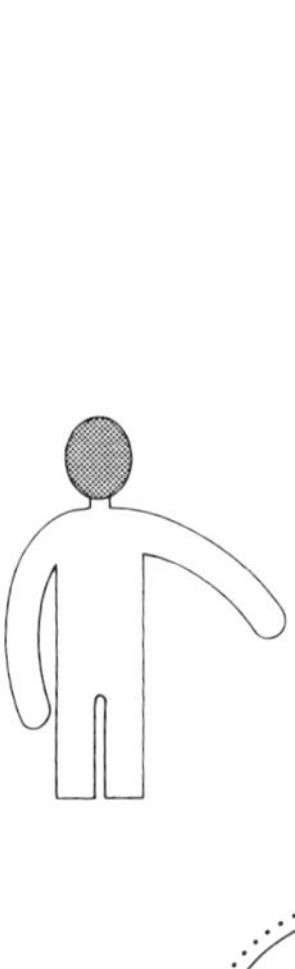

●いつ刺激すると効果的か　**できれば毎日**

息をするだけでも疲れる

□疲れはとれるようでとれないもの。一生ついてまわるけれど、いざここでしゃきっ、としなければならない、そんな時に効果的なゾーンをお教えしよう。

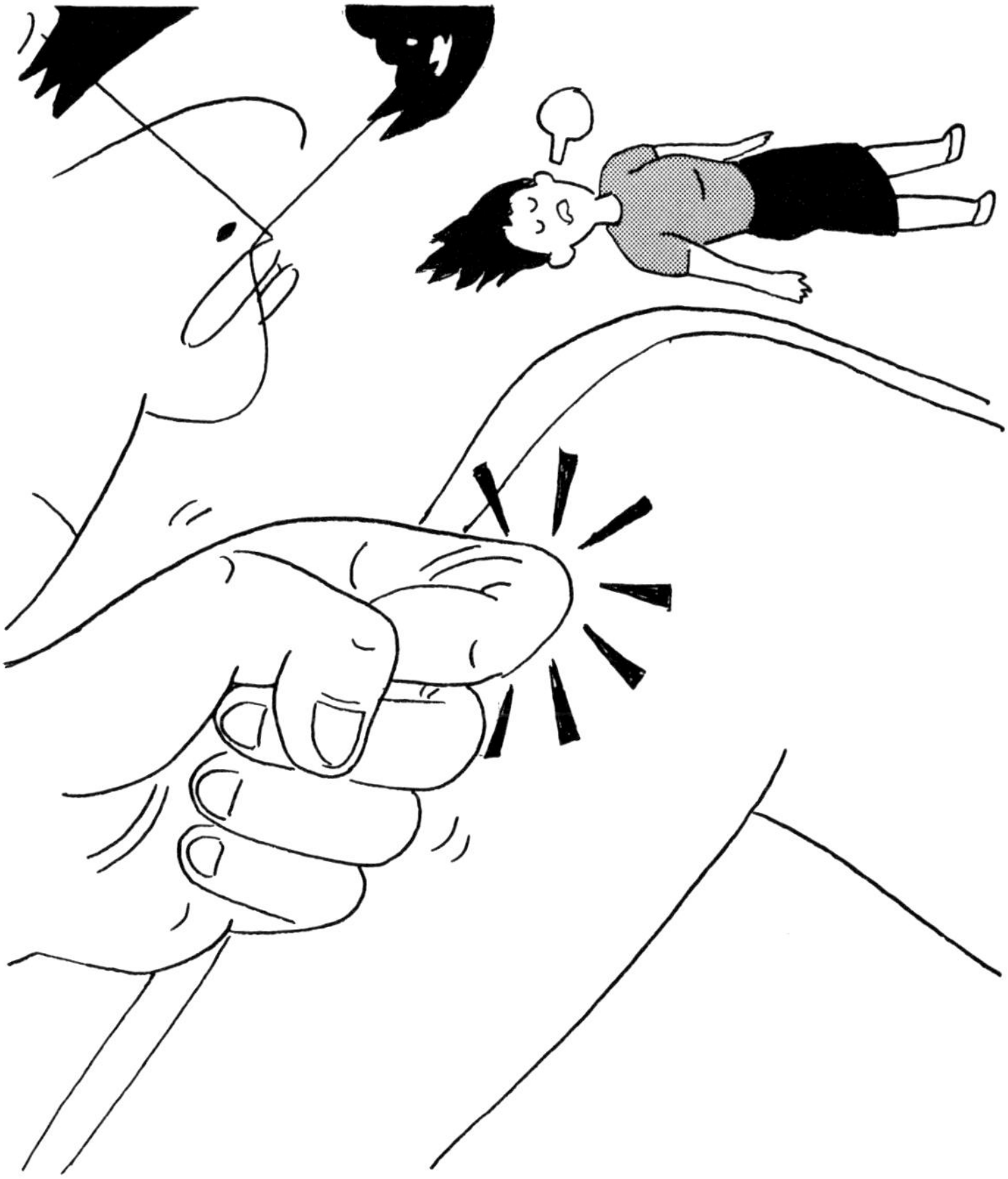

●刺激するのは 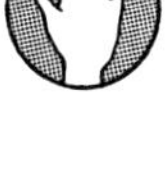 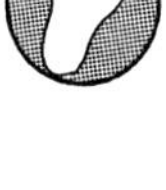

3章

冷え症、生理痛、貧血

クスリに頼るなんてもう止めましょう

▼具合が悪くなったらすぐ押してみる新ゾーンの秘密

貧血を治す

脊椎ゾーン＋脾臓ゾーン

「女性の大半は貧血」と言われるくらいで、これは婦人特有症候群の中でも代表的な症例のひとつです。

身体の発達の著しい成長期や、妊娠中はとくに貧血気味になりやすいとされていますが、最近では、都会で一人暮らしをしている自立した女性や、ダイエット中の女性に多く見受けられるようになりました。

いずれも食生活の貧しさに起因する貧血、無理なダイエットをしている女性は言うまでもありませんが、一人暮らしの女性というのもつい外食に頼りがちで、知らず知らずのうちに偏った栄養摂取をしがちです。

よく電車の中や駅のホームのベンチなどで、スキのない身なりをした女性が、青白い顔をしてうずくまっている姿を見受けられますが、その多くは偏った栄養摂取が原因なのではないだろうか。

立ちくらみ以外にも、動悸、息切れ、頭痛といった症状に見舞われます。また、先述したように貧血の人は朝の目ざめが良くないというのも、大きな特徴です。

専門的に言うと、末梢血液の単位容積中の赤血球数、ヘモグロビン量、ヘマトクリット値が正常値以下になった状態を貧血と呼んでいるのですが、原因はもちろん食生活だけにあるのではありません。

毎月の生理にも起因するし、痔や筋腫が影響を及ぼすことや、その他の病気が原因していることもあります。

ZONE

このゾーンの技術解説

立ちくらみ、動悸、息切れ、頭痛に悩む人へ

左手のひらだけにある脾臓ゾーンを中心にたんねんに押す。脾臓ゾーンは小さく見つけにくいので、その付近の心臓・小腸ゾーンなども含めて刺激してもよい。その後、両手、親指の外側にある脊椎ゾーンも合わせて押すと効果的。

足もやはり脾臓ゾーン（左足のウラだけ）を中心に押す。さらに両足５本の指を爪先からつけ根に向かって、指角でリズミカルに押せば気分がスーッとしてくるはず。このダブル刺激が、貧血の対策にはもっとも有効だ。

従来の、手ないしは足だけのゾーンセラピーの場合は、その他複数のゾーンを刺激する必要があったので、時間も20～30分は必要とされたが、新開発・ダブル刺激法によって、時間がグ～ンと短縮され、ゾーンセラピーはますます身近な存在となった。

しかも効果は、５倍以上、欧米でブームになるはずである。

貧血対策は、手→足→手と交互にくり返すが、時間はトータルで手足それぞれ６分ずつ。手４分、足２分だ。

１週間に５日がんばろう。

貧血を治す

脊椎ゾーン＋脾臓ゾーン

●刺激する順番

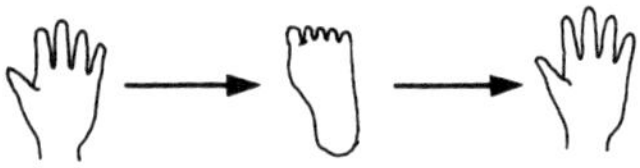

●刺激時間（分）

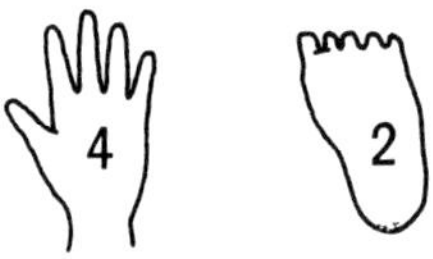

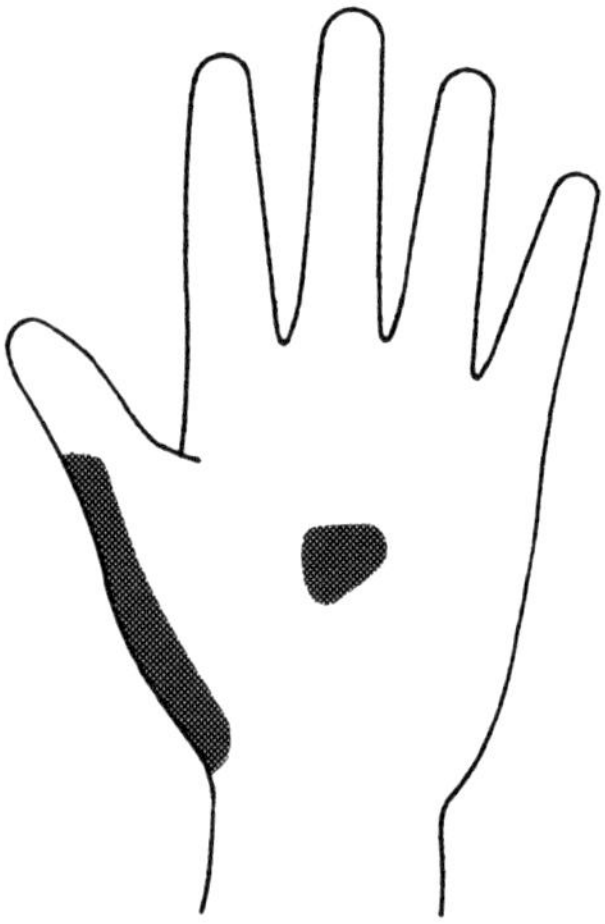

左の手のひら

〈手の刺激〉

左手のひらだけにある脾臓ゾーンを中心に、たんねんに押す。脾臓ゾーンは小さいので、その付近の心臓・小腸ゾーンなども含めて刺激してもよい。その後は両手の脊椎ゾーンも合わせて押すと効果的。

〈足の刺激〉

やはり脾臓ゾーン（左足のウラだけ）を中心に押す。さらに両足５本の指を爪先からつけ根に向かって、指角でリズミカルに押せば気分がハッキリしてくるはずです。

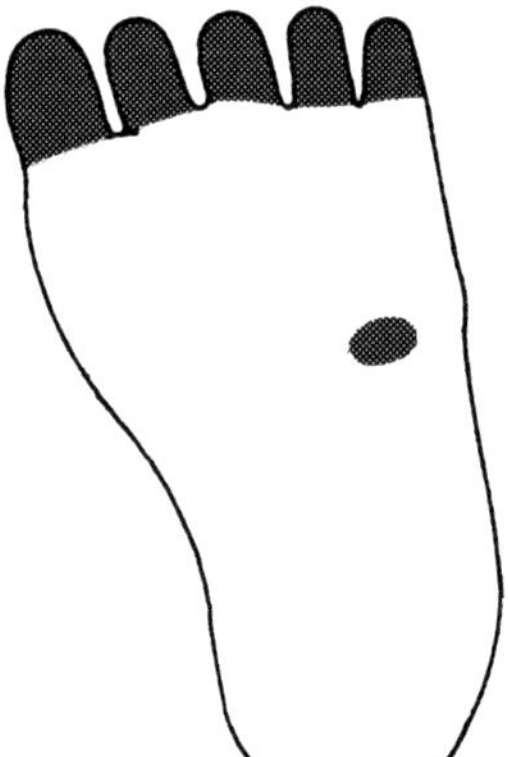

左の足のウラ

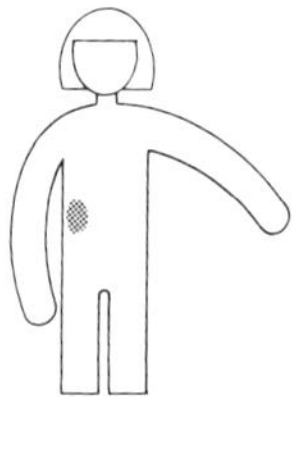

●いつ刺激すると効果的か　**週５回**

貧　血

□貧血症は、血液細胞中の鉄分不足から起きます。脾臓は鉄分の貯蔵庫、脾臓の活性化がポイントです。また、鉄分が不足すると爪の先が上に曲がりだします。

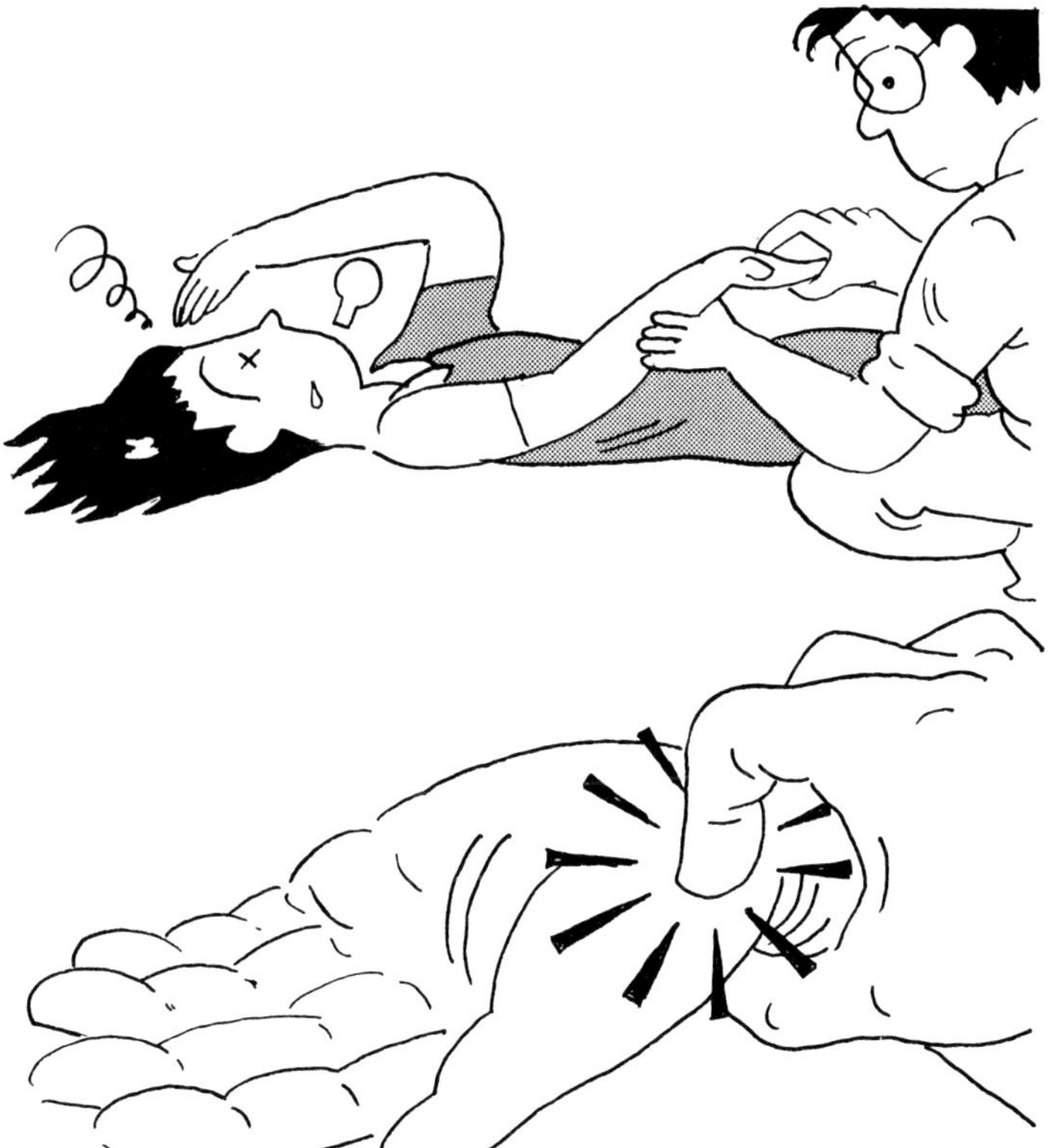

●刺激するのは 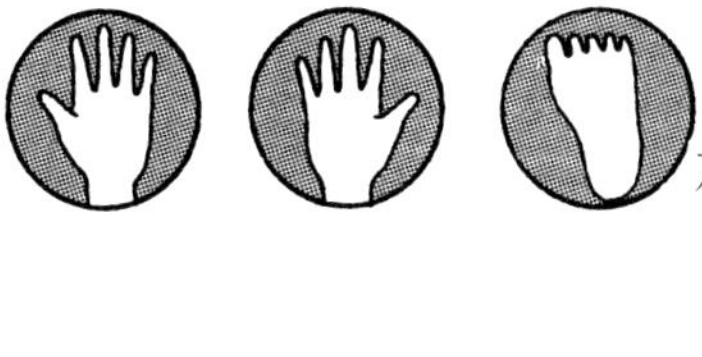 左足

便秘を治す

消化器（胃）ゾーン＋直腸ゾーン

ヨーガの世界では「食事のたびに便通があるのが普通」、すなわち一日3食なら3回の便通があるのが普通とみなされていますが、それほど極端でなくても、一日1回の便通は欲しいものです。ひと口に便秘といっても、タイプはさまざまで、ここでは大きく3つのタイプに分けて紹介しましょう。

＊弛緩性便秘

大腸の運動機能の低下によって、腸の内容物が腸の中に長くとどまるため、水分を吸収され、便が固くなって起こります。その原因は、「便意があるのに、すぐトイレに行かずにがまんしたりする」のをくり返しているうちに、慢性便秘になるものです。

＊けいれん性便秘

これも、常習便秘につながりがちです。ストレスが原因となることが多く、神経過敏な女性に多く見受けられ、何らかの作用で大腸が激しくけいれん性の収縮を起こし、便が腸内にとどまり、水分が吸収されて固くなってしまいます。便はコロコロとうさぎのフン状だったり、数珠状になっているのが特徴です。

＊一過性便秘

女性に多いと思いますが旅行で生活のペースが変ったり、食事内容が日常と変ったときにおきりします。また残渣（残りカス）の少ない食物しか摂取しなかったときや、水分の摂取量が少なかったときにも起きる便秘で、男性にも見受けられます。便秘が直接の原因となって死ぬということはありませんが、慢性便秘は、集中力のさまたげになるし、また様々な疾患をもたらすので、ゾーンセラピーによって少しでも早く1日1回の自然な便通を実現していただきたいと思います。

ZONE
このゾーンの技術解説

ニキビ、肌荒れ、食欲不振に悩む人へ

まず足の刺激からスタートする。

足首のくるぶし上方にある直腸ゾーンここを下から上に向けて、つまり心臓に遠い個所から近い個所に向けて、親指で押し上げる。約5回。

次は、手のひらの消化器（胃）ゾーンを、親指指先を使って約2分間。

早い人は、ここで早くも便意を催すはずだ。

便意がまだという人は、ここで再び足に戻って、両足ウラの胃、十二指腸小腸ゾーンと左足の裏にあるＳ字結腸ゾーンを、指先と指角を使って、約2分間刺激する。中でもこのＳ字結腸ゾーンは、日本人の場合、西欧人に比べると長めで、それが便秘の原因のひとつとされているので、やや多めに刺激してやると良いだろう。これで終了。でもまだ、という人には、再度手に戻る。

太陽神経叢ゾーン、さらに右手の胆のうゾーンを、トータルで約2分間刺激してやる。ここまできて便意を催さない人を私は見たことがない。

便秘治療のダブル刺激法を定期的に実行する場合は、1日1回、足4分、手2分、つまり足と手は2対1の比率で刺激すること。

また、毎日毎日続けているとその効果が薄れて来るので、1週間に最低1日の休止日を設定することだ。

これも知っておこう

一般的に言って、水分摂取量の少ない女性が便秘になりやすいので、併せてぬるま湯にレモンを2～3滴たらして飲むといいでしょう。

また、頭頂部にある「百会」を、2～5分間、指角でやわらかくたたくのも効果的だ。覚えておくとよいでしょう。

●刺激する順番

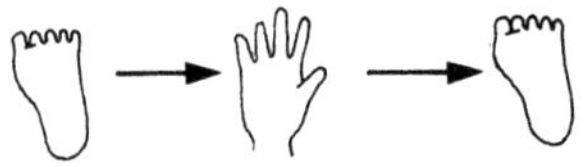

●刺激時間（分）

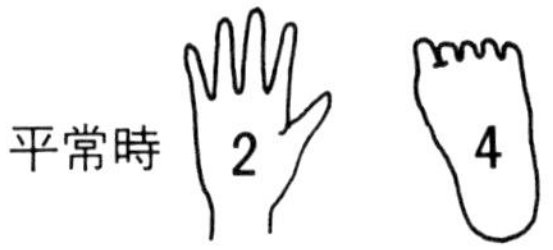

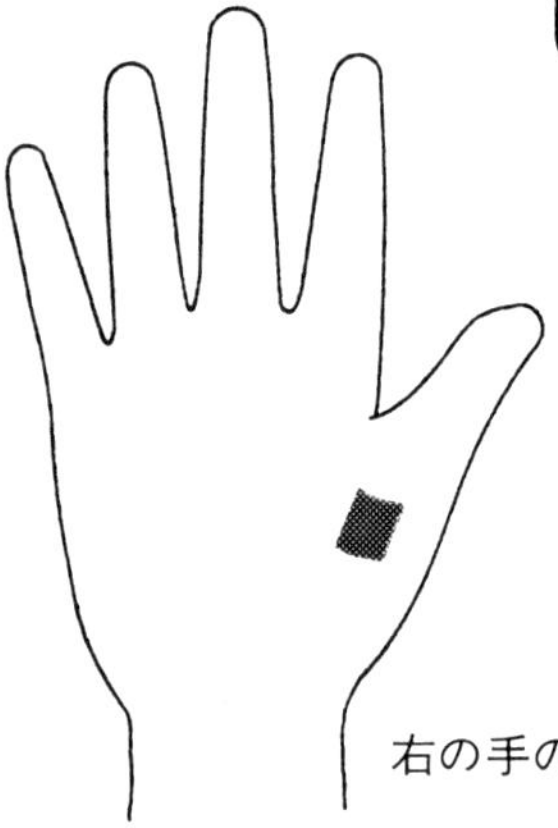

右の手のひら

〈手の刺激〉

消化器（胃）ゾーンを刺激し、胃のぜん動運動を活発化させる。ここまでやると、お腹がゴロゴロしだす人も出てくる。

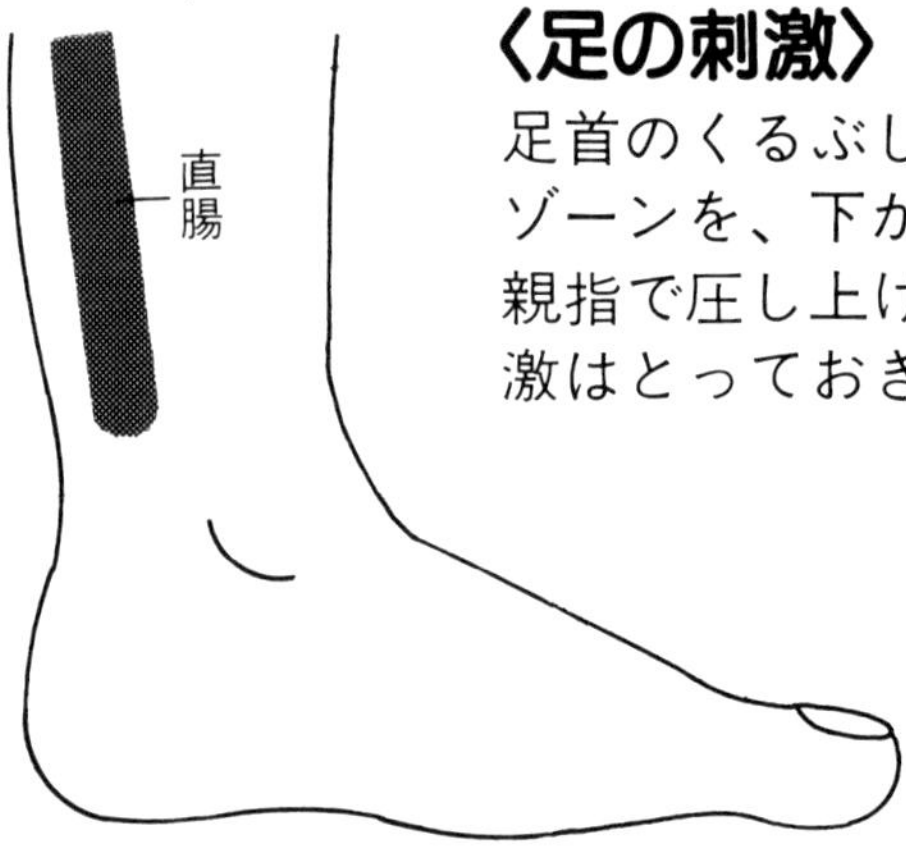

〈足の刺激〉

足首のくるぶし上方にある直腸ゾーンを、下から上に向けて、親指で圧し上げる。実はこの刺激はとっておきの技なのである。

左の足のウラ

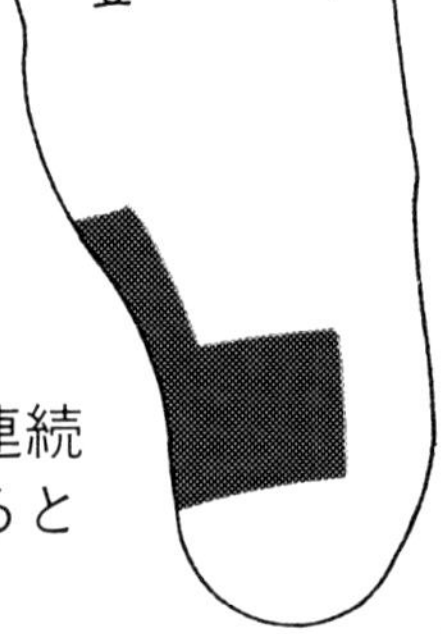

〈足の刺激〉

まだまだ便意を催さないなら、次にまた足のウラの胃・十二指腸・横行結腸・小腸・S状結腸（左足のみ）ゾーンまで、かなり強めに連続的にリズムよく押す。ここまでやるとトイレにかけこみたくなるはずだ。

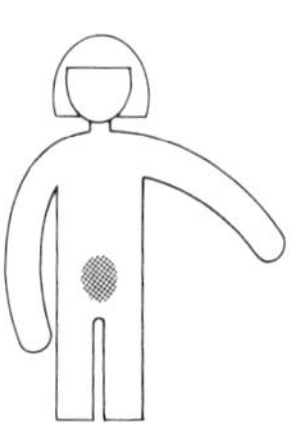

便　秘

□便秘もいろいろな原因から起きています。ですから、とりあえず便意を促すような刺激を与えることが一番です。

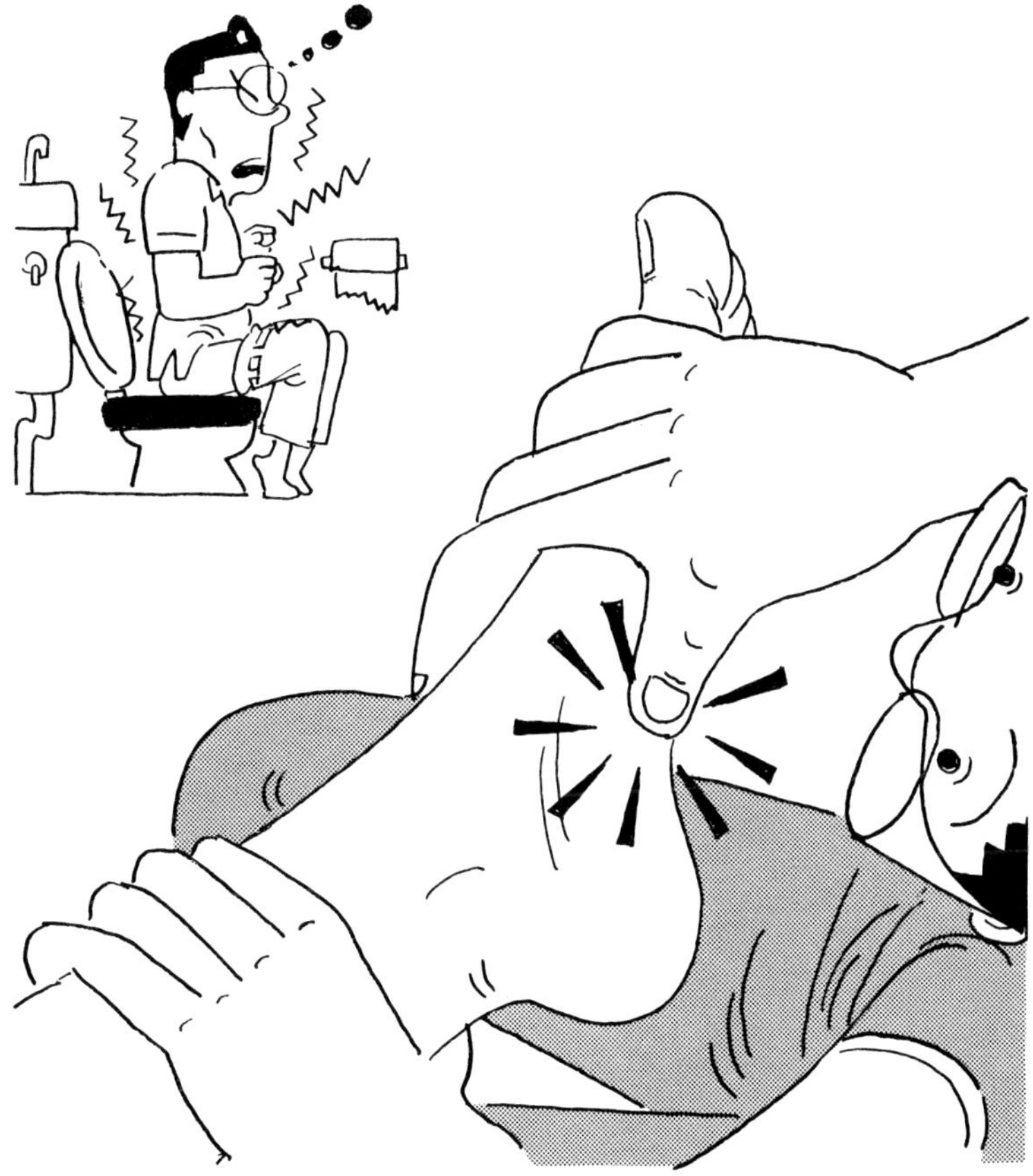

●刺激するのは 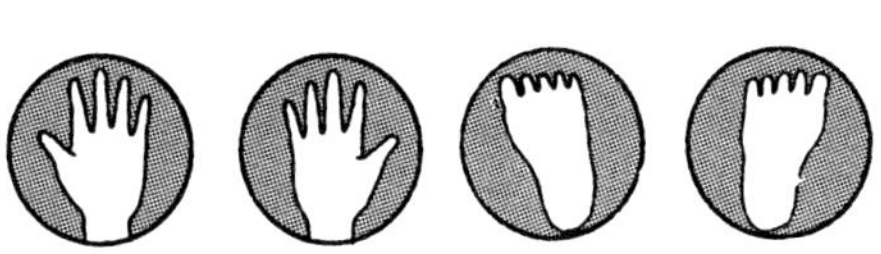

●いつ刺激すると効果的か　**週2～3日**

更年期症状に

頭ゾーン＋甲状腺ゾーン

　更年期は45歳から50歳になったころ訪れるのが普通ですが、早い人だと30代半ばで入ってしまいます。また、初潮年齢の早い人ほど更年期に入るのが遅く、卵巣機能が不全で生理が不順なタイプほど早く訪れる場合が多いようです。更年期に入る前の健康な女性の卵巣は充分に機能していて、卵胞ホルモンや黄体ホルモンといった女性ホルモンを充分に分泌しています。ところが、その卵巣機能も、だんだん弱まって来る。弱まるとどうなるのでしょうか？

　卵巣というのはもともと、下垂体から出される卵胞刺激ホルモンによって機能しているのです。その機能が弱まると、下垂体は、なんとかしなくてはいけないというので、従来より多くの卵胞刺激ホルモンを出します。こうなると、全身のホルモンバランスがくずれてしまう。そこで現われるのが更年期障害、実にやっかいな症状です。

　代表的なものだけをざっと並べてみても、

・頭痛、めまい、耳鳴り、不眠
・恐怖感、不安感、圧迫感
・肩こり、腰痛、関節痛
・食欲不振、食欲異常、吐き気、下痢
・ゆううつ

　こういった症状が、2つ、3つと重なって襲ってきます。

　更年期障害を経験した人ならおわかりだと思われますが、医者に「どうしました？」と聞かれても、その症状をとても一言では説明しきれないものです。また、医者に「更年期障害だから治らない。時間の経過を待ちなさい」と言われ、「どうしたらいいかわからなくなって」と、我々ゾーンセラピストの門をくぐるというケースも多いようです。

ZONE

このゾーンの技術解説

頭痛、生理不順、のぼせ、肩コリに悩む人へ

頭痛、生理不順、のぼせ、肩コリに悩む人へ

更年期障害の場合、刺激ゾーンが多岐に渡るがこれはいたしかたない。ただし、ダブル刺激法を用いると、その効果は従来の5倍以上。これは、数多くの臨床データによって実証されている。まず、手の刺激からスタートする。

まず、親指先端部の頭ゾーンを反対の親指と人指し指でつまみもみする。次に手首にある生殖器ゾーンを裏側までこすり続ける。最後に小指の第三関節をつまみもみする。

手の刺激時間は、トータルで約3分。

それを終えたら足の刺激に移る。

頭、脳下垂体、首、甲状腺ゾーンは強く押す。そしてかかとにある生殖器ゾーンを刺激する。

生殖器ゾーンは皮膚が厚いので、手拳かにぎりこぶしを使用した刺激法が有効だ。

「頭」「脳下垂体」「首」ゾーンの刺激は、手の親指を使って、内側から外側に向けて圧力をかける感じで行う。

以上の刺激を、トータルで約6分。

すなわち、更年期障害対策は、手1、足1の比率で行う。

ペースは、1週間に3回。やり過ぎはかえって逆効果になるのでくれぐれも注意しよう。

更年期障害は、たぶんに精神的部分のウエイトが強い。すなわちこの時期の女性は、どうしても気分が滅入ってイライラしがち。

昔と違って、今は40代というのは人生の折り返し点。「これから私の第二の人生が始まるんだ」とつとめて明るく、積極的な姿勢を持つことが大切です。私の臨床例からすると、そういった前向きの姿勢を持った女性の方が、比較的症状が軽いということが言えます。

更年期症状に

頭ゾーン＋甲状腺ゾーン

● 刺激時間（分）

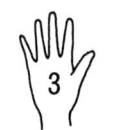

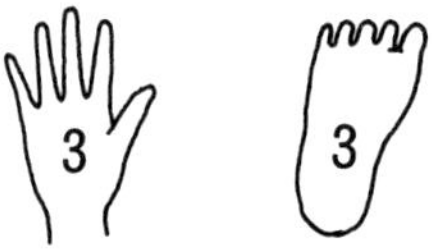

● 刺激する順番

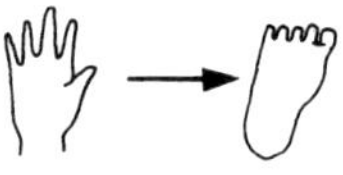

● いつ刺激すると効果的か

週3回。もしくはイライラがこうじた時

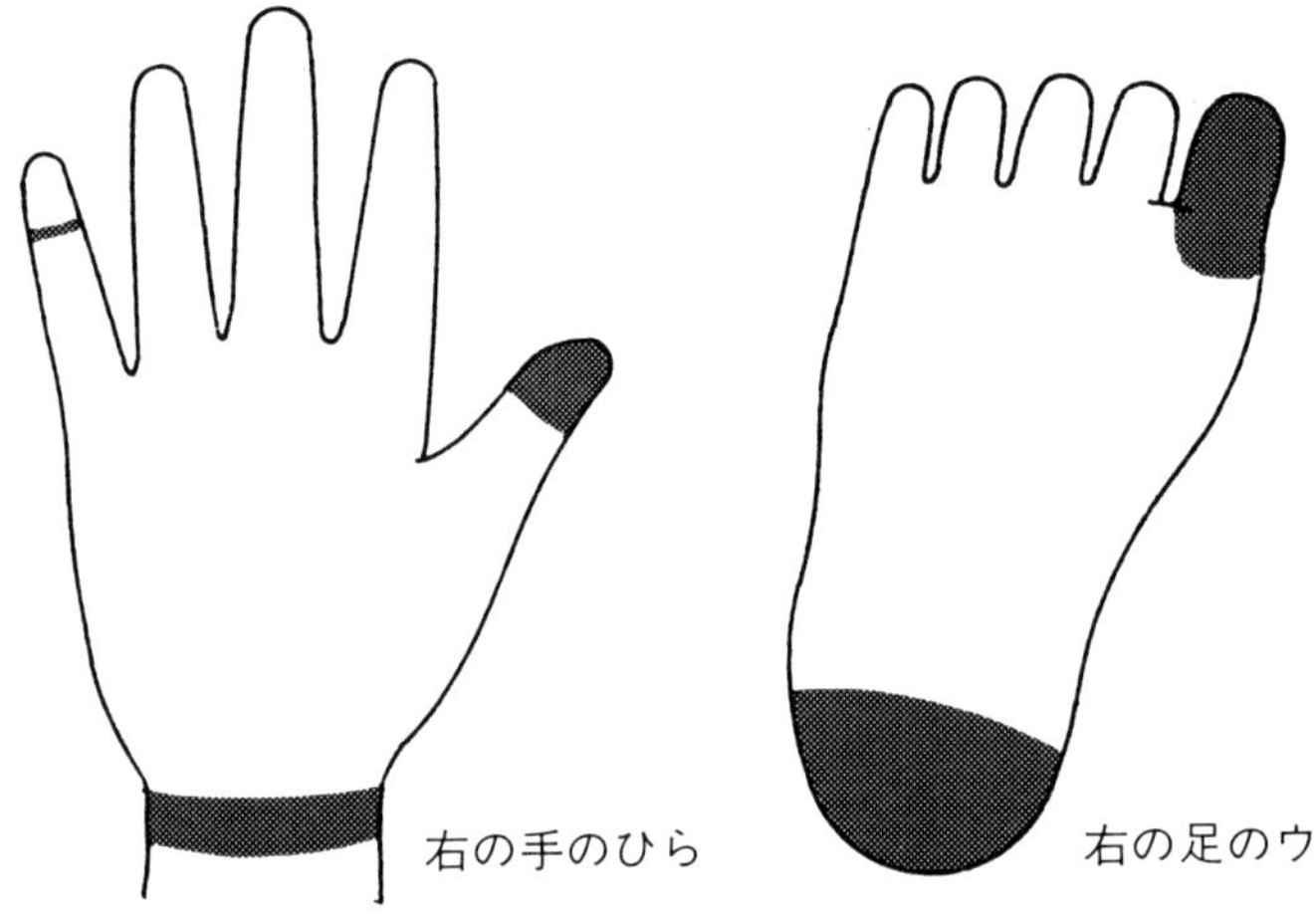

〈手の刺激〉

まず親指先端部の頭（大脳・小脳）ゾーンから、反対の親指と人指し指でつまみもみする。次に手首にある生殖器ゾーンを裏側まで、熱を持つまでこすり続ける。フィニッシュは小指の第３関節をやはりつまみもみする。

〈足の刺激〉

頭（大脳・小脳）、脳下垂体、首ゾーン、つまり親指をまんべんなく強く押し、少し下がって甲状腺ゾーンまでやり続ける。その後、生殖器、両くるぶし下の子宮・卵巣ゾーンを手拳かにぎりこぶしで刺激する。

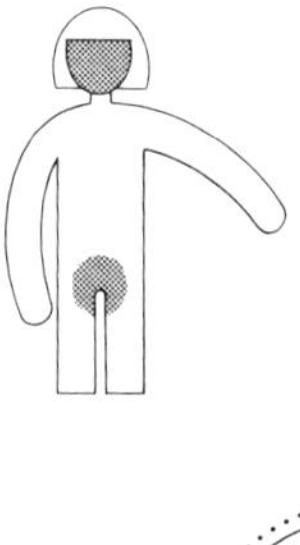

更年期障害

□生理不順、のぼせ、肩こり、冷え症など女性特有の症状はたくさんあり、各々のゾーンセラピーはそのページを見ていただくとして、このような症状が45歳前後、月経が閉止する頃に集中して現れたのなら、もう少し大きくとらえてゾーンセラピーしなくてはいけません。

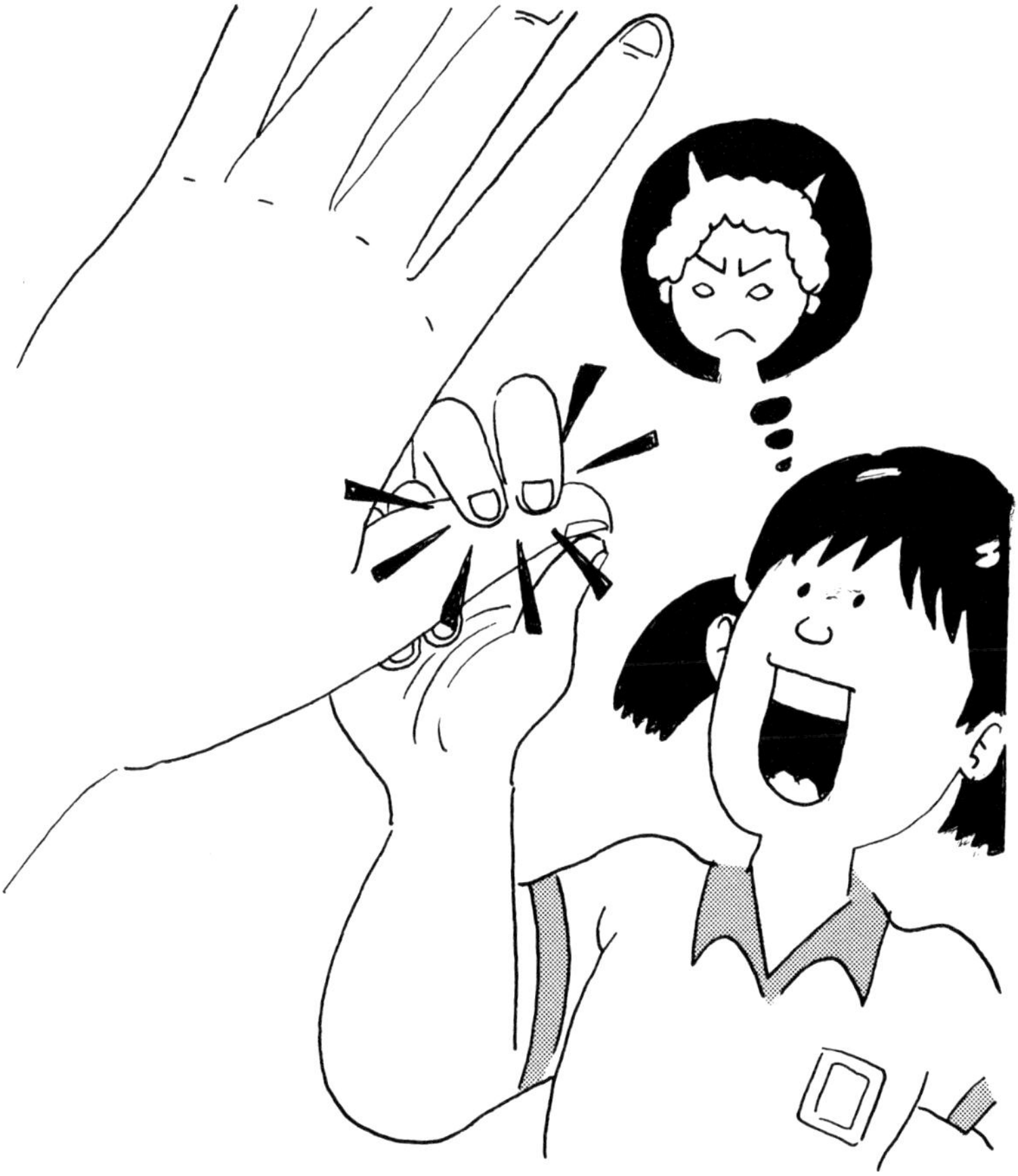

●刺激するのは 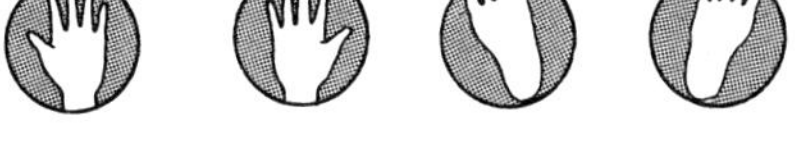

生理痛をなくす

初潮発生年齢は平均13歳、身長１４６センチくらいとされていましたが、最近は栄養状態が良くなって体格が向上してきたため、９歳くらいで初潮をみるというケースもあり、私も驚きは隠しきれません。

これは、性情報の氾濫によってもたらされているとも思われますが、心因的要素の働きかけが多分に影響を及ぼしていると思われます。

さて、生理痛ですが、これは人によってたいへんに差異のみられる症状であり、中には、「生理休暇を利用して、チャッカリ旅に出る」というくらい軽症の人もいれば、中には寝込んでしまうくらいに重症で人知れず悩んでいる気の毒な女性もいます。

耳ゾーン十子宮・卵巣ゾーン

生理痛は、子宮筋が収縮することによってもたらされます。

原因は、子宮の発育不全、ホルモンのアンバランス、子宮内膜症などさまざまで、さらに精神的ストレスによってもたらされた自律神経失調症に起因しているものもあります。

原因はどうあれ、生理痛の悩みにゾーンセラピーのダブル刺激法が、もっとも有効であることが判明しています。

ZONE このゾーンの技術解説

生理について悩むすべての人へ

手の刺激は小指の耳（生殖器）ゾーン。足はくるぶし下にある子宮、卵巣ゾーン。この組み合わせで、手→足→手→足の順序で、短時間ずつ連続的に刺激してやる。

日常行う場合は、手３～５分、足３～５分という比率、３日に１回、あるいは５日に１回の割合で休止日を設けながら行うこと。

定期的生理が近づく２～３日前から、時間をやや増やし、手足それぞれ５～７分間刺激する。この場合も、比率は１対１だ。

なお、生理期間中は、いっさい休止すること。

生理不順、月経困難症、無月経といったその他の生理異常に対しても、生理痛と同じゾーン刺激を実行することである。

従来の、手だけの刺激、足だけの刺激という単独のゾーンセラピーでは、生理不順をはじめとしたその他の生理異常に関して、あまりかんばしい効果が見られなかったが、新発見・ダブル刺激法によって、その効果は飛躍的に増大した。

コラム

上級テクニック①

〈指、牽引（プリング）のテクニック〉

手、足の指を回転させた後、引っぱるテクニックです。

手の指、足の指ともに、親指から小指に向けて１本ずつ、まず右回しを10回、続いて左回しを10回、さらに８の字を描いてまわす８の字まわしを10回。まわし終えたら、２回、引っ張ってやります。

実際に試してみればおわかりになると思いますが、各指をまわし、牽引したあとは、手全体、足のつま先部に一種の爽快感が訪れるはずです。

この回転、牽引のテクニックは、プロもよく行なうテクニックです。

生理痛をなくす

耳ゾーン＋子宮・卵巣ゾーン

●刺激する順番

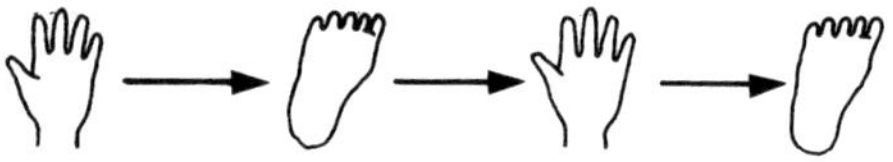

●刺激時間（分）

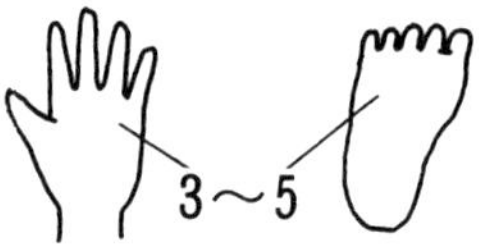

●いつ刺激すると効果的か

生理が近づく2〜3日前から。
生理期間中は休止。

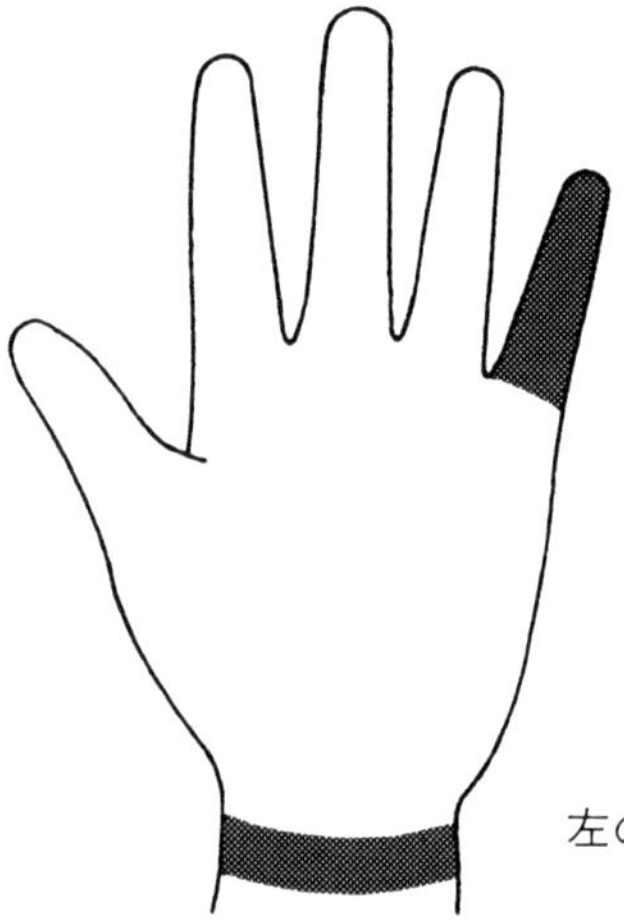

左の手のひら

〈手の刺激〉

小指の耳（生殖器）ゾーンはつまみもみ、手首の方の生殖器ゾーンは、裏側までまんべんなく押す。

〈足の刺激〉

内、外くるぶしの下にある子宮・卵巣ゾーンを中心に足のウラの生殖器ゾーンまで、少し強めに押す。指角で刺激してもかまわない。

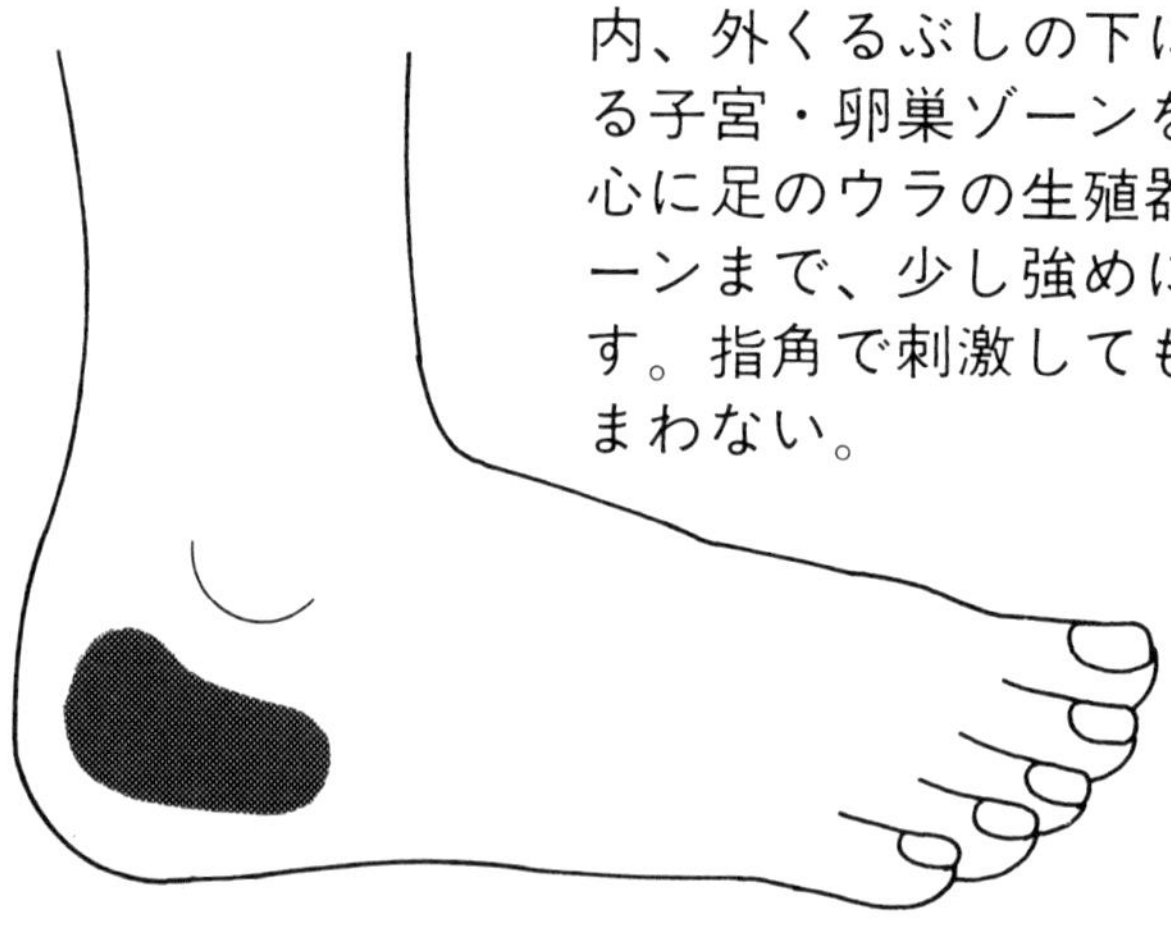

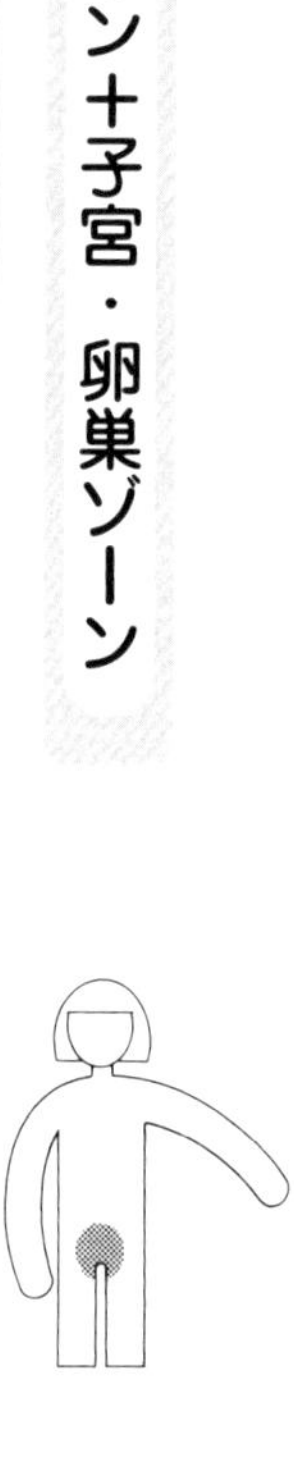

生理痛

□生理異常は、貧血、冷え、便秘、ストレスなどが原因で、腹腔内の血液の流れが停滞して起こるといわれています。つまり、その停滞をなくすことからすべてが始まるわけです。

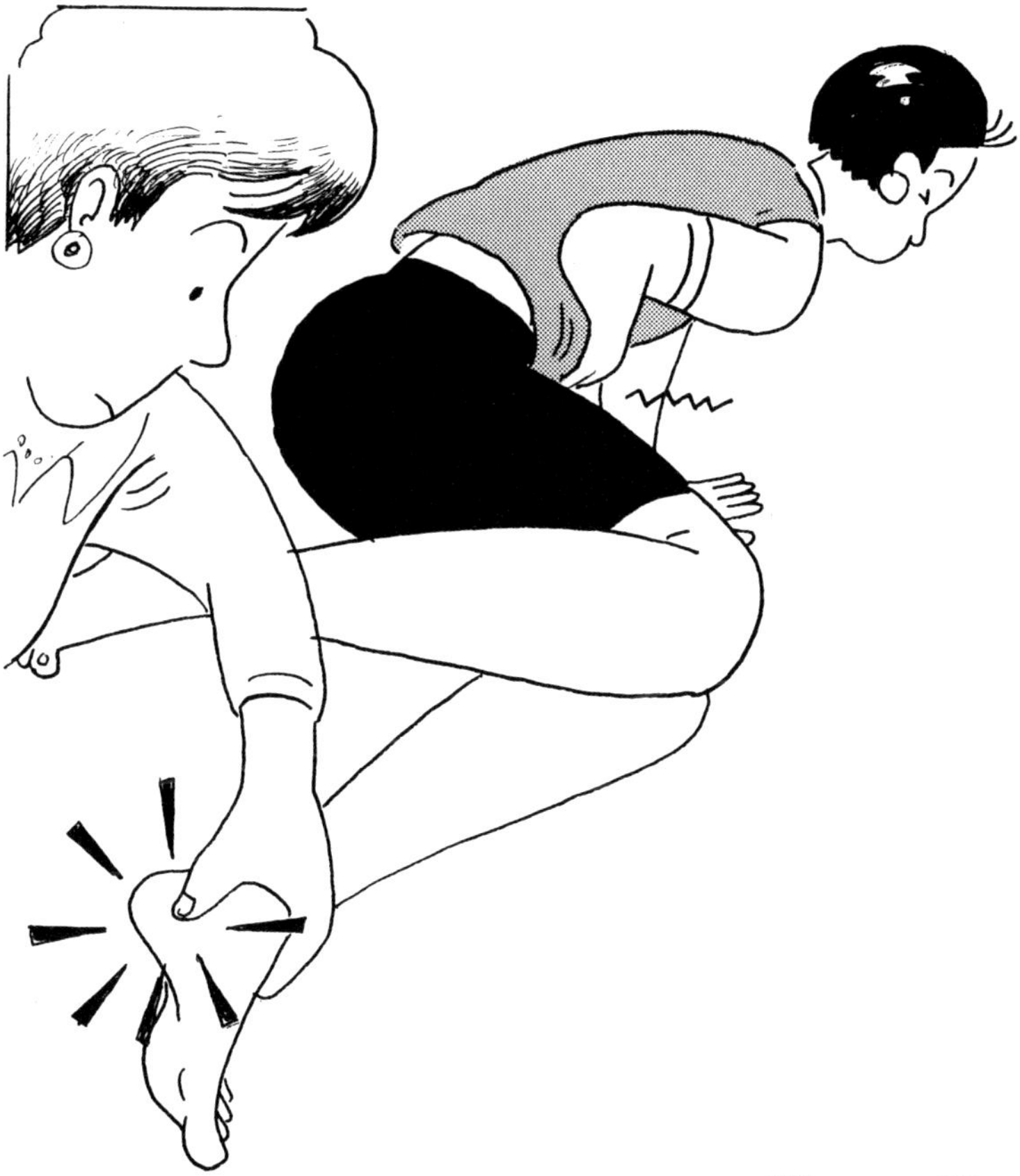

●刺激するのは 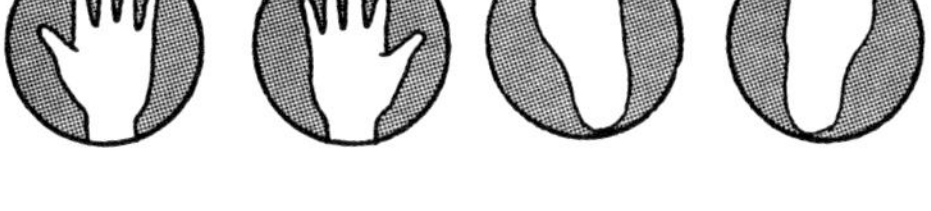

お腹のはりをとる

消化器（胃）ゾーン＋足首の回転運動

お腹が張った場合のゾーンセラピー・ダブル刺激法は、あまり人前で実践しないでいただいたほうがいいでしょう。人によっては速効性があり、びっくりするくらいガスが体外に出てしまうからです。

他の症状で来院した方に、問診していると、「実は先生、ちょっとお腹が張ってて」と訴える方は意外に多いのですが、そのほとんどが、放っておけばいずれ治ると、人体の自然治癒力に依存しているため、あまりクローズアップされない症状です。

ゾーンセラピーのどの指導書もあえて「お腹が張った場合の治療法」などという項目は取り上げていないのが普通です。

しかしここで紹介するノウハウは、ダブル刺激法の中でも最も顕著な効果をみせるゾーンセラピーのひとつなので、ぜひ一度試みていただきたいと思います。

多くの人が、その即効効果に驚かれることでしょう。

ZONE
このゾーンの技術解説

整腸、便通、消化力の弱い人へ

問診で「お腹が張った」と訴える患者さんに対しては、最近では、

「自分でやってごらんなさい」

ゾーンのチャートとやり方を口頭で教えた上で、自ら試めしてみていただくことにしている。

それだけ簡単で、効果的だということだ。

まず、イスに坐ってリラックスした上で、手を刺激する。図を参照して、親指の指先で刺激することだ。

それが終ったら足。こちらは、右足だけで良い。足首を右に100回、左に100回、それぞれ回転させてやる。

たいていの人は、このダブル刺激でお腹の張りが解消されるので、びっくりする。

まだ張りがある人は、再び手に戻り、以降足→手→足を数回くり返す。

この、お腹のはり対策のダブル刺激法は、自覚症状があるとき、いつでも行ってかまわない。

足首は、どのくらいの速さで回転させなければならないという速度のルールはない。あくまで自分がやりやすいペースを選べば良いのだが、ただし、いったん設定したペース配分は最後までくずさないということが大切だ。なお、左足首は回さなくてもよい。

お腹のはりをとる

消化器（胃）ゾーン＋足首の回転運動

●刺激する順番

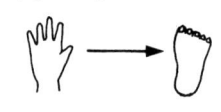

●刺激時間（分）

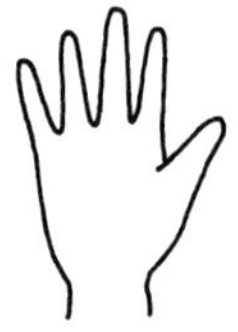

3〜5

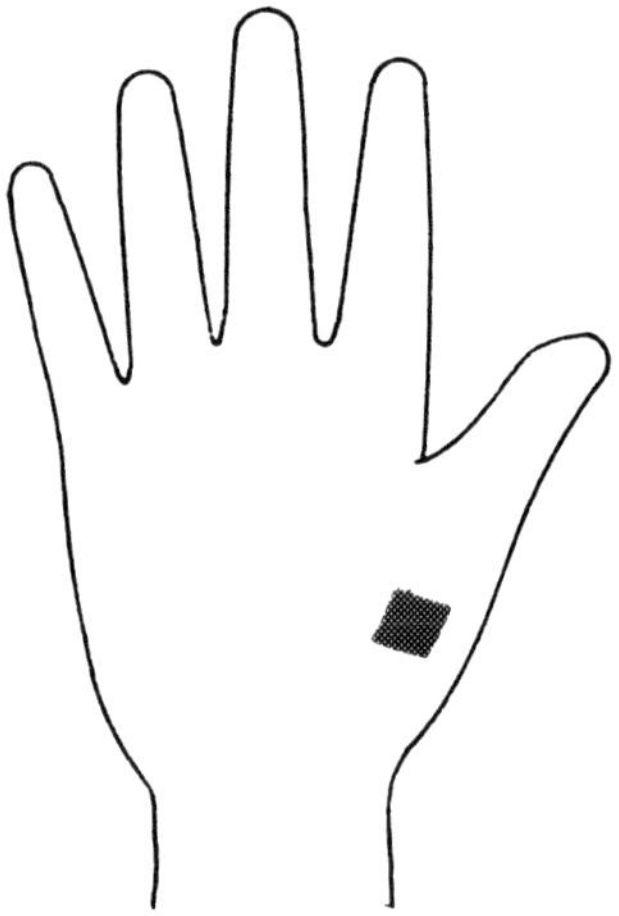

右の手のひら

〈手の刺激〉

親指のつけ根のひらの部分にある消化器（胃）ゾーンを中心に上下にリズミカルに押す。

〈足の刺激〉

ゾーンを刺激するわけでなく、右足の足首を持って右に100回、左に100回それぞれ回転させる。これだけだが、効果は抜群なのである。

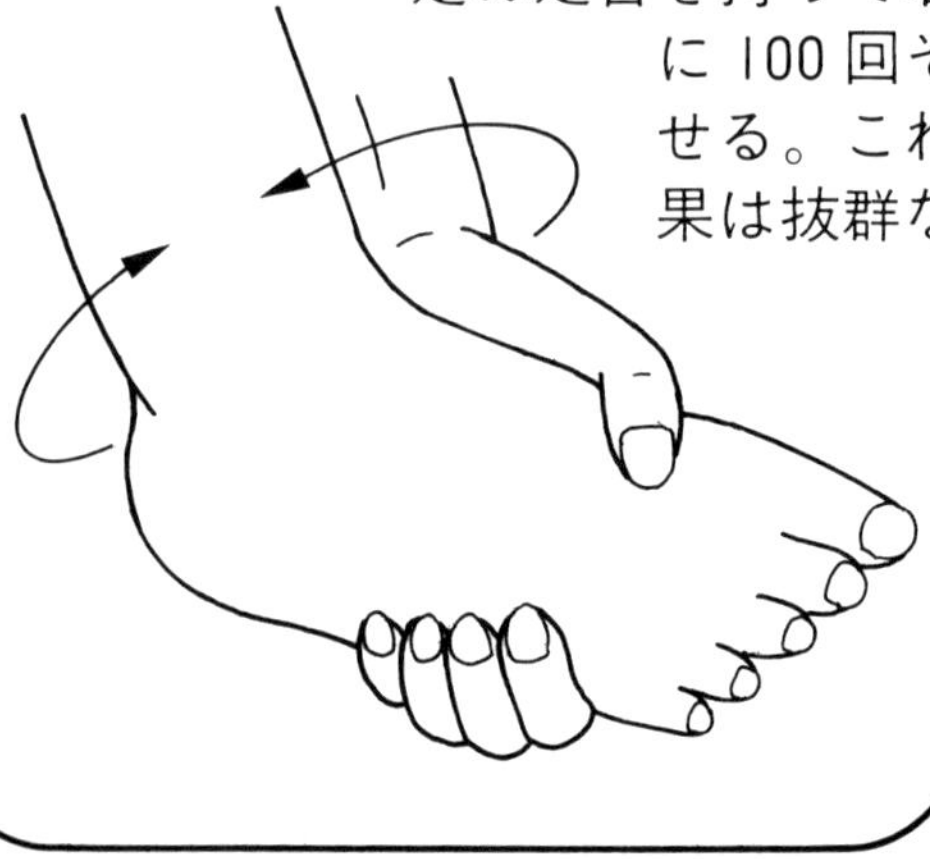

●いつ刺激すると効果的か

お腹がはってしょうがない時随時。

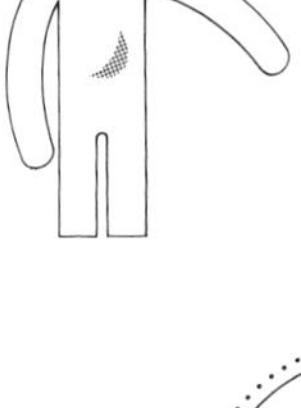

お腹がはる

□お腹がはるのは女性だけではない。男性だってはる時はある。このゾーンセラピーは女性専用というわけではないことを、お断りしておく。

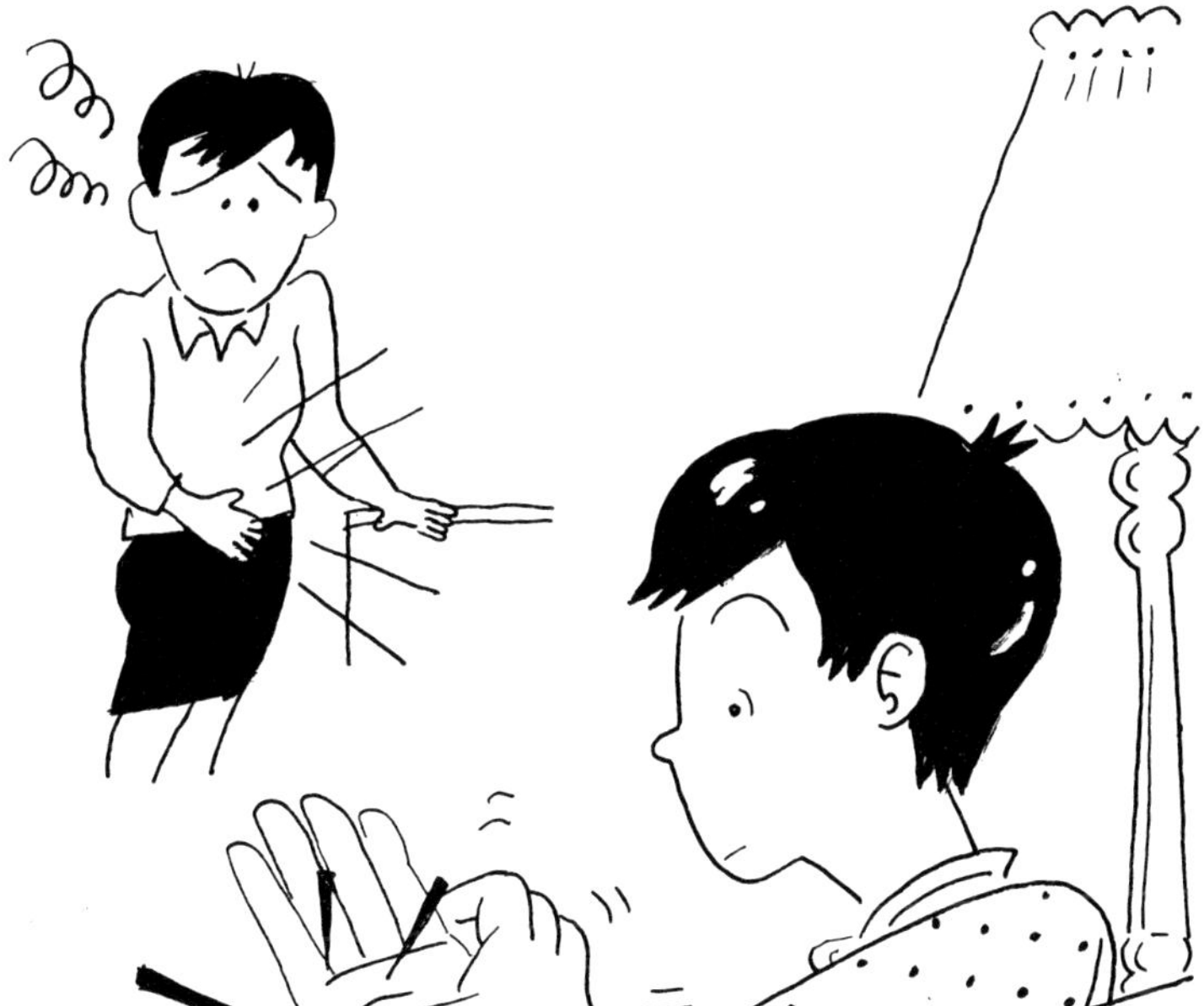

●刺激するのは 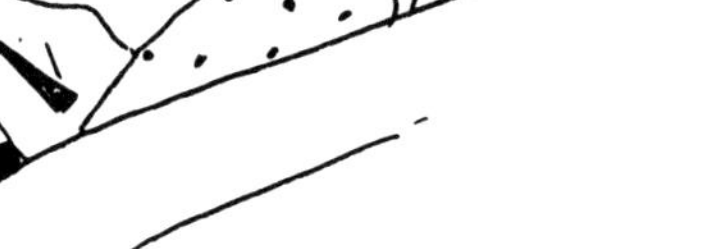 （右足だけ）

冷え症を治す

太陽神経叢ゾーン＋子宮・卵巣ゾーン

冷え症は、単に腰や手足が「しっとりと冷たい」というだけにとどまらず、肩こり、頭痛、腰痛、月経不順、など、いわゆる不定愁訴の症状を伴っているからです。

単に「足が冷えて」という冷え症だけを訴えるケースは少なくて、「頭痛もちで腰が悪く、生理も不順で」と、複数の症状を携えてという場合が多いようです。

ホルモン療法を試みたり、精神安定剤を使用してみたりしているケースもあるようですがいずれも思ったような効果が見られず、我々の門をたたくというケースが少なくないようです。

原因は、皮膚の血行に悪影響を及ぼす、自律神経の失調、卵巣機能障害、更年期障害、さらに最近では極端なダイエットや「靴が小さ過ぎる」という新たなる要因も指摘されています。

きつ過ぎる靴をはいていると、足がしめつけられ、血液の循環をさまたげてしまう。それが、「親指がくの字型に変形し、これがひどくなると親指が第2指の上に乗ってしまう」という『外反母趾《がいはんぼし》』を引き起こすだけではなく、腎臓をはじめとした内臓疾患や、肩こり、不妊症、不眠症、ストレス、そして冷え症の原因となるというもの。この靴の問題は『ハイヒール症候群』と呼ばれています。

さらに、冷え症には心因的要素も大きくかかわっています。

具体的には「なげき、悲しみ」といった陰の要因です。

これにとらわれると身体が冷たくなるものなので、自分の心をつとめて陽の方向にコントロールするという、心の自己操作も必要になってきます。

ZONE
このゾーンの技術解説

女性特有の不快症状に悩む人へ

冷え症とは、毛細血管に血行障害が起き、手足の先まで十分に血液が行きわたらないために起こるもの。

分かってはいてもその症状はなかなかやっかいで従来の手足の単独刺激では効果の上がらない人があまりに多く、至急対策が迫られていた症状のひとつだ。

ダブル刺激法による効果の増大は明らかになったが、さらに「もっとも効果的な組み合わせはどことどこか」をテーマに、数多くの協力者を得て研究を進めた結果、次の結論を得たのである。

それは、手の太陽神経叢ゾーンプラス、足の子宮・卵巣ゾーンの組み合わせ。この2つのゾーンを交互に刺激すると、少なくとも従来の5倍以上の効果が見られる。

太陽神経叢ゾーンは指先で押しもむが、子宮・卵巣ゾーンは図のように親指でこすってやる感じで押すと、いっそう効果的だ。

比率は手1に対して足が2。

時間はトータルで10分程度。

10日間実行したら、2日間休止日を設けるというペースが好ましい。

これも知っておこう

また冷え症には、ゾーンセラピーと併用して食生活の改善をはかるのが望ましいことです。なぜなら酸性体質になっている人が多いからです。

油や塩は、身体を冷やすと考えられるのでひかえめに。野菜は、なるべく生は避け、ボイルして食べましょう。

「熱い湯と冷たい水に、交互に足をつける」という温水浴も、効果的と思います。

太陽神経叢ゾーン＋子宮・卵巣ゾーン

●刺激する順番

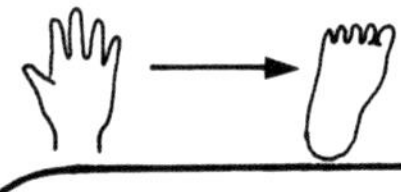

●刺激時間（分）

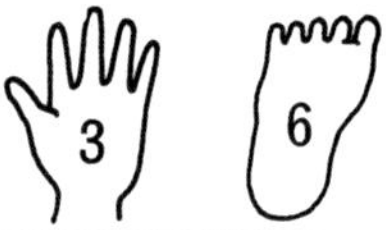

〈手の刺激〉

太陽神経叢ゾーンを集中して押す。手の刺激はこれだけ。

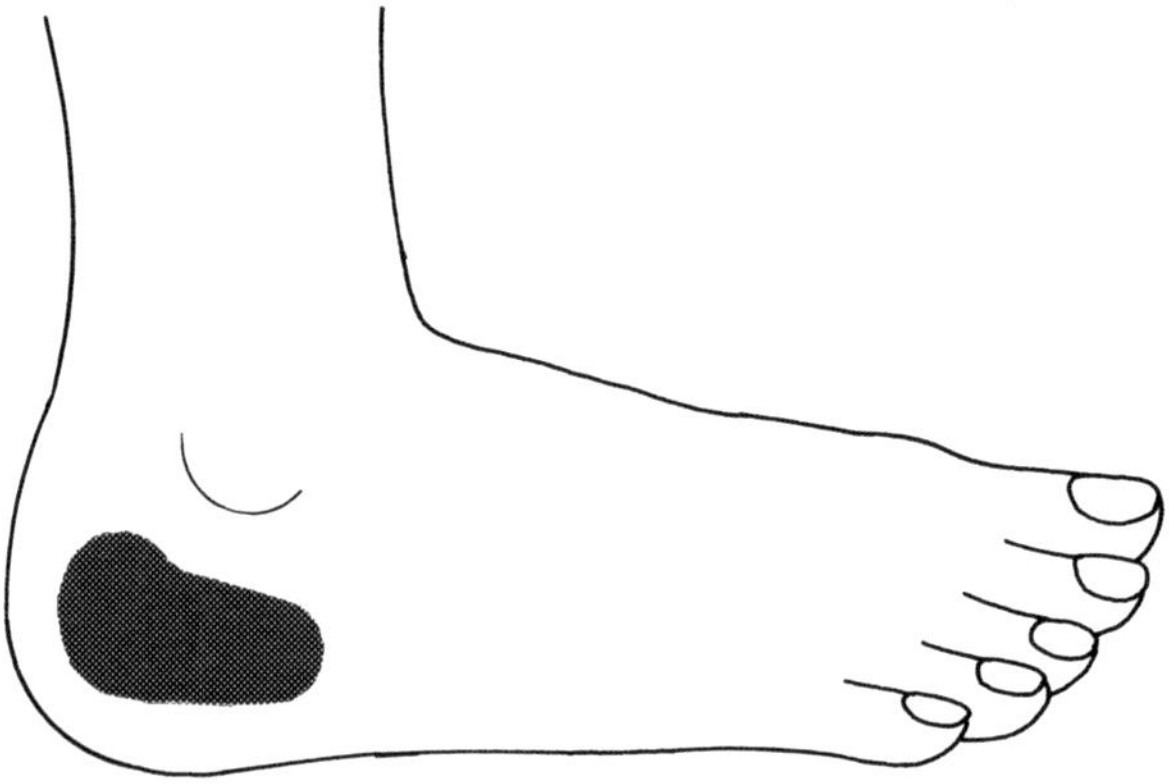

〈足の刺激〉

冷え症は足の刺激が重要ポイント。内、外、くるぶしの下にある子宮・卵巣ゾーンを少し強めに押す。指角でやってもかまわない。次に、親指と小指をつまんで回転もみをする。

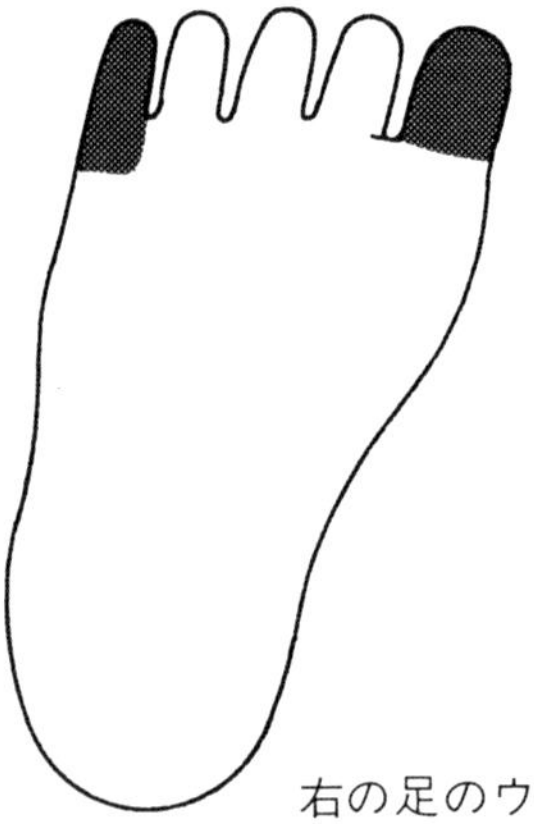
右の足のウラ

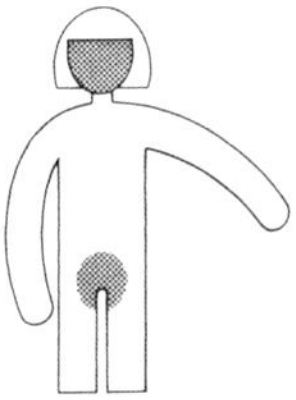

●いつ刺激すると効果的か

寒い日が続き出したら。10日やって２日間休むぐらいのペースが好ましい。

冷え症

□冷え症の原因は、毛細血管に血行障害が起き、手足の先まで十分に血液が行きわたらないために起きるもので、この毛細血管を広げたり縮めたりする自律神経が失調していると考えられます。

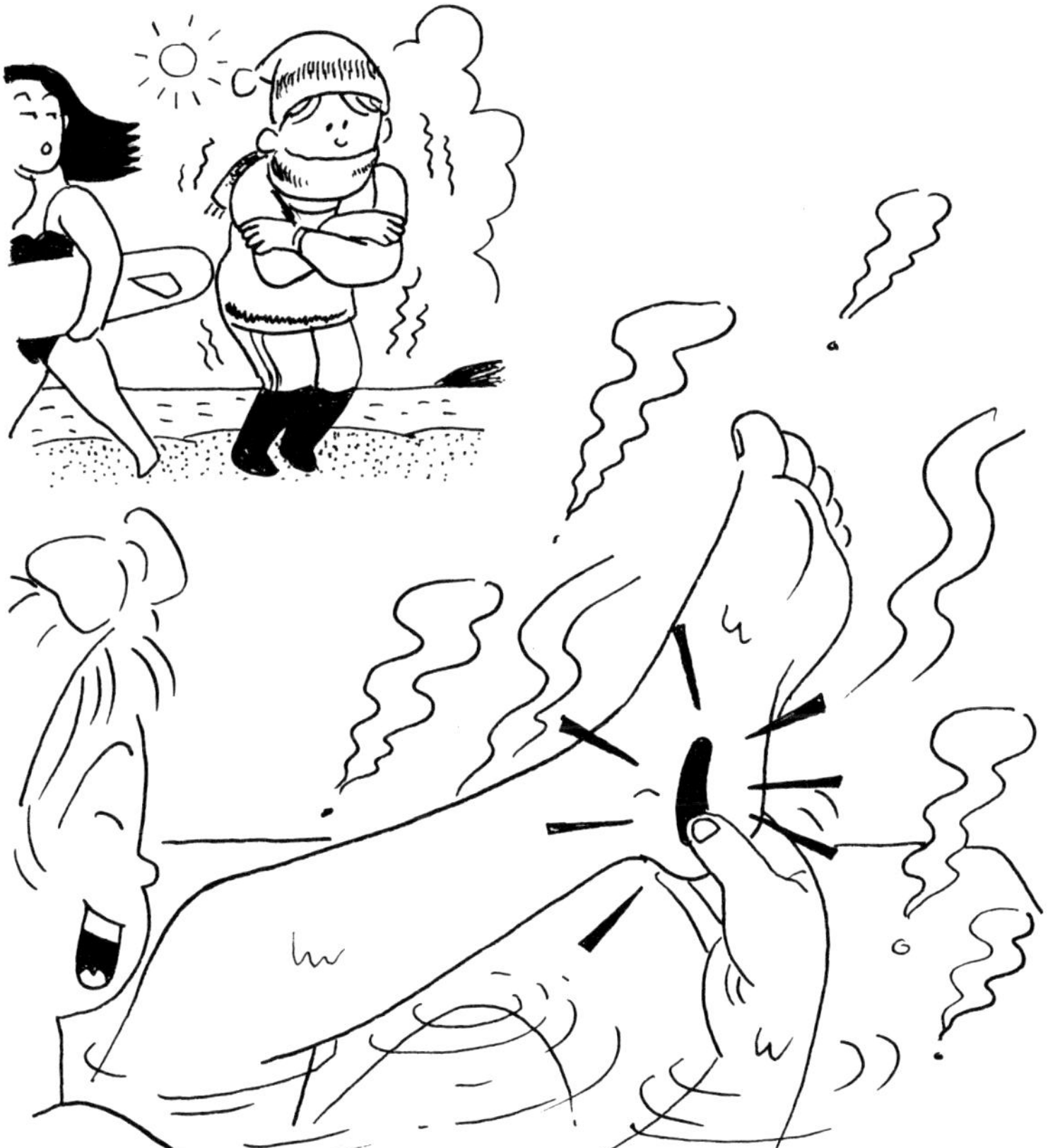

●刺激するのは 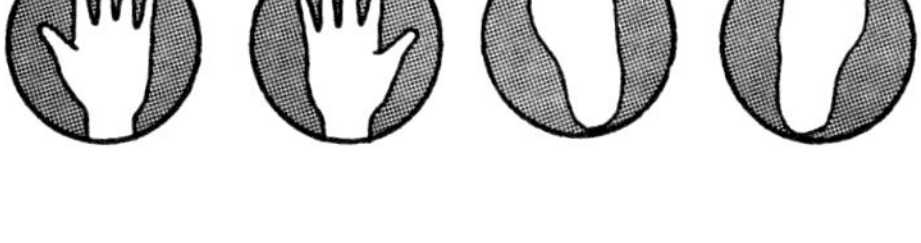

頭痛を治す

頭ゾーン＋副鼻腔ゾーン

テレビのコマーシャルなどで、頭が痛いとき、親指と中指で両方のこめかみを押さえ、「ウ〜ン」とうなだれている絵柄をよく目にします。

こめかみを押さえてつらそうにしている母親を見て、子供がどこからか鎮痛剤と水を運んできます。そして「お母さん、ハイ」。それにかぶせて「こんなときには○○をどうぞ」というセリフが流れます。

実際、皆、頭痛を訴えるとき、こめかみを押さえていますし、日本に昔から伝わる民間療法に梅干しをはるなどという方法もあるようです。

このように痛いところに直接働きかけて、その痛みを和らげる方法は、ゾーンセラピーでは原則としてとりません。働きかけるのは、頭痛に対応した手と足のゾーンです。

「頭痛の原因は十人十色」と言われるように頭痛は実に複雑で、中には手足の指刺激だけではあまり効果が見られないという場合もあります。原因の一例を挙げると、

・身体の生理的変化
・目、鼻、耳の異常からくるもの
・月経と関係して起きる頭痛
・動脈硬化
・過労から来る筋肉の緊張感
・精神的ストレス

頭痛は慢性化しがちなので、手足の指、側部以外のゾーンの刺激もたんねんにほどこしてやり、根本的に治すことが肝じんです。

ZONE
このゾーンの技術解説

キリキリ、ズキズキ、鈍痛をくりかえす人へ

組み合わせは、手と足の親指にある頭（大脳・小脳）ゾーンだけでいい。これだけで効果があらわれるはずだ。

これは、簡単なゾーンセラピーの代表選手で、ぜひ頭痛に悩んでいる人がいたら、教えてあげてほしい。

手からスタートし、足→手→足の順序。必ず足で終るのが原則だ。

比率は３対５。

頭痛もち、すなわち慢性的な頭痛に悩んでいる人は、１回の治療時間は８分、１週間に１日のペースで休止日を設けること。薬に頼ってあわてて治そうとせずに、じっくり腰をすえてゾーンセラピーをやるといいでしょう。

これも知っておこう

プロが治療をほどこす場合、実は手のひらと甲、足のウラと甲だけでなく、手足全体のゾーンに働きかけるのだが、手と足にはそれぞれ対応するゾーンがあり、それは専門的には参照部分と呼ばれている。

たとえば、左膝の内側をケガした場合「傷ついた、または冒された部分には絶対に働きかけてはならない」というゾーン理論の原則により、直接の治療が不可能となる。

そこで、左膝の参照部分をさがし、そこに働きかけることになる。

左膝に対応した左肘の参照部分にふれてみると、その部分が敏感になっていることがよくわかるものだ。疾患が生じた場合、単純に参照部分へとたどって行く、その場合、参照部分の敏感さが確認に役立つというわけだ。

手のひら、足のウラにもそれぞれ対応する参照部分がある。その両方を刺激することによって、効果を5倍から15倍に引き上げようというのが、ダブル刺激法なのである。

頭ゾーン＋副鼻腔ゾーン

●刺激する順番

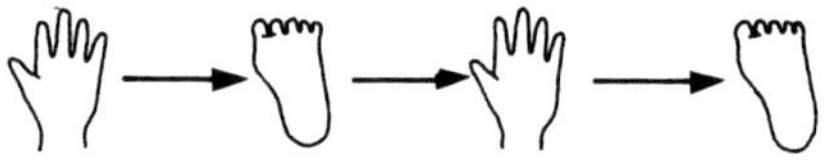

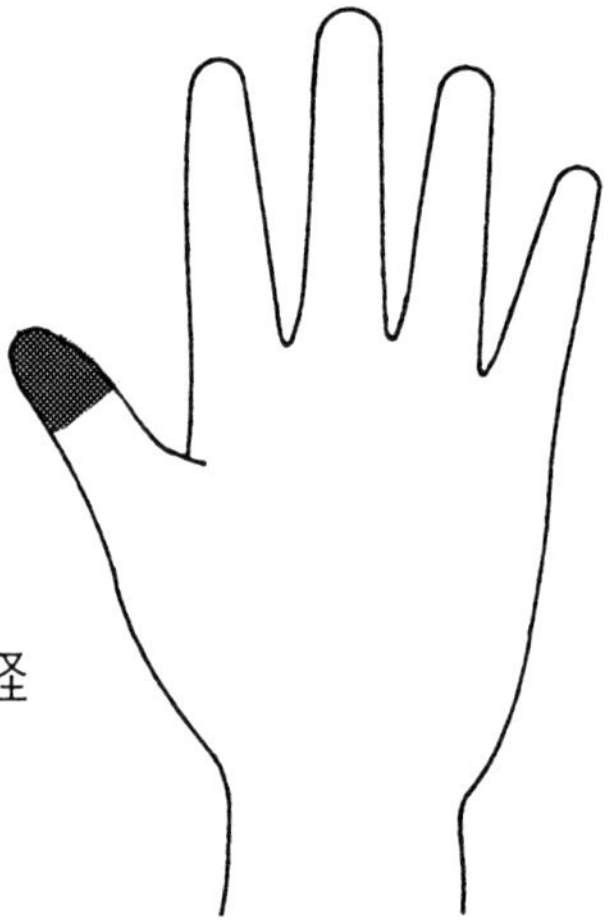

左の手のひら

〈手の刺激〉

親指の頭(大脳・小脳)ゾーンを甲側、ひら側両方積極的に刺激する。これだけでいい。頭痛がひどい時は渾身の力を込めて押せば、痛みも軽くなってくるはずだ。

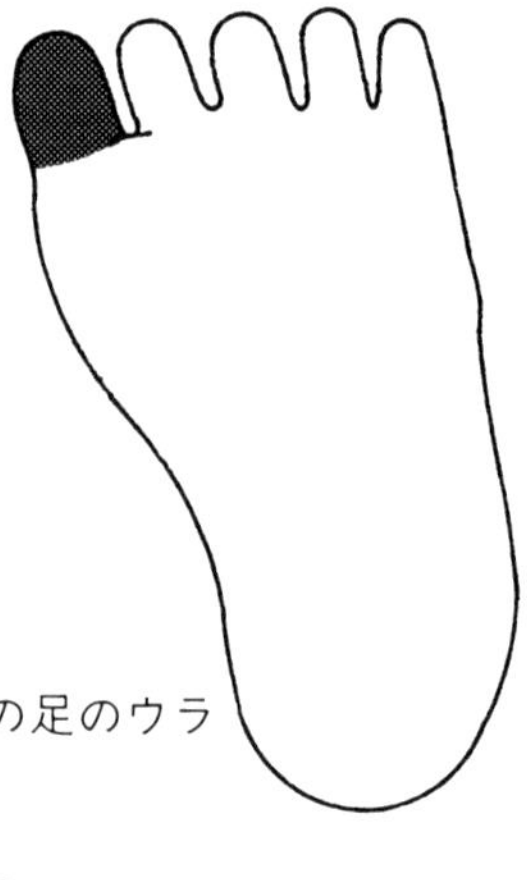

左の足のウラ

〈足の刺激〉

足の場合も、手と同様親指の頭(大脳・小脳)ゾーンを中心に、副鼻腔、側頭ゾーンまで強くもむ。

●刺激時間(分)

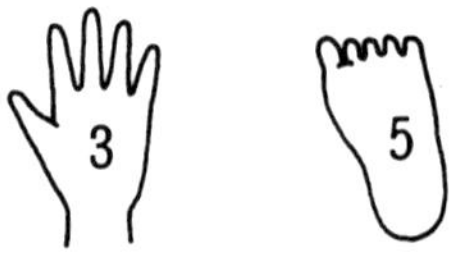

●いつ刺激すると効果的か

頭痛を感じた時。慢性頭痛に悩んでいる人は1週間に1日のペースで休止日を設けること。

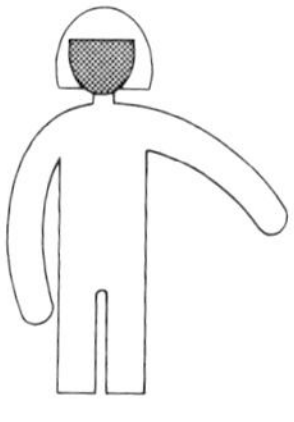

頭　痛

□東洋医学では慢性頭痛のことを「気の異常」ととらえ、気が頭部に衝き上がったまま停滞している状態と考えます。頭部に滞った気を全身にくまなく巡らすことで、頭痛を緩和することが可能です。

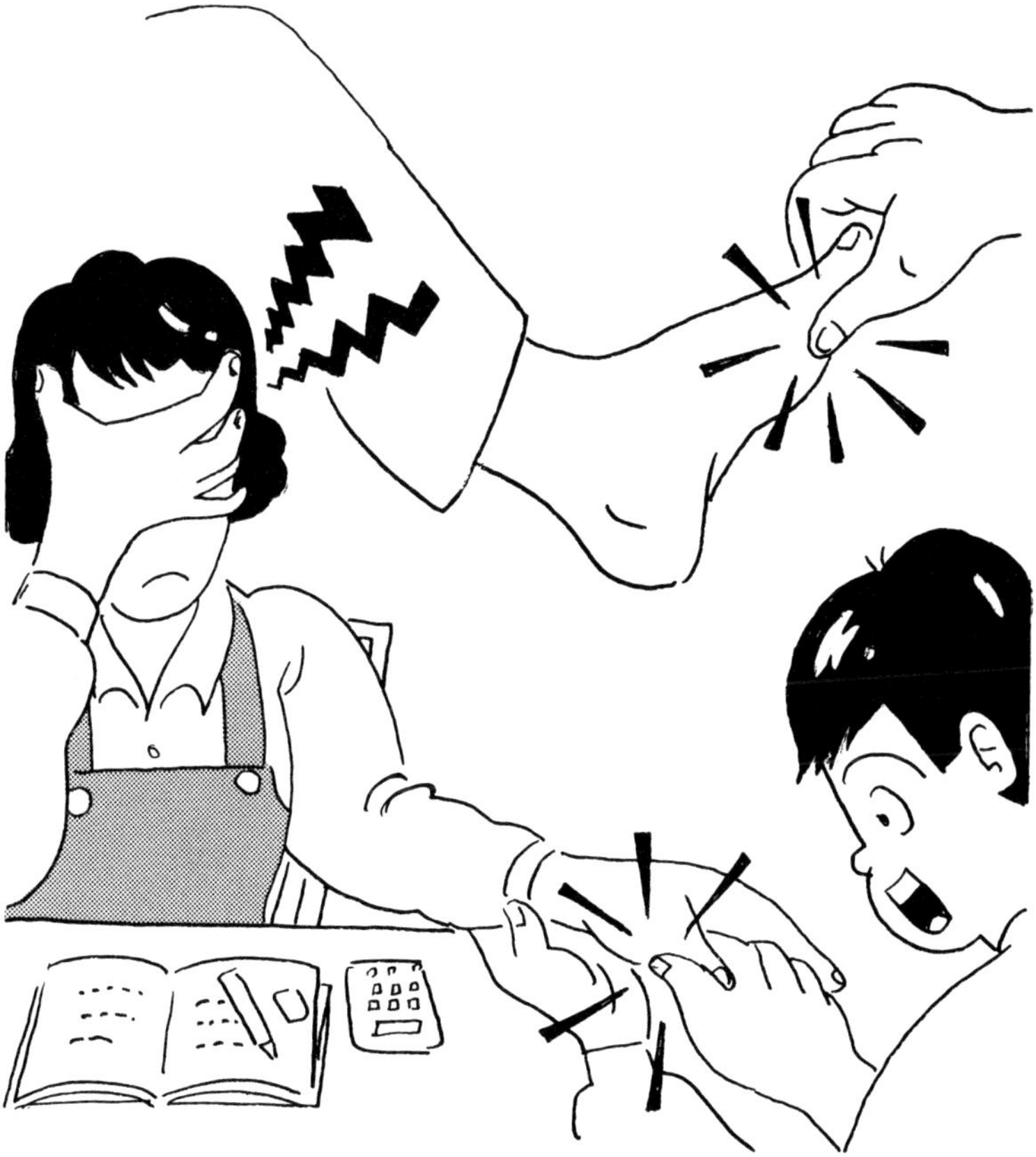

●刺激するのは

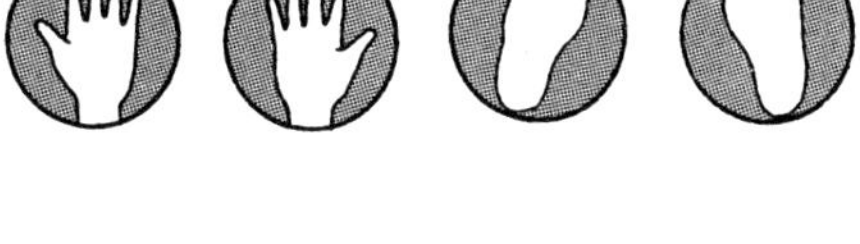

痔の痛みがスッキリ

生殖器ゾーン十上行（下行）結腸ゾーン

痔は一般的に男性に多い症状とされがちですが、私の臨床例からすると女性にも非常にたくさん見受けられます。

人に知られると恥ずかしいけれど、とても深刻な悩みです。

女性特有症候群の代表的な存在といっていいものです。

便秘や、妊娠、出産が原因となる場合も多く、若い女性の間にもけっこう目につく存在です。

痔裂（切れ痔）、痔核（いぼ痔）、さらには痔瘻、肛門周囲膿瘍などと各種ありますが、いずれも女性にとって「人に言えない恥ずかしい悩み」なだけに、ついつい放置して事態を悪化させてしまうものもままあるでしょう。

排便時の疼痛と出血、それも最初は紙につく程度の出血だったものが、進行して大出血を引き起こし、急性貧血に陥る場合もあります。

自分一人でできるダブル刺激法によって、一刻も早く解決したい悩みのひとつです。

ZONE
このゾーンの技術解説

我慢できない痛みに泣いている人へ

痔の場合は、まず足の生殖器、痔疾ゾーンを刺激したのち、上行結腸（右足のみ。左足は下行結腸）、横行結腸ゾーンへと下から上へ、さらに右（左）に連続的に強めに押す手の方は生殖器ゾーンの刺激に続いて会陰点も強めに刺激する。婦人病のところに記述したが男性でもやり方は同じ。

もしご主人が痔ぎみなら、手をとり足をとりあなたがゾーンセラピーをやってもかまわない。

以降数回くり返すが、必ず手のゾーン刺激で終ること。比率は、手３、足５。

１回の刺激時間は、手足両方で８分程度。１週間に３～４回程度行う。

なお、ひどい痔痛や大量の出血をみた場合には休止して、ある程度治まるのを待って再び開始することが望ましい。

コラム

上級テクニック②

〈はさみ指のテクニック〉

中指と人差し指の間に手足の指をはさみ、ねじれるように左右に動かします。

あまり強くやりすぎると痛いので、最初はゆるく、なれるにしたがってだんだん強くはさむのがポイントです。

このテクニックは、主に手足の親指の先の刺激に使用しましょう。とくに鼻づまりのさいの即効刺激に有効です。

●刺激する順番

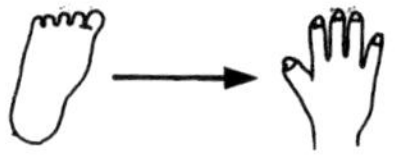

●刺激時間（分）

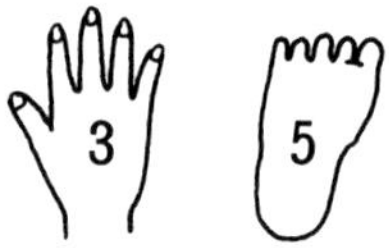

●いつ刺激すると効果的か

週に3～4回

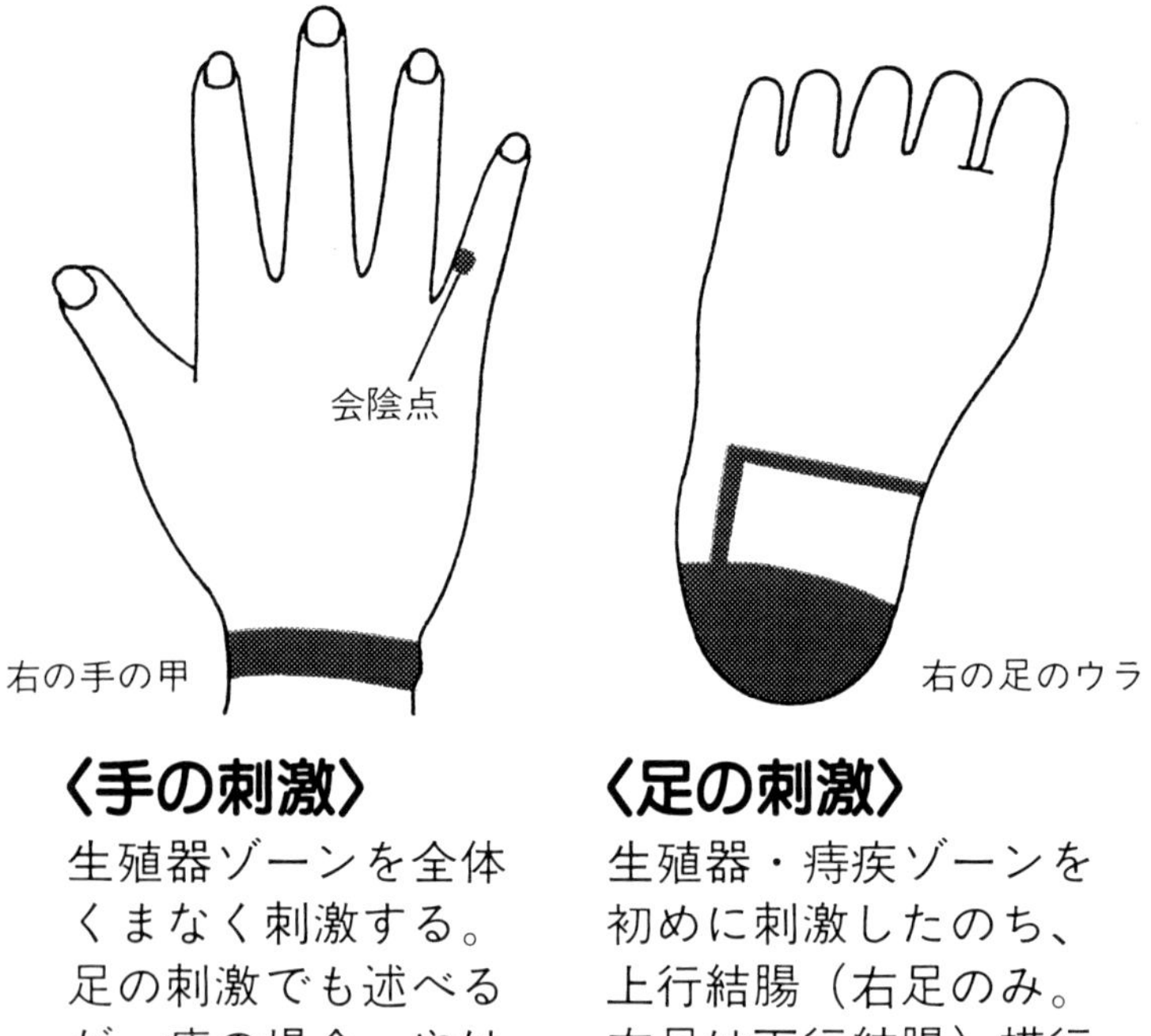

〈手の刺激〉

生殖器ゾーンを全体くまなく刺激する。足の刺激でも述べるが、痔の場合、やはり生殖器ゾーンの刺激がすべて。たんねんにやろう。その後、小指の内側にある会陰点も強めに刺激する。

〈足の刺激〉

生殖器・痔疾ゾーンを初めに刺激したのち、上行結腸（右足のみ。左足は下行結腸）、横行結腸ゾーンへと下から上へ、さらに右（左）に連続的に強めに押していく。ちょうど、アルファベットの「L」を下から書くような感じでやるとよい。

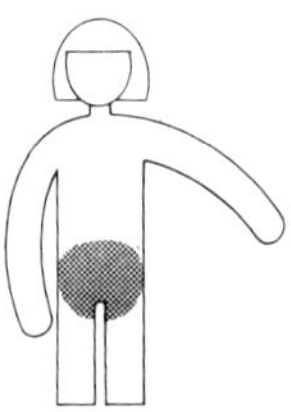

痔

□イボ痔は、肛門部の静脈叢にうっ血が生じて、コブのようにふくれたものです。慢性の便秘、肝臓病、循環器障害、妊娠などが主な原因です。そちらの方のゾーンセラピーも合わせて行うと効果が違ってきます。

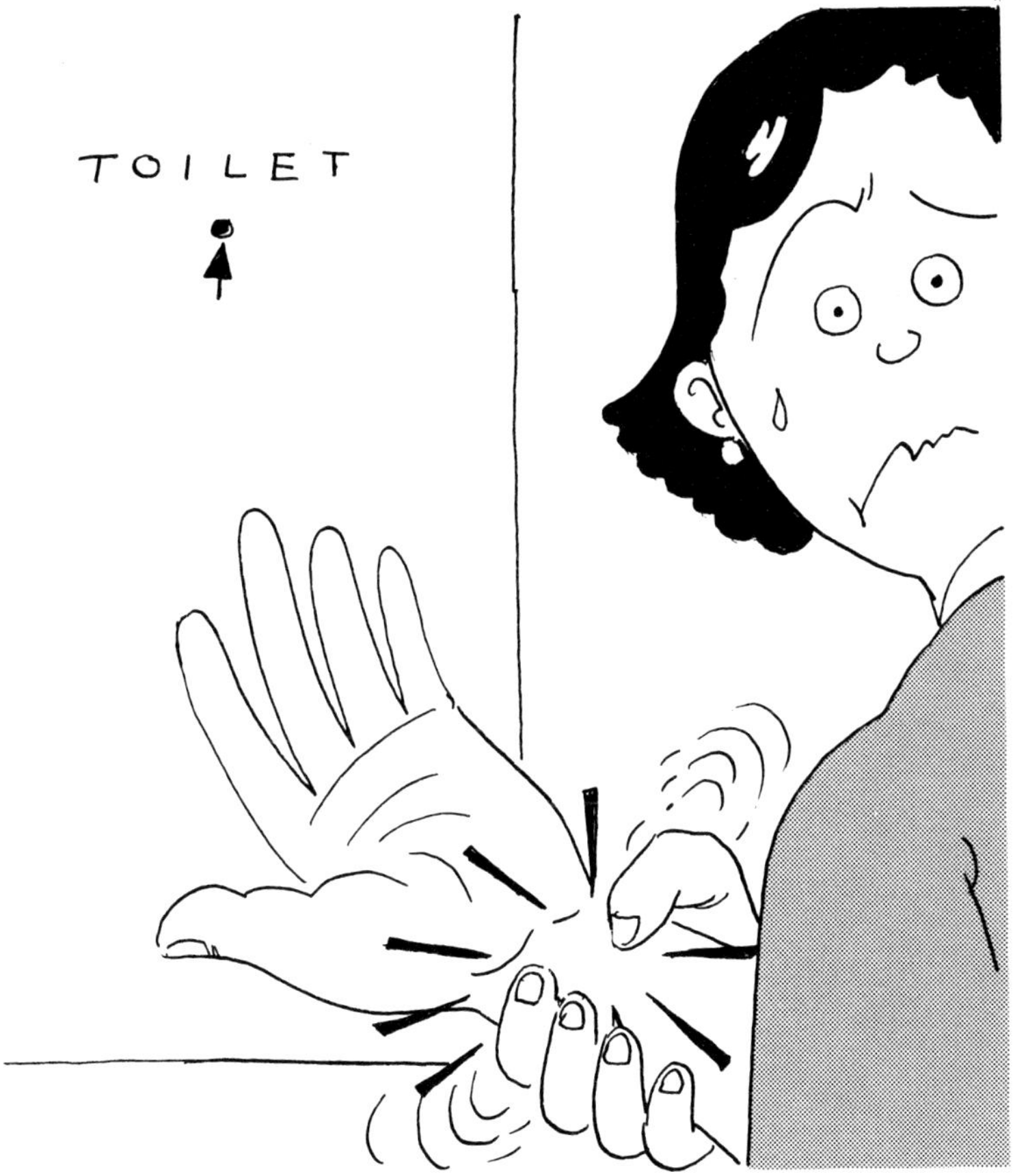

●刺激するのは 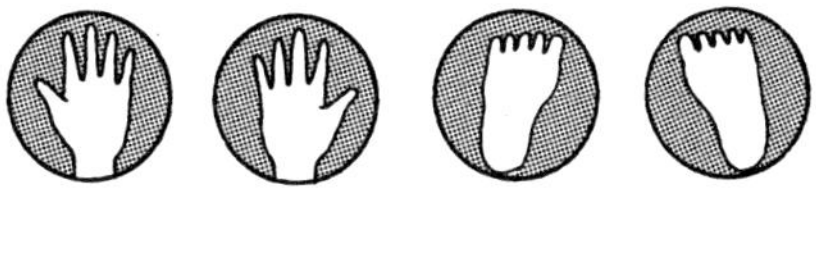

みずみずしい肌にする

生殖器・脳下垂体・甲状腺ゾーン

　朝、鏡に向かったとき、化粧ののりが良くないと気分が悪く、この気分の悪さは一日中尾を引くものです。

　逆に、朝起きて気分がすぐれないまま鏡に向かうと、化粧ののりが良くないという話をよく耳にします。

　このように、女性の肌と心は密接に結びついています。

　恋をすると肌が輝くようにきれいになるし安定した結婚生活は、みずみずしい肌を約束してくれます。

　これは、実は自律神経の働きによって、甲状腺や副腎の働きが良くなり、ホルモンの分泌がさかんになるからです。

　その意味において、ゾーンセラピー・ダブル刺激法を実践すると素肌への効果と同時に、精神的に癒す、心をリラックスさせる力も持っています。

　常に心と体を一体に考えて、心のコンディションをととのえることが、疾患から肌を守って、みずみずしい肌を作る大切な要素といえるでしょう。

ZONE
このゾーンの技術解説

荒れ肌、カサカサ肌、ツヤのない肌に困る人へ

肌あれのゾーンセラピーの特徴は、手はなく足だけの刺激だけでよいことです。さらに、肌の症状によっても、刺激法が異なります。

まずは、ニキビからやっていきましょう。ニキビの場合は、生殖器ゾーンと親指の中心にある脳下垂体ゾーンを少し強く押します。脳下垂体ゾーンは、とくに小さいので、親指の中心を押すと考えておけば間違いはありません。

乾燥肌、油性肌の場合は、脳下垂体ゾーンとさらに甲状腺ゾーンも親指で強く押すのがポイントです。

皮膚は、体の老廃物の除去役のひとつです。皮膚を健康にしておくことは、万病の予防にもつながりますので、軽視してはいけません。

時間は１日３分。毎日根気よく続けることが賢明。

コラム

上級テクニック③

〈フィンガー・ウォーキング〉

①手の親指を、ゾーンの面に向けてナナメに当てます。

②関節を曲げ、親指の先を垂直に立てます。

③指の腹を、ペタリと皮膚面につけます。

①→③を連続して行なうと、指は数ミリずつ前方に進んで行くことになります。プロの間では非常にポピュラーな、便利なテクニックです。

●フィンガー・ウォーキングのやり方

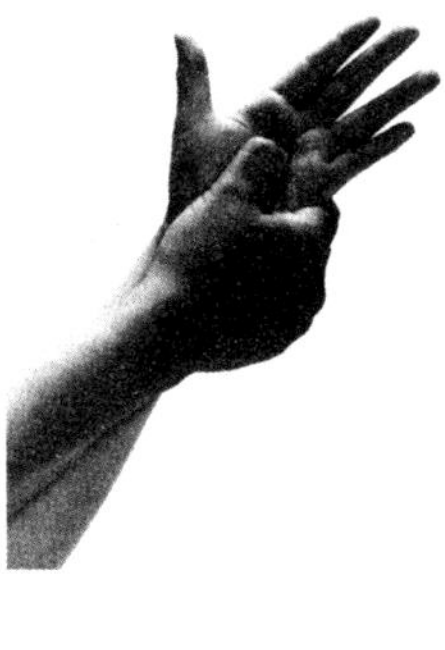

●刺激する順番

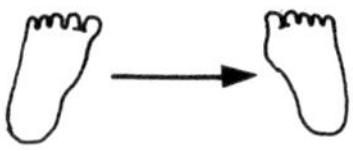

〈ニキビ〉

左で述べたように、疾患の種類によって重視ポイントが異なります。まずニキビは生殖器ゾーンと脳下垂体ゾーンを少し強く刺激します。脳下垂体ゾーンは、とくに小さいので、親指の中心を押すと考えておけばいいでしょう。

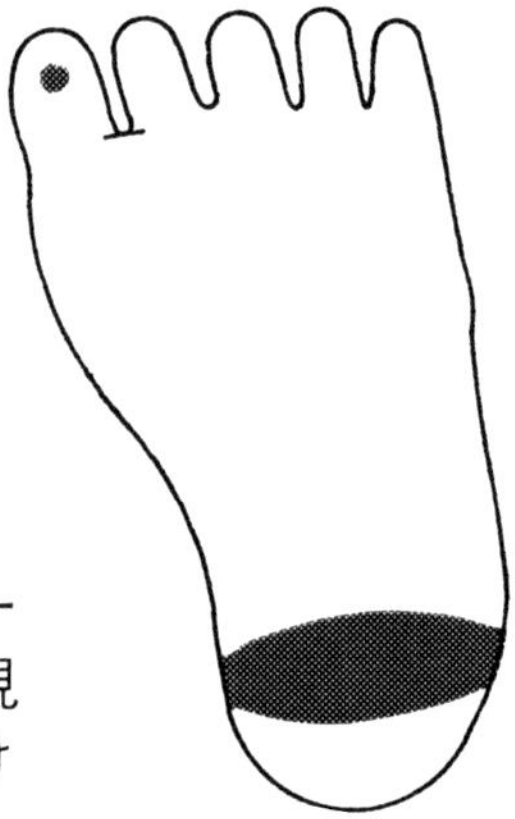

左の足のウラ

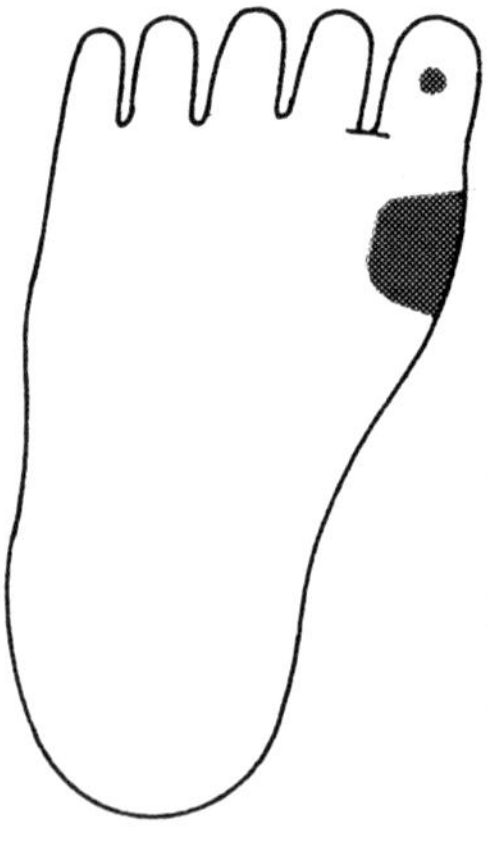

右の足のウラ

〈乾燥肌、油性肌〉

乾燥肌や油性肌の場合は、脳下垂体ゾーンとさらに甲状腺ゾーン（親指のつけね下の内側にふくらんだ個所）を親指で強く押す。皮膚は体の老廃物の除去役のひとつです。皮膚を健康にしておくことは、万病の予防にもつながりますので、軽視してはいけません。

●刺激時間（分）

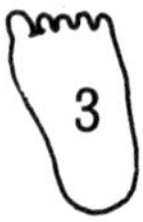

●いつ刺激すると効果的か

毎日夜、根気よく続ける

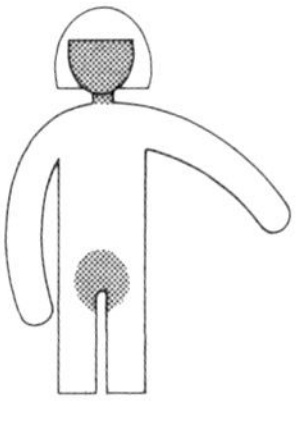

肌あれ（化粧ののりが悪い）

□皮膚は器官の１つとして位置づけられ、他の器官を冒す疾患より注目されています。皮膚疾患は種類によってゾーンセラピーの重視ポイントが異なります。また、手はなく、足のウラだけ刺激するのが何よりの特徴です。

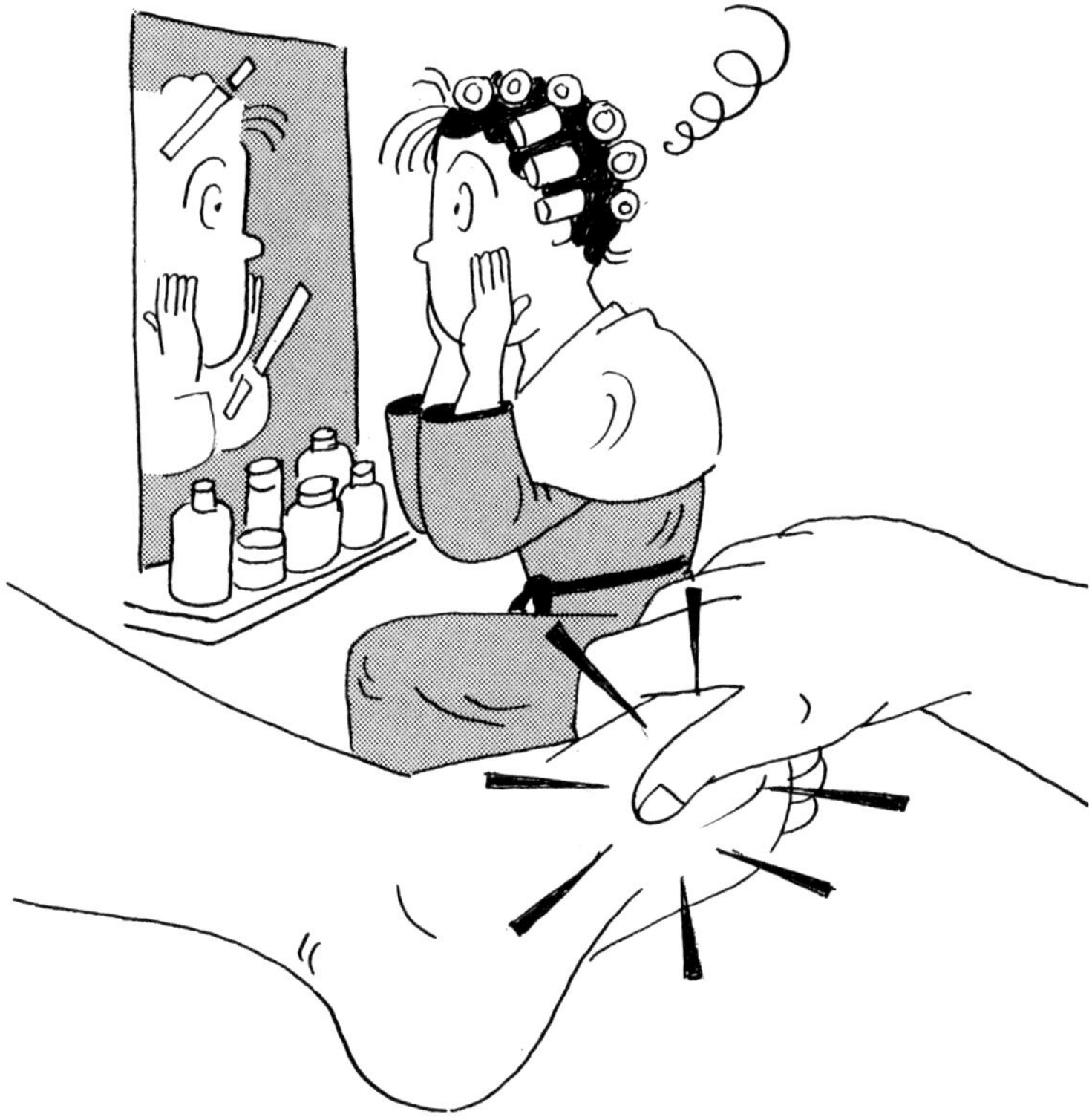

●刺激するのは 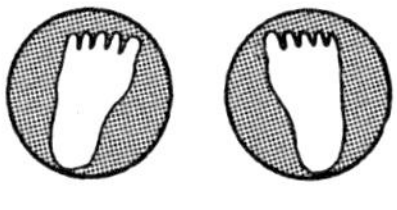 （両足だけ）

4章

鈍痛、激痛、突然の痛み

ゾーンセラピーほど効くものがあったら教えてほしい

▼足と手の二重刺激なら3分で痛みが消える

腰痛を治す

腰腿点ゾーン＋腰椎（膀胱）ゾーン

女性、それも若い女性の間に腰痛患者が増加しているのです。

今まであまり見かけなかったタイプの女性が腰痛を訴えてやってきました。

聞けば、バイク宅急便のドライバーをしていて、「ここ2週間くらい仕事がハードだったせいか、腰を痛めてしまって。先日テレビで先生の存在を知ったものですから、お願いしにきたんです」

原因は、荷物の運搬とバイクの運転による負担からもたらされた疲労性腰痛。男性の領域とされていた職場に進出した女性や、スポーツマン、スポーツウーマン、その他全般的によく見受けられるタイプの腰痛です。

治療をほどこし、さらにゾーンセラピー・ダブル刺激法の指導をしました。その後また痛いといって来ないので、ゾーンセラピーが功を奏したのでしょう。

一般的に言って、女性の骨盤内の内性器は男性に比べて複雑にできていて、生理やSEXによって骨盤内にうっ血、充血などを起こしやすいのです。また女性の骨盤の形も、本来直立の歩行には向かないとされています。

加えて妊娠、出産という生理的負担が加わり、こうした大きな負担が腰痛の大きな要因となります。

その他、腎臓病、胆石、腎結石、胃腸病などによっても腰痛はもたらされ、その種類も物を持ち上げるときの姿勢が良くないと、ギクッと痛みが走るギックリ腰、プロスポーツ選手がよくわずらうヘルニアをはじめ、さまざまです。

ZONE
このゾーンの技術解説

重い腰、だるい腰、疲れ腰の人へ

来院したバイク宅急便の女性に施したのももちろんダブル刺激法だが、まず、手の甲の腰腿点ゾーンの中で、しこりのある個所、もしくはチクッとくる個所を見つけ、そこを押す。その後、足の脊椎〜腰椎ゾーンを各々２分間、すなわち１対１の比率で刺激。このダブル刺激法で軽い腰痛なら治まる。

これでも効果がいまひとつという場合にはもう一回最初からやり直し、そしてもうひとつのダブル刺激法を加えてやる。

それは、足のくるぶし下にある膀胱ゾーンを約２分間刺激する。

ぎっくり腰のような突然の痛みに対しては両方のダブル刺激法を、痛みが消え去るまで続ける、99％必ず消えます。

個人差もあるが、早い人なら５分も刺激を続ければ、痛みはやわらぐはずだ。

慢性の腰痛対策には、最初に紹介したダブル刺激法だけで充分のはず。１日に計６分、１週間に３〜４日のペースで行う。腰痛対策としてのゾーンセラピー・ダブル刺激法は、手と足の比率が１対１であるということを忘れないことだ。

コラム

上級テクニック④

〈握りこぶしを使った刺激法〉

足裏全体に使えますが、とくにかかとの皮膚厚の部位に使用すると有効でしょう。

この刺激法は、軽く用いた場合、神経の働きを高め、強く用いると神経の働きを鎮静化させる作用があります。

つまり、痛みを一刻も早く止めたいというような速効性を期待する場合は、こぶしに力を入れて圧した方が効果的ですが、一定の期間をかけた治療を目的にする場合は、あまり力を入れず、軽く圧するということです。

腰痛を治す

腰腿点ゾーン＋腰椎（膀胱）ゾーン

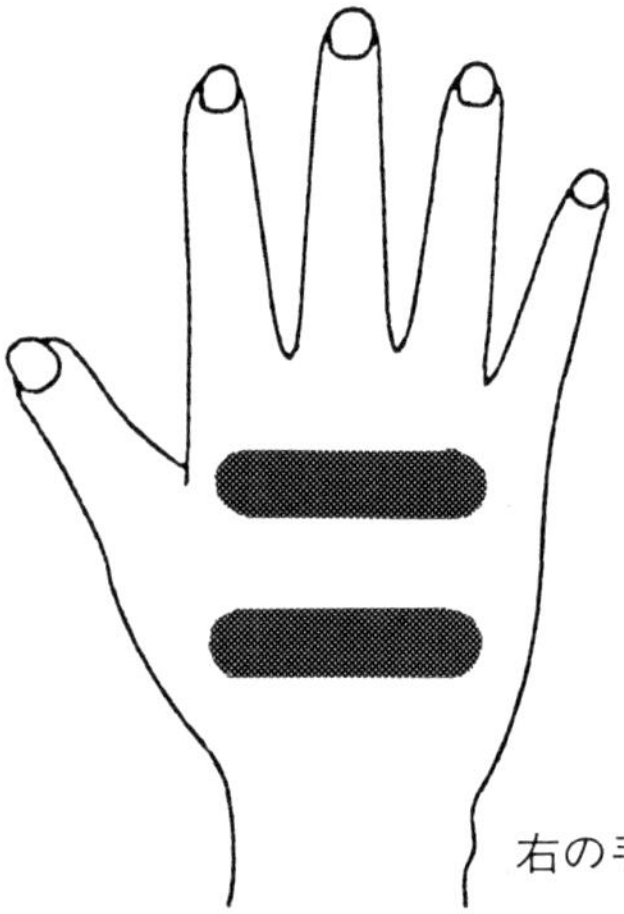

右の手の甲

〈手の刺激〉

手の甲、図の位置にある腰腿点(ようたいてん)ゾーンの中で、しこりのある個所またはチクッとくる個所を探す。見つかったら強くそこを押す。効果抜群である。

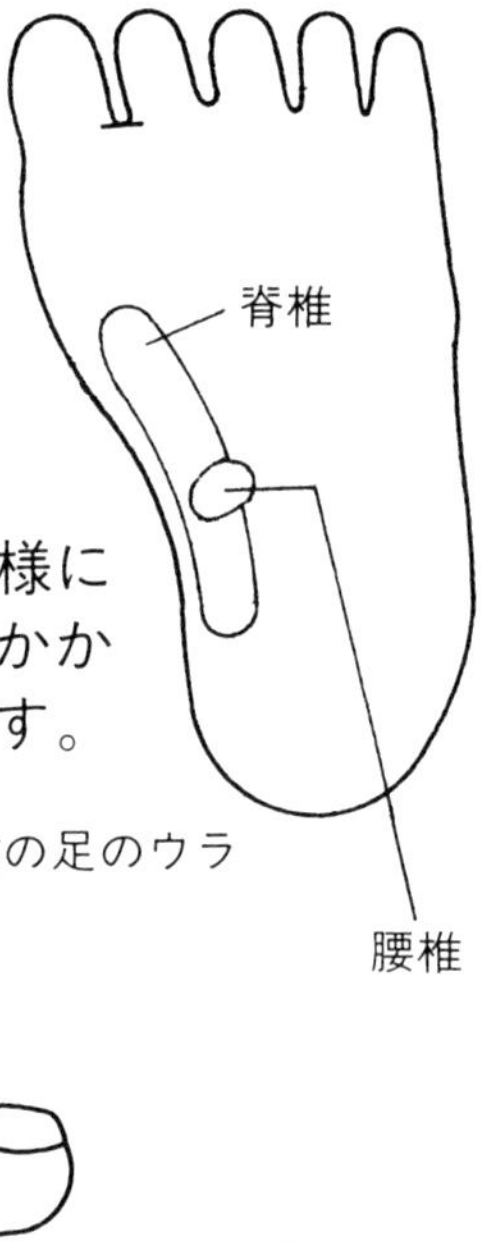

右の足のウラ

〈足の刺激〉

甲状腺ゾーンから膀胱ゾーンまでには、図のように脊椎、腰椎ゾーンもある。そこを手の刺激同様に意識的に指からかかとの方へ強く押す。

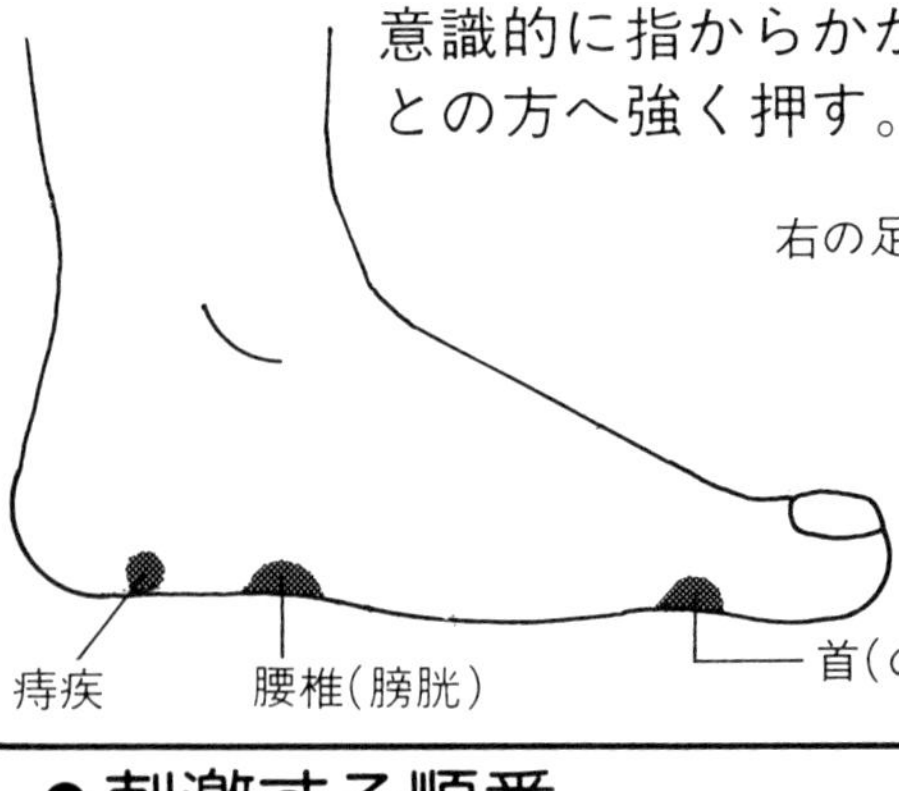

●刺激する順番

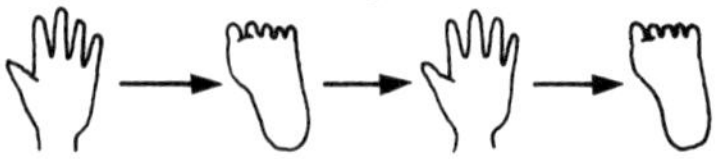

●刺激時間（分）

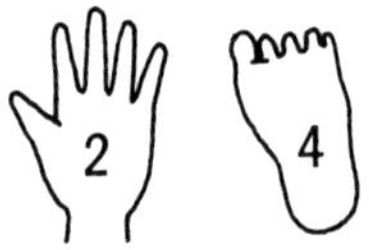

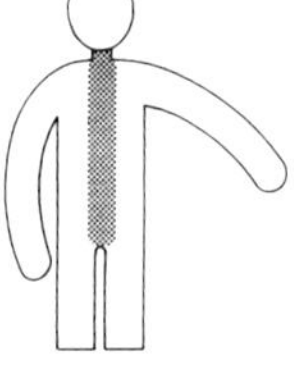

●いつ刺激すると効果的か　**週３～４日**
ぎっくり腰の場合は痛みのとれるまで。

腰　痛

□腰痛の原因のほとんどは、脊椎を前後から支えている腹背筋が衰えたため。この他、腰痛と同時に肩こり、足、膝の痛み、だるさなどの症状を訴える場合は、内臓疾患の疑いもあります。

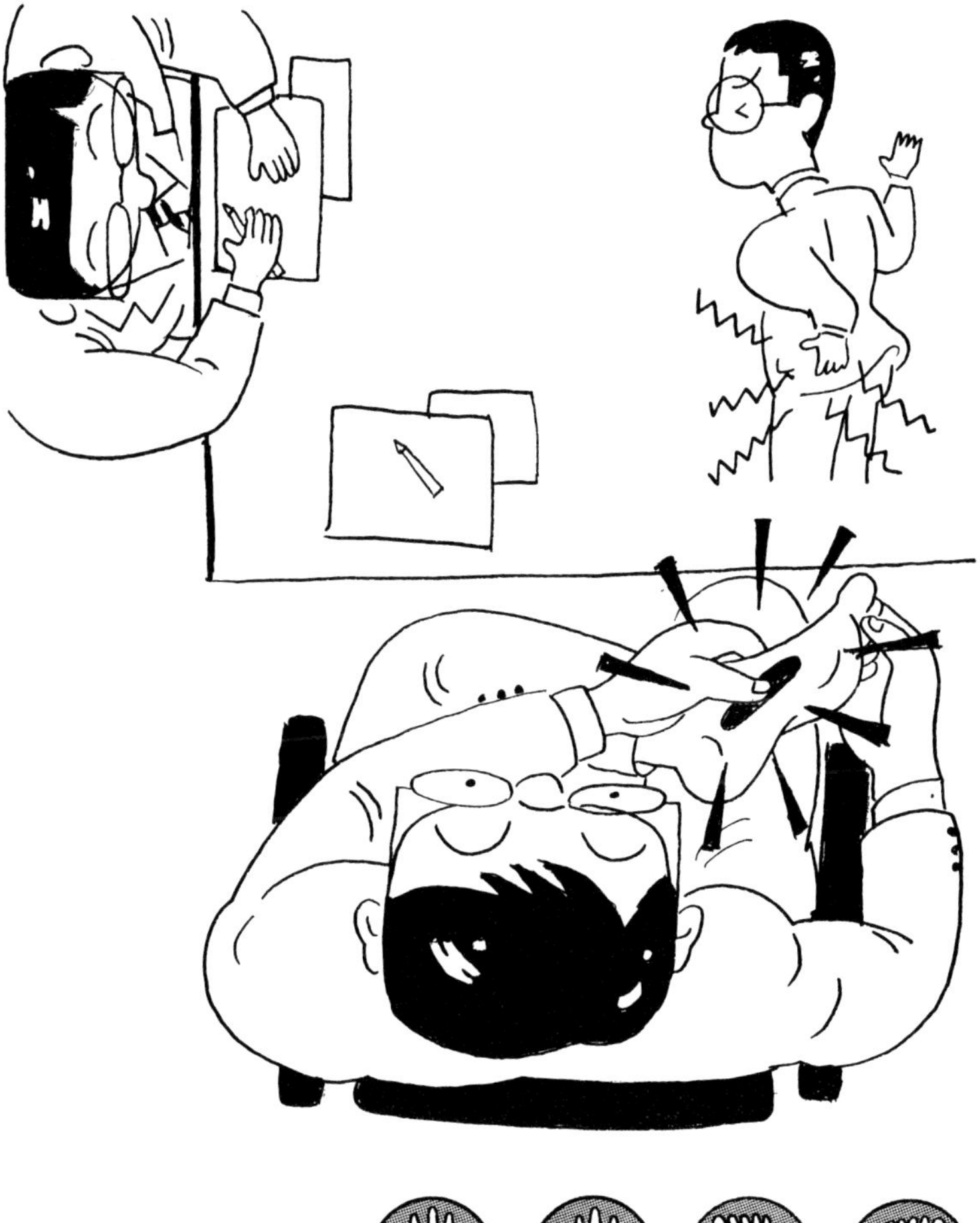

●刺激するのは 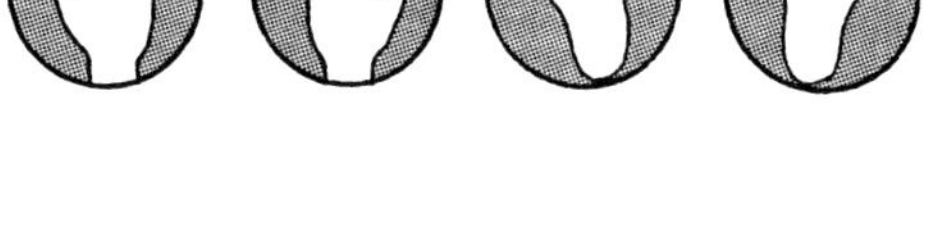

肩、首のコリ

治療院にくる女性は30代から50代が主で、問診の時に肩こりの有無をたずねると、まず例外なくこっていると言います。それだけ日本人には肩こりの症状を訴える人が多く、不定愁訴の大きな項目のひとつとなっているのです

一般的に、首すじから肩甲骨にかけて、筋肉や筋がこわばって重苦しさを感じるというのが肩こりであり、その多くは筋肉疲労や血液循環の障害によるものです。

筋肉が使用されると、筋肉内にはグリコーゲンの代謝によって生じる乳酸がたまります。

この乳酸、普通は筋肉内の毛細血管を通じて筋肉外に排泄されるのだが、極端に筋肉が疲労すると、メカニズムに障害が生じるのです。

すなわち血液の循環が悪くなり、乳酸がたまり筋肉が固くなる、それによって生じるのが肩こりです。

肩ゾーン＋肩甲骨ゾーン

多いタイプは、なで肩の人、胃下垂気味の人、姿勢の良くない人。さらに、高血圧、貧血、めがねが合わないことによっても肩こりは起きます。

長い時間にわたってデスクワークをこなしたり、車の運転を続けた場合にも、この肩こりは生じます。

「肩のこる人」という形容の仕方があるように、精神的緊張感が続いた場合にも、肩のこりに見舞われることがあるようです。

また、東洋人は西洋人に比べると、なぜか肩こりが多いとされています。

ZONE
このゾーンの技術解説

こわばる、張る、しこりがある背中の痛みの抜けない人へ

肩、首のこりに対しても、ダブル刺激法は非常に顕著な効果を見せる。

まず足。これは足の甲にある肩甲骨ゾーンと第2指から第4指までのつけ根にある環状帯、ここを指角で、力いっぱい刺激する。

そして手、こちらは甲にある肩ゾーンの中で、とくに薬指と小指の間の個所。ここをやはり力を込めて押す。

さらにもう1度足のゾーンに戻り、今回は前よりやや強め、具体的には3の圧力で刺激する。

再度手に戻り、同様に刺激する。

すなわち、足→手→足→手の順序でそれぞれ2度ずつ刺激する。

個人差もあるが、トータルで10分もやればたいていのこりは解消されるはずだ。

手と足の比率は、1対1。肩よりむしろ首のこりがひどいという人は足ウラの肩、太陽神経叢ゾーンをプラスしてゆっくり刺激してやる。

なお、肩こり解消のためのダブル刺激は、毎日行ってもかまわない。やればやるほど効果が見えるというのが、肩こりゾーンの特徴だ。

☆肩こり

手の甲にある肩ゾーン、とくに図に示した個所を力をこめて強く押す。時間は５～７分位。ふだんから心がけて刺激すれば、なお良し。

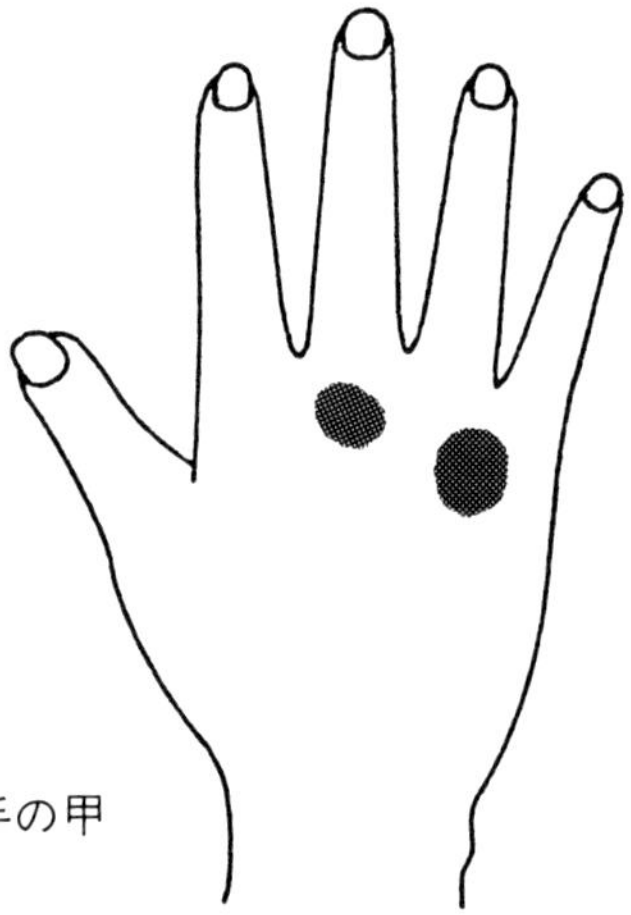

右の手の甲

☆首こり

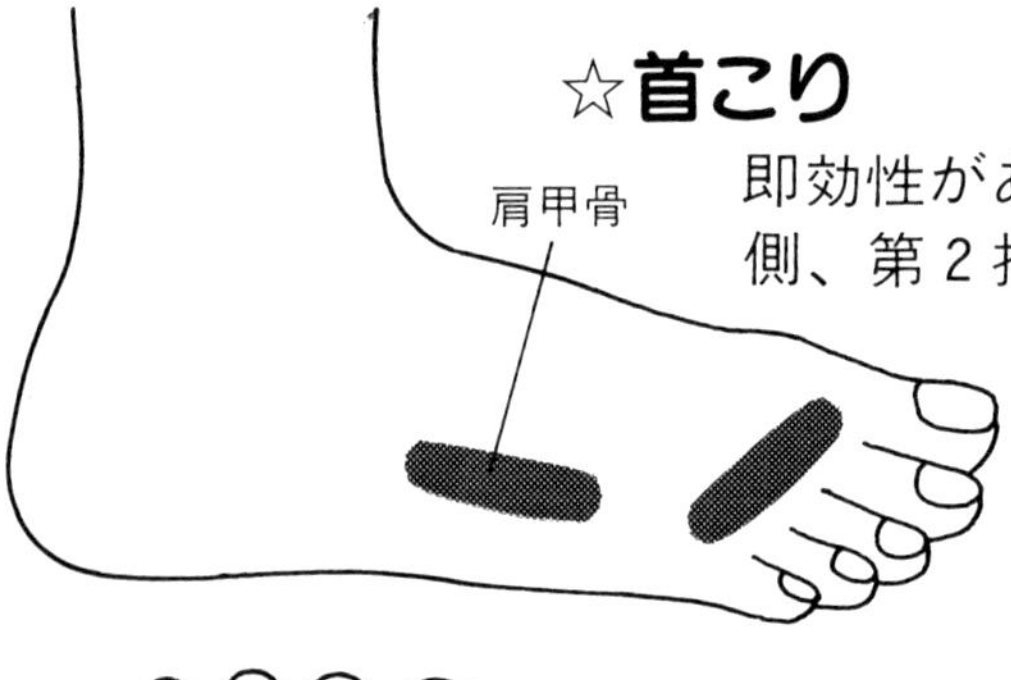

即効性があるのは、甲側、第２指から第４指までのつけ根にある環状帯及び肩甲骨を、思いきりよく力いっぱい押します。３～５分もやればウソみたいに楽になってきます。

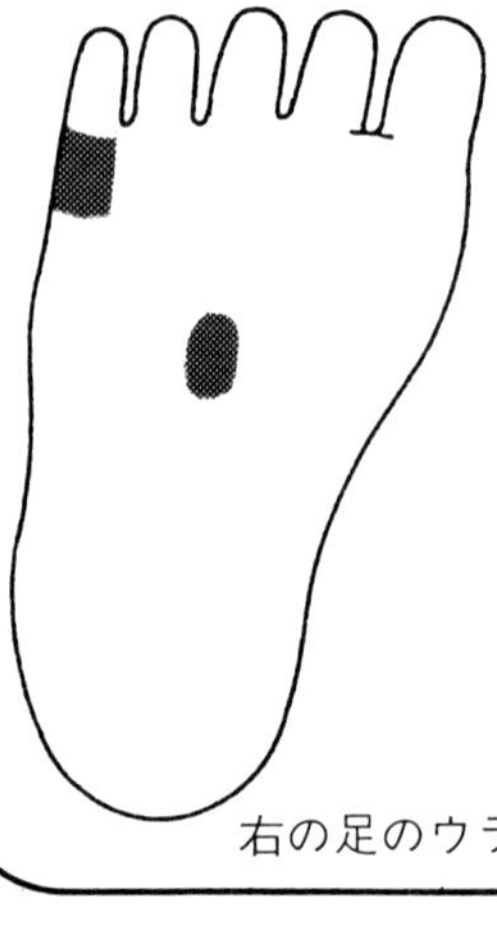

右の足のウラ

また、首こりに悩んでいる人は、ふだんから肩、太陽神経叢ゾーンをゆっくりと刺激する習慣をつけて下さい。なぜなら、これらは緊張（＝首・肩こりの一因）と関連しているからです。

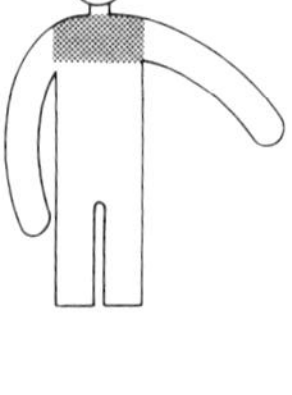

肩・首のこり

□典型的な現代病である、肩こり、首こり。これらを完全に取り除くことはできませんが、どうしようもなくダルイ時の即効ポイントをお教えしましょう。

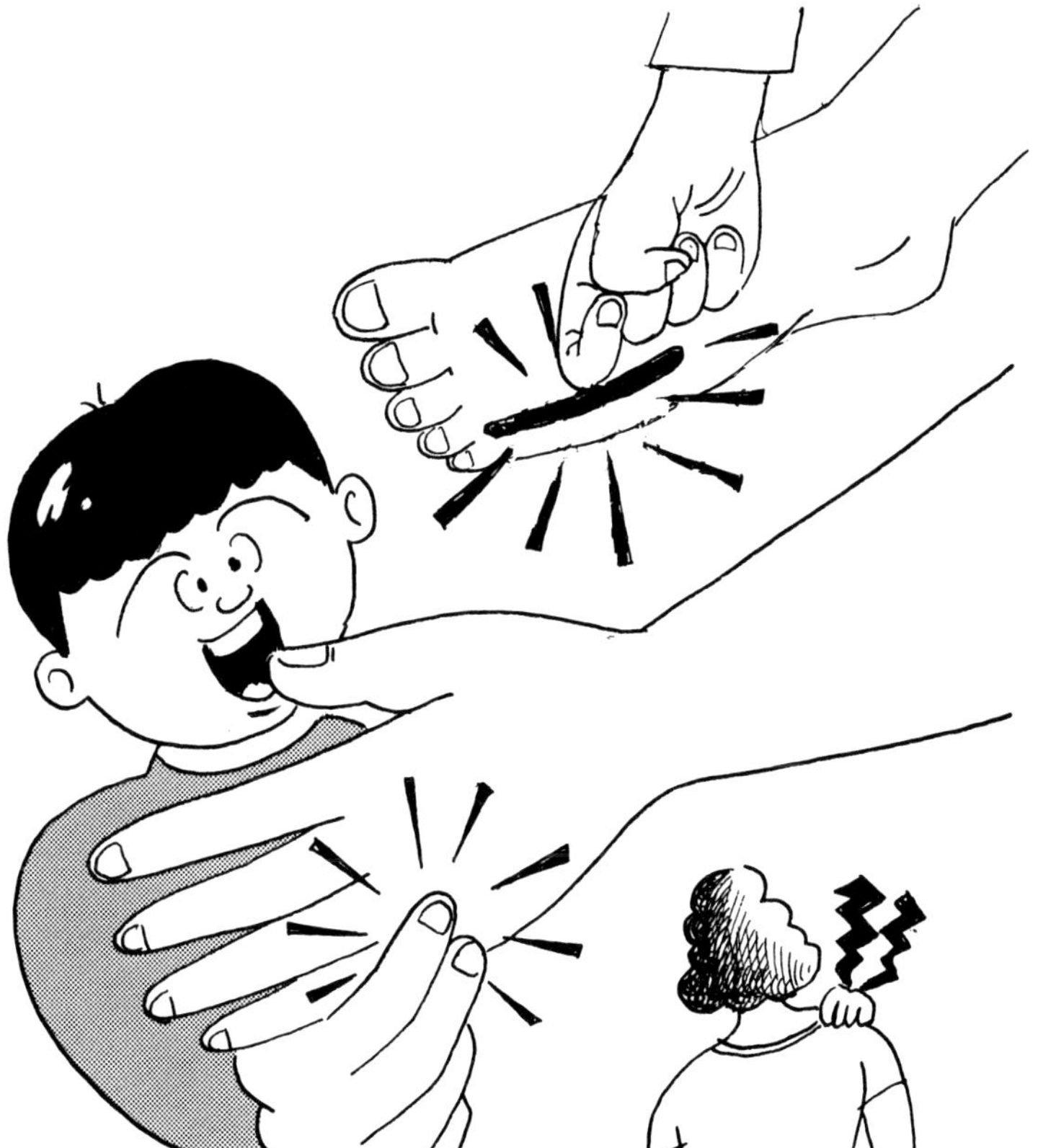

●刺激するのは 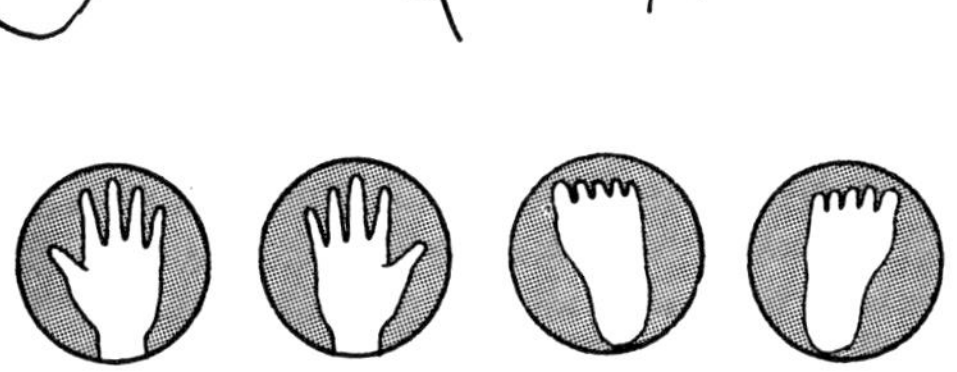

歯の痛みを消す

口内気管支ゾーン＋胸とリンパ腺ゾーン

夜、ズキズキと歯が痛み出したときほど困ることはありません。

歯医者さんに行ってなんとかしてもらおうにも開いてないし、「眠ってなんとか痛みを忘れよう」とベッドに入っても、痛さで一晩中眠れないのです。

大体歯痛というのは、仕事が忙しかったり体にムリをして徹夜まがいの生活をしているときに出るものです。

仕方なしに鎮痛剤を飲んでウトウトまどろむと、夢の中にまで歯の痛みが出てきたりします。

そんなとき、即効性抜群の歯のゾーンセラピーをマスターしておけば、重宝このうえありません。

つまり、突然おそってくる歯痛には、ダブル刺激法を実践するのが一番です。

あなたも、なったものでなければわからないあの苦しみから逃れられます。

これも知っておこう

歯の話になったついでに触れておくが、西洋には、歯科医と同格にみなされ、専門の医師会や学会

ZONE
このゾーンの技術解説

突然の痛みに苦しむ人へ

歯痛のダブル刺激は、まず手から入る。

手の甲、親指と人差し指のつけ根の部分に広がる扇形のゾーン〝水かき〟と呼ばれてる口内気管支（喉・歯・胸・肺）ゾーンを、反対の親指と人差し指で（もしくはボールペンの先で）まんべんなく押す。中にとくに痛いポイントが見つかる。それが痛い歯に対応する部位だ。とくに痛いポイントを発見したら、１～２分、少し強めに刺激する。

手の刺激が終ったら、連続的に足の刺激に入る。歯痛に対応する足のゾーンは、足の甲の各指だ。ここを強めに刺激してやる。こちらは２分～３分。さらに、くるぶしの下にあるリンパ腺ゾーンも押してやると効果倍増。

すなわち、手と足の比率は１対１だ。

手→足→手→足と約７分から10分間刺激しつづければ、ほとんどの歯痛は治まるはずだ。

なお、手に始まった歯痛のゾーンセラピーは、必ず足で終るのが原則である。

もあるという、ポダイアトリストという専門医がいる。

このポダイアトリスト、実は足の治療、それもくるぶしから下の治療を専門に手がけるフットドクターのことである。

ハイヒール症候群の項で紹介した外反母趾（118ページ参照）の矯正をはじめ、魚の目やイボ、タコの処置、さらに糖尿病患者の足の治療を行う。

糖尿病患者というのは、末梢部の血液循環が悪く、ケガをするとなかなか治りにくい。よくお分かりの方も多数いらっしゃると思う。

深ヅメによる傷を防ぐため、ポダイアトリストを訪れて、足のツメを切ってもらうのである。

このポダイアトリストの存在からしても、あるいは手足のゾーンセラピーの普及度からしても、西洋人の足に対する関心の高さがうかがえる。

歯の痛みを消す

口内気管支ゾーン＋胸とリンパ腺ゾーン

●刺激する順番 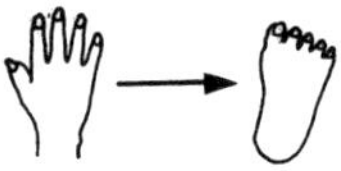

●刺激時間（分）

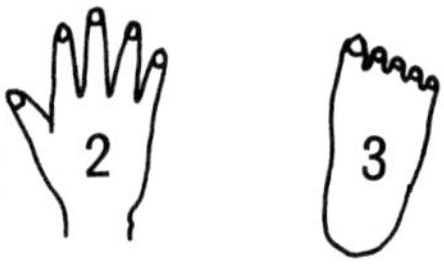

●いつ刺激すると効果的か

痛みを感じた時　（痛みがおさまらなかったら、この繰り返し。皮膚が赤くなった時はやめる）

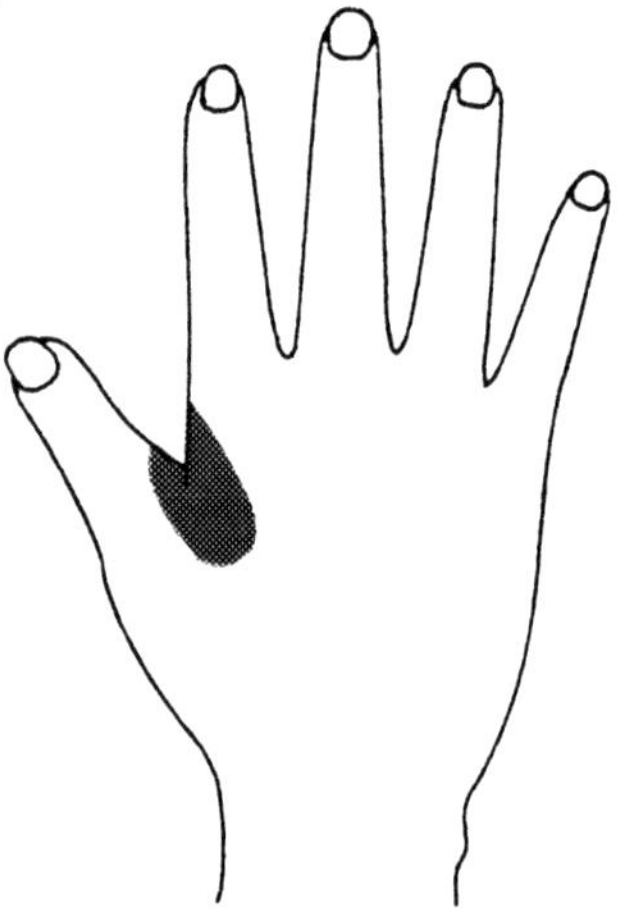

右の手の甲

〈手の刺激〉

親指と人指し指のつけ根の部分に広がる扇形のゾーン、“水かき”とも呼ばれている口内気管支（喉・歯・胸・肺）ゾーンを押す。まんべんなく押すと、その中でとくに痛いポイントが見つかる。そこが痛い歯に対応する部位だ。

〈足の刺激〉

足の５本の指とその下にある胸とリンパ腺ゾーンをげんこつで手かげんなくたたく。当然痛いが、これで歯の痛みもなくなる。さらにくるぶしの下にある、リンパ腺ゾーンも強めに押すと効果的。少々クリームをつけて下さい。

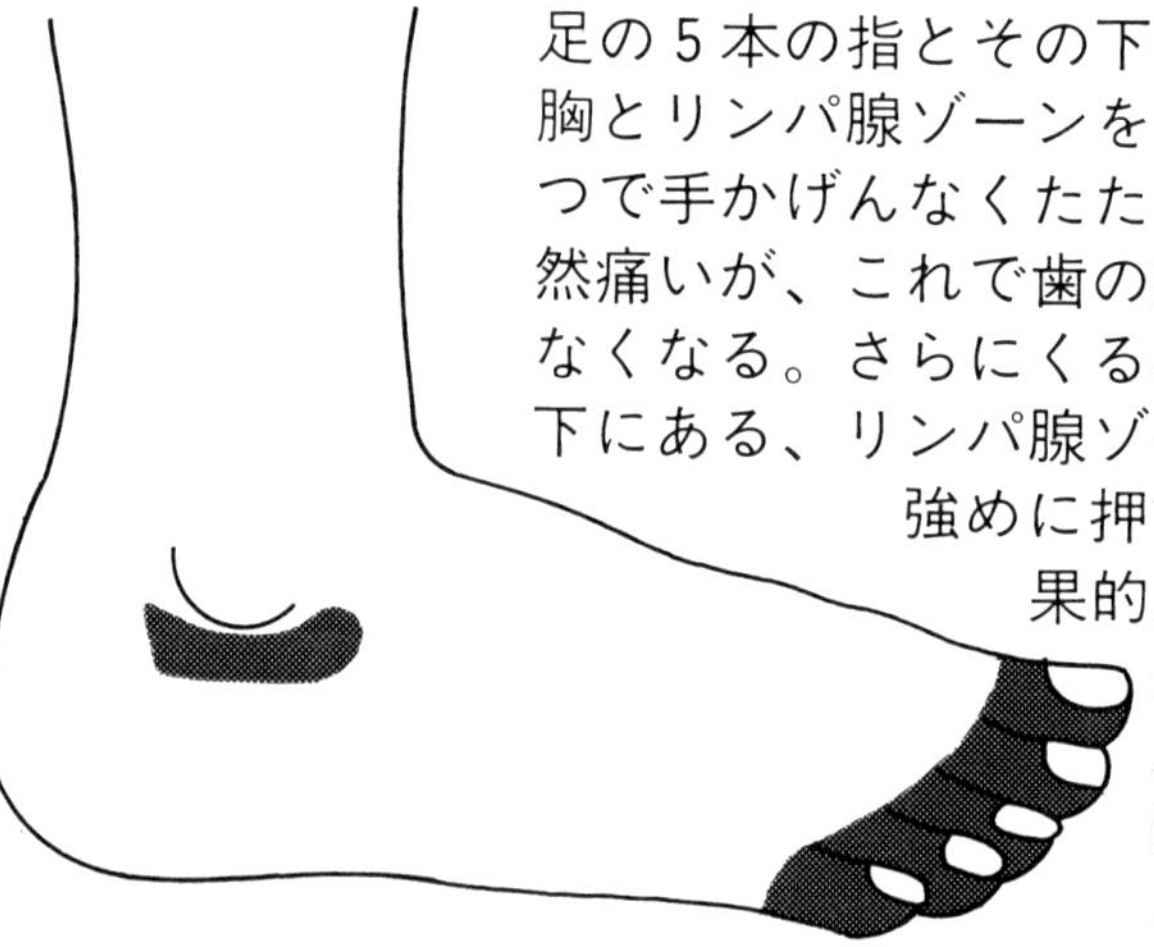

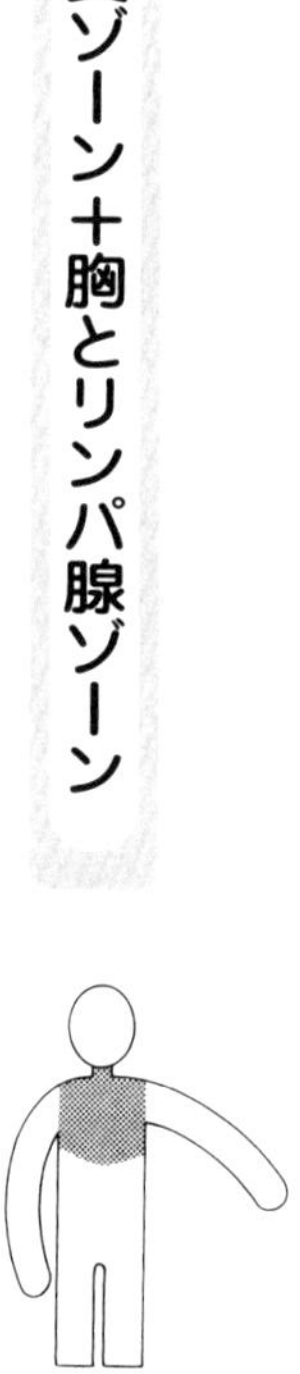

歯　痛

□「ゾーンセラピー・即効ベスト５」に入るのが、今から紹介する歯痛対策だ。急に痛みが襲ってきた場合でも、あわてることは今後なくなるだろう。

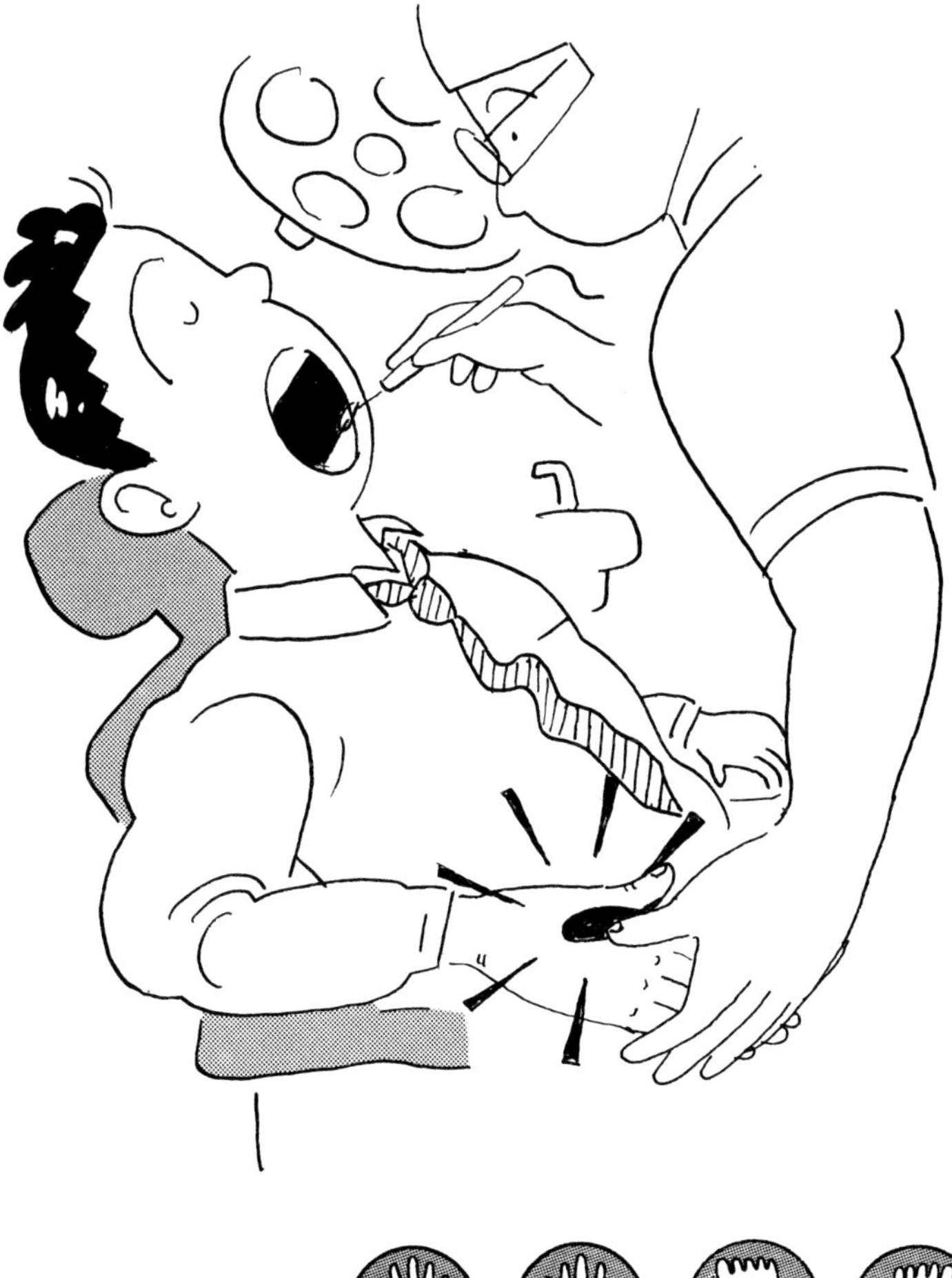

●刺激するのは 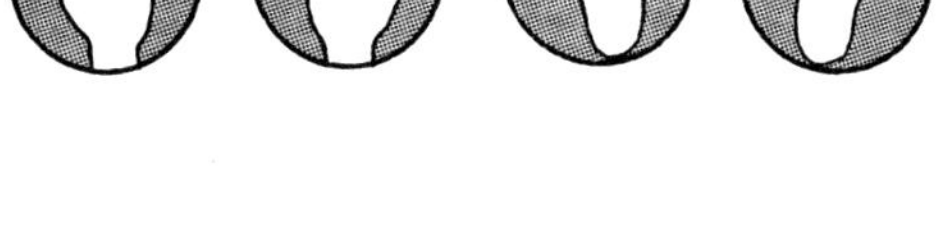

カゼ、咳、鼻づまりに

副鼻腔ゾーン＋脾臓ゾーン

過労や睡眠不足によって身体が消耗されているときや、季節の変わり目などで体温調節がうまくできないときに、とくにカゼをひきやすいものです。

主にウイルス感染によって引き起こされるとされているが、これも一種類ではなく、いろんな種類があります。

症状もさまざまです。発熱以外にも、

＊身体がだるい

＊頭が重い

＊鼻づまり、鼻水が出る

＊せきが出る

などの症状が。あります。しかし、インフルエンザウイルスによる流行性感冒の場合、高熱を発し、

＊頭痛

＊のどの痛み

＊関節痛　などの症状が、1週間近くも続いたりします。

忙しいからと放置してこじらせたりすると肺炎、腎炎、肝障害など重大な症状を引き起こすひき金にもなるのです。

また、鼻づまりの状態が長く続いたりすると、身体がだるくなったり、ものごとに集中できなくなります。

カゼは、万病のもと。「たかがカゼ」とけっして軽視したりしないで、完治させねばなりません。

とくに主婦は、「カゼくらいで横になってはいられない」とつい無理をしがちなので、要注意です。

ZONE
このゾーンの技術解説

発熱、悪寒、だるさ、特有の症状に悩む人へ

最初にお断りしておくが、ここに紹介するダブル刺激法は、39度以上の高熱を発している人には絶対に行わないこと。

これは、大前提として意識しておいていただきたい。

カゼ、鼻づまりのゾーンセラピーも、まず手から入る。

手のひらの副鼻腔のゾーン、ここを指角を用いてたんねんに刺激。

足は左足にある脾臓ゾーンを、同じく指角を用いて、こちらは「痛い」と感じるぐらいの強さで刺激。

このダブル刺激を、手足1対1の比率、トータルで3〜5分行う。

カゼの治療はここまで。

鼻づまりがひどい場合のみ、また、「効果が今ひとつ現れない」と感じられた場合は、両足の第二指〜第五指にある副鼻腔のゾーンをプラスして、さらに2〜3分行っても良い。

鼻づまりに対しては、ダブル刺激法は驚くほど即効性をみせる。

某テレビ局の生番組に出演中、なんと視聴者から電話が入り、

「先生が説明してたとおりに、子供の手の間を刺激してあげたら、アッという間に鼻が通じたというので、本当、びっくりしました」

という報告を受けたことがあるほどだ。

これも知っておこう

軽いカゼなら、熱い風呂に入って一晩グッスリと眠れば大丈夫という人もいれば、以下のような民間療法で治す人もいる。

〈からし湯〉

バケツに湯を張って、中にスプーン3杯ほどの粉からしを入れ、足の膝から下を入れたり出したりする。

〈小麦粉と粉からし〉

足の三里のツボや足のウラ全体に、小麦粉と粉からしを合わせてこねたものを、2〜3時間湿布してやる。

カゼ、咳、鼻づまりに

副鼻腔ゾーン＋脾臓ゾーン

● 刺激時間（分）

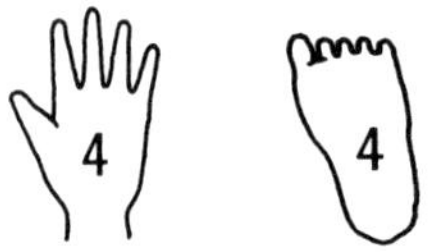

● 刺激する順番

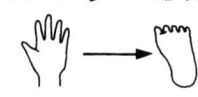

〈手の刺激〉

人指し指から小指にある副鼻腔ゾーンを、逆の手の親指と人指し指を使ってたんねんにもむ。それほど強くなく、「いい気持ち」ぐらいの強さを自分で決めてやってみよう。

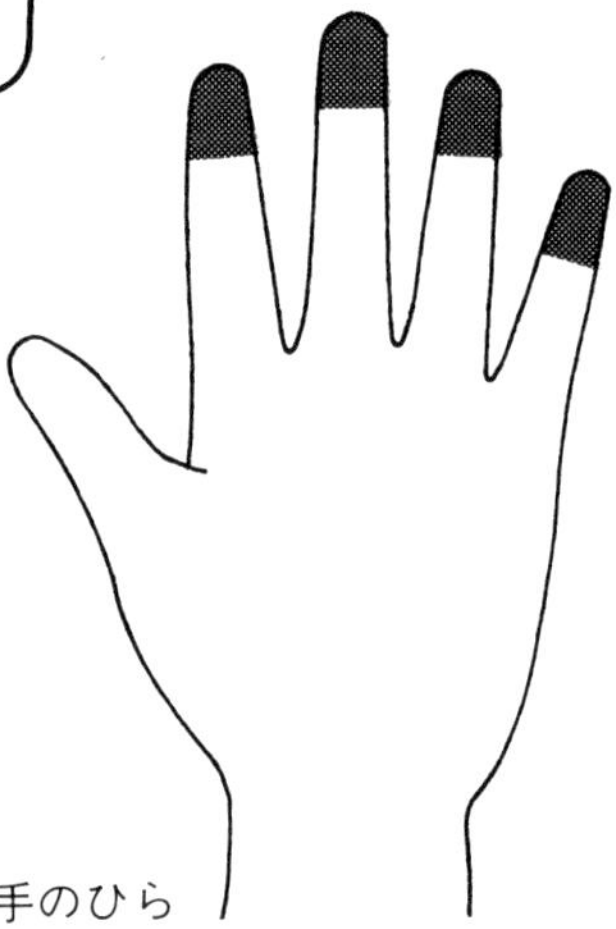

左の手のひら

〈足の刺激〉

足も手同様に人指し指から小指までの副鼻腔ゾーンをもみほぐす。力かげんも手同様。さらに左足だけにある脾臓ゾーンを刺激するのがポイント。こちらは、「痛い」と感じるぐらいの強さで押すこと。

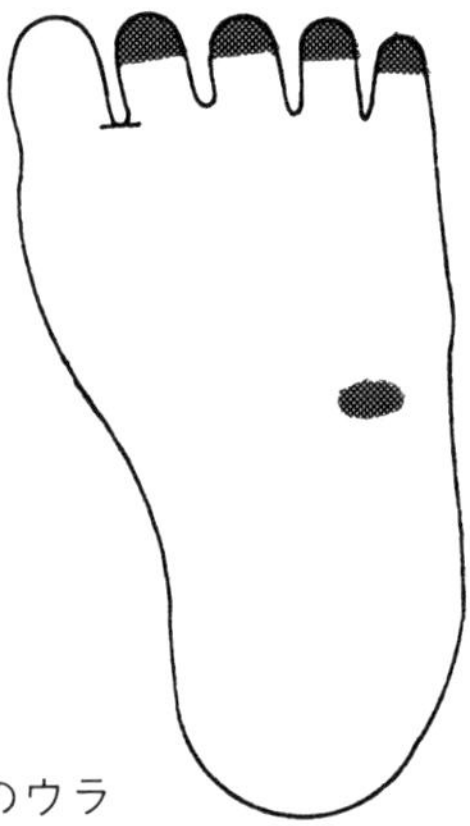

左の足のウラ

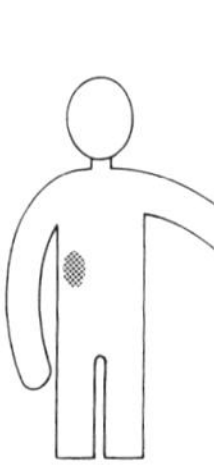

● いつ刺激すると効果的か

敏感な部位なので、あまりやり過ぎないこと

カゼ・鼻づまり

□カゼは万病のもと、症状を悪化させると、肺炎や腎炎、肝障害を引き起こしかねません。また、鼻づまりも鼻の粘膜に炎症が起きて腫れ上がっている訳ですから、軽んぜず血行をよくすることが必要です。

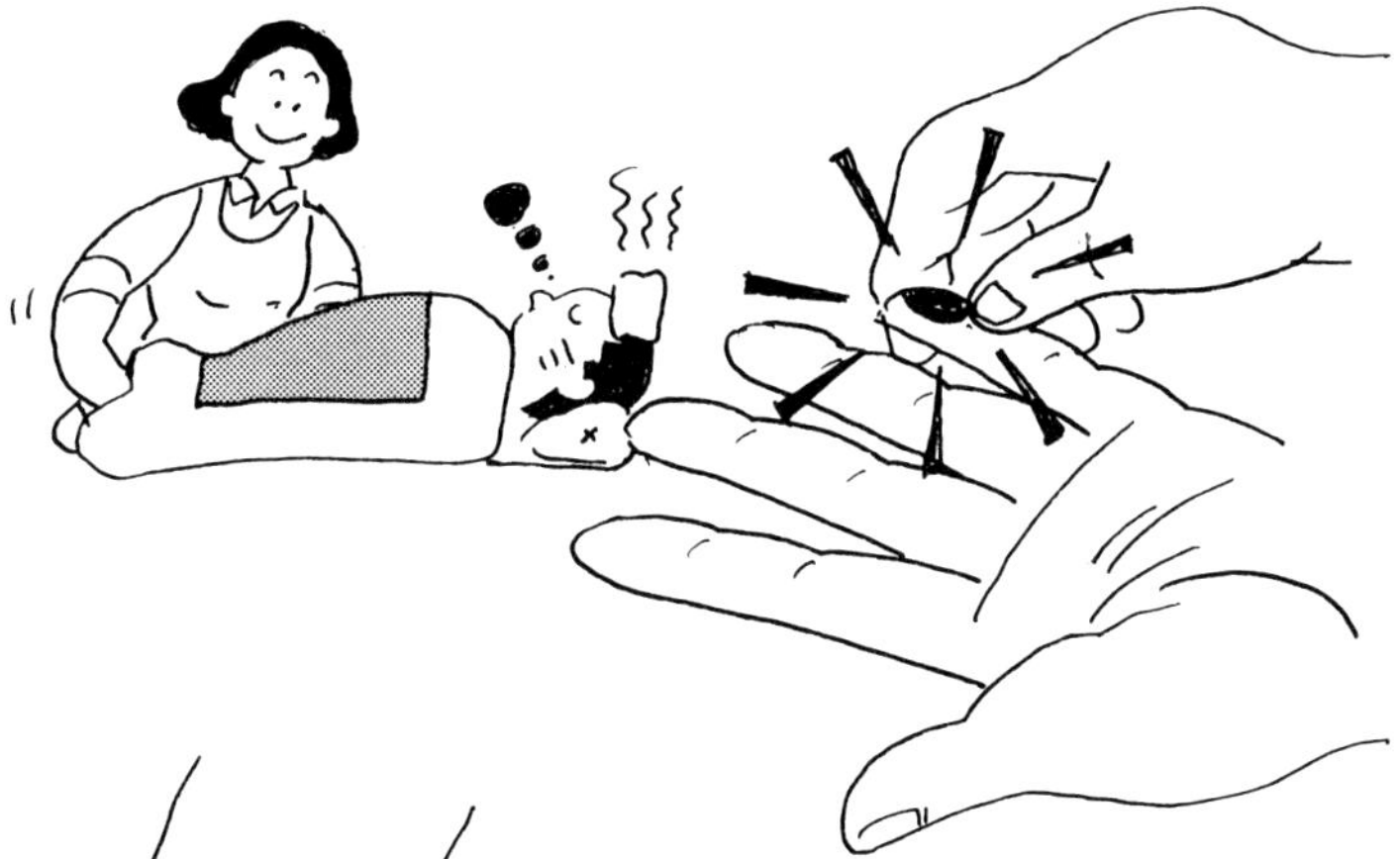

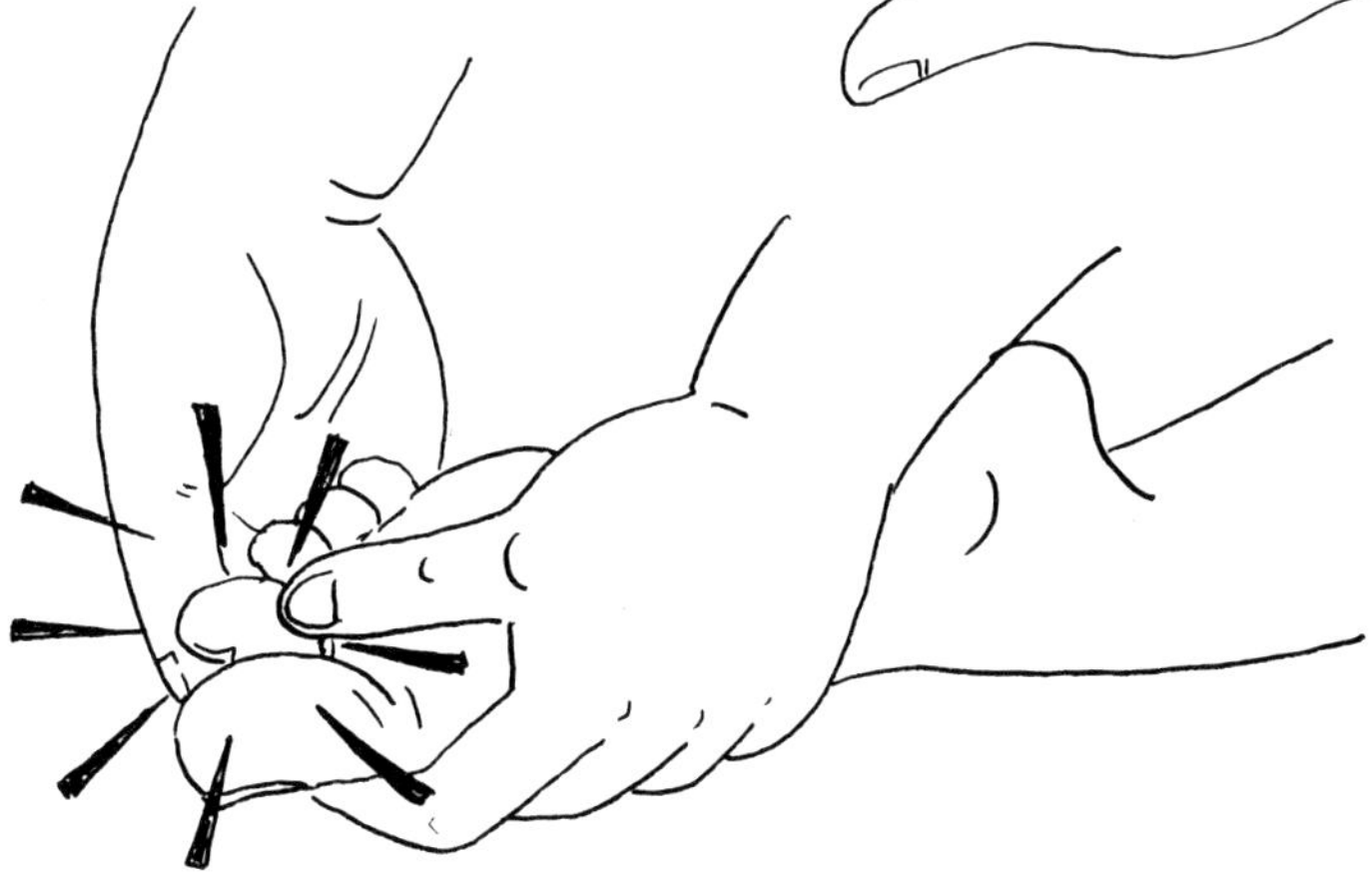

●刺激するのは

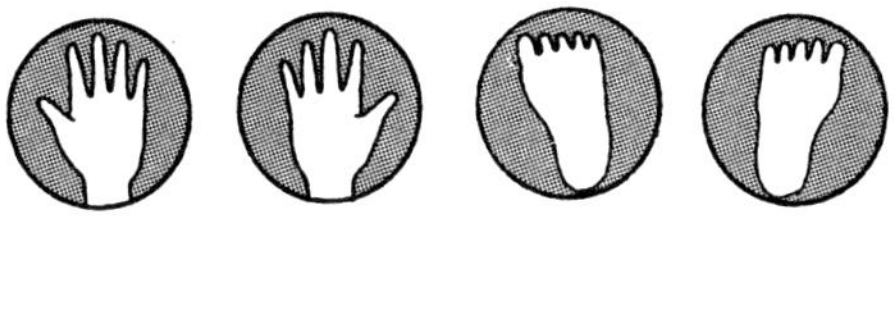

めまい、立ちくらみに

肩ゾーン＋内耳ゾーン

突然頭の中が空っぽになり、目の前がまっ暗、身体がふらついてそのまま座り込んでしまいます。

そんなめまいの原因のひとつが、内耳にある三半規管がつかさどる、平衡感覚の失調です。したがって、めまい治療のゾーンセラピーのひとつは、内耳部分の刺激ということになります。

その他の原因として、目や小脳の異常、胃腸障害、神経症などが挙げられ、それらは慢性化しやすいのが特徴だ。その他、原因不明のめまいもあります。

一時的なめまいは、誰でも1度や2度体験したことがあるはずですし、しばらくうずくまっていれば解消されます。

しかし、人ゴミの中でクラクラッときたら事故につながる危険があるわけだし、できれば、体験したくありません。

これがたびたび起きたり、慢性化したりすると、外出や人ごみの中を歩くといったことが怖くなります。私は、14年程これに苦しめられました。そして自分の両手、両足の刺激ポイントを、試行錯誤の結果見つけ出し完成したダブル刺激法によって、「めまい」を撃退したのです。

予防や慢性化対策は自分で行なえますが、目まい直後の緊急対策としては、人に施してもらうことがなによりです。

ZONE
このゾーンの技術解説

突然の変調が心配な人へ

めまいを覚えた後、早くスッキリしたいと思ったときには、できれば友人家族に、次に紹介する手足のゾーンを覚えてもらうと良い。

なぜなら、めまいがきたら、立ってもせいいっぱいの状態になり、自分をとり戻すのにかなり時間がかかるからだ。

最初は足。足の甲第四指と第五指の間にある内耳のゾーン、ここを指角を使ってこするように上下に刺激する。約3分間。

つづいて、手のひら、第3指のつけ根を、同じくらいの力で約1分間刺激してもらう。これで気分スッキリのはずだ。

第三者に刺激してもらう場合、「力のかげん」というのはなかなか伝えにくいので、「もう少し強く」とか「もう少し弱く」と言いながら、調整してもらうことだ。

「しょっちゅうめまいがして……」という人が、予防の意味でダブル刺激法を試みる場合は、足は頭部、首、腎臓、膀胱、胸椎ゾーンを、手の方は、甲の薬指と、さらに薬指と小指の間にあたる各ゾーン刺激をプラスしてやると効果的。

その場合、1週間に3～4回、1回4～5分程度、足と手の比率は3対1。

刺激する順番

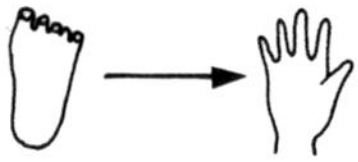

●刺激時間(分)

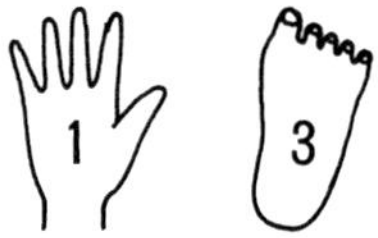

〈足の刺激〉

薬指と小指の間にある、内耳ゾーンを探し、ここを、指角を使ってこするように上下に刺激するとよいだろう。

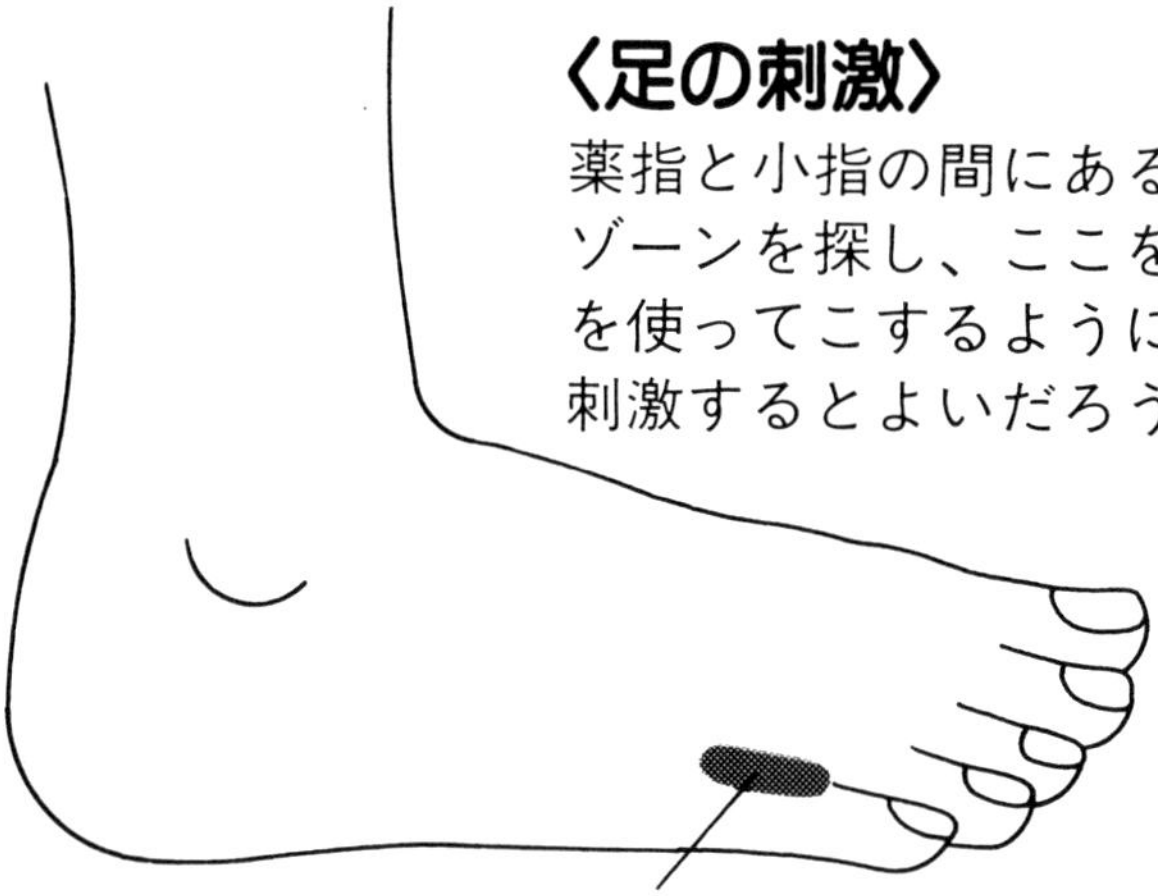

〈手の刺激〉

手のひら中指のつけ根のところを刺激すると効果があることがわかった。まだそのゾーンの命名はしていないほど、新発見の場所だ。

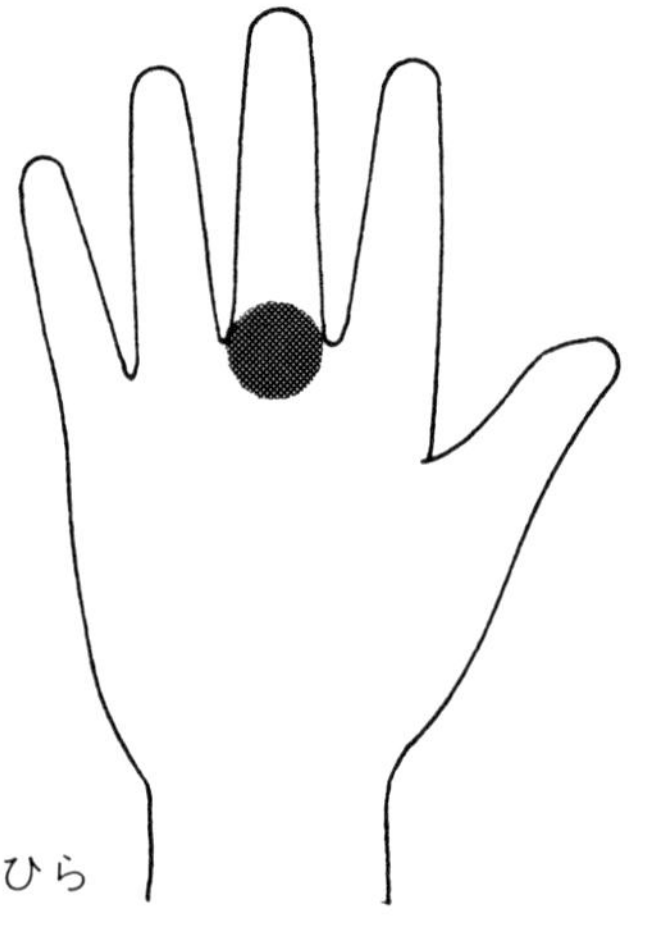

右の手のひら

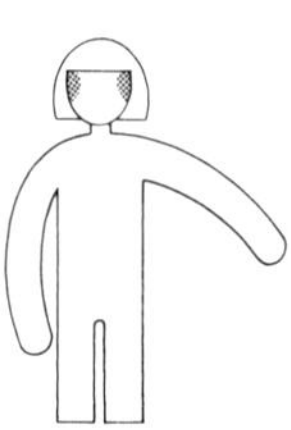

●いつ刺激すると効果的か　**週に3〜4回**

めまい

□いわゆる高所めまいや乗り物酔いめまいは心配いりませんが、原因不明のめまいも数多くあります。ダブル刺激をして効き目が見られない時は、ちょっと心配です。

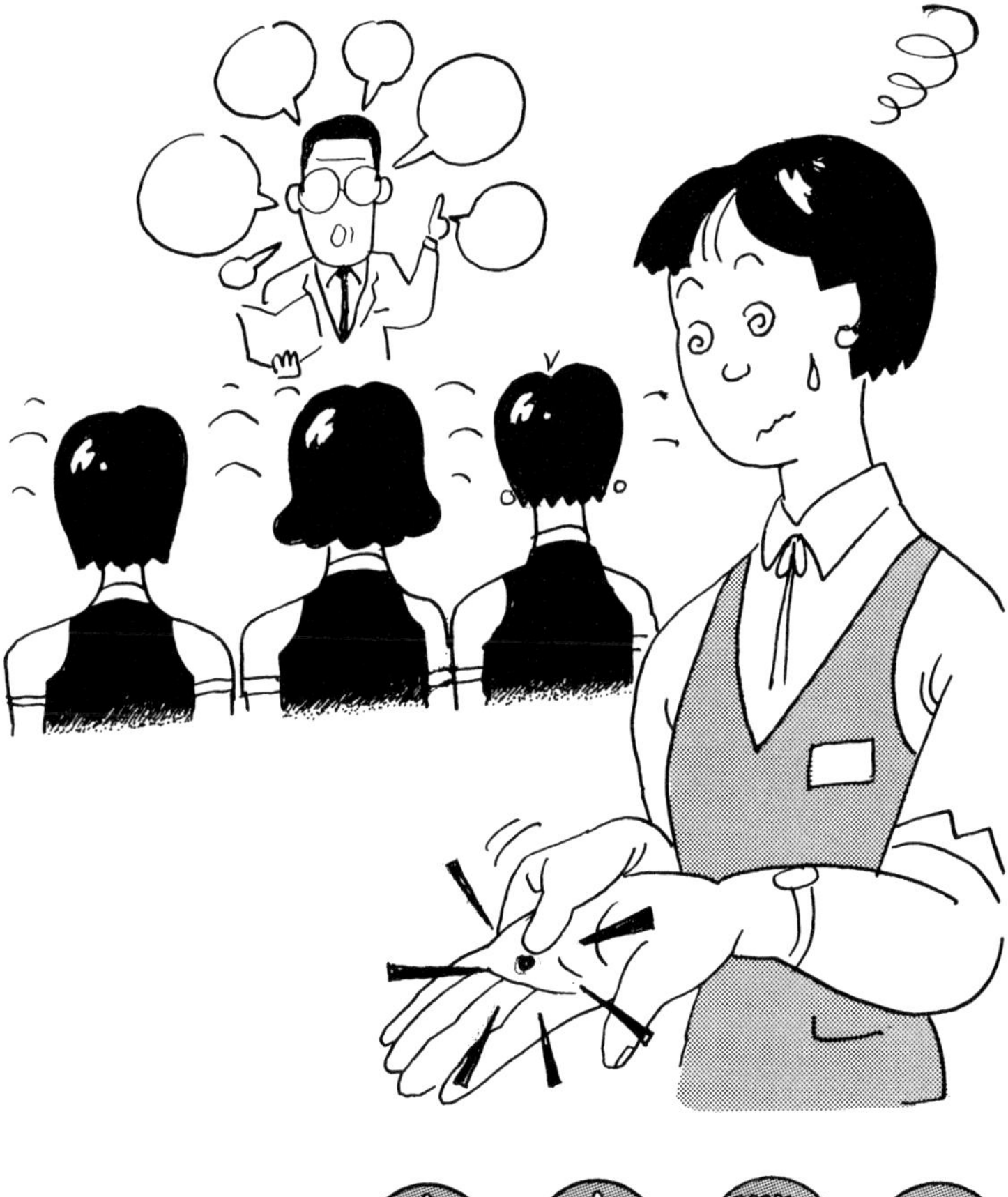

●刺激するのは

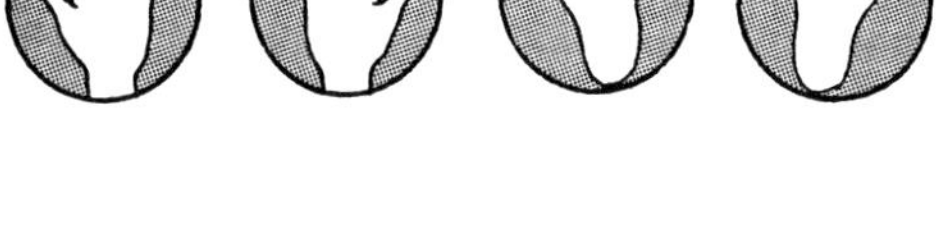

5章

ついに発見！

ヤセる甲状腺ゾーン、元気、元気の前立腺ゾーン

▼いままでどんなに大事にしなかったか、あなたのからだ

確実にヤセる

甲状腺ゾーン＋食管ゾーン

ダイエット効果で注意してほしいのは、太ってもいないのに「もっとやせたい」という女性がいることです。

いちおう平均体重の算出の仕方を紹介しておきますと、「身長マイナス１００」×0.9です。

つまり、身長１６０センチの女性なら54キロが平均体重。54～55キロしかないのに、50キロ以下に落とすなどというまねは、絶対にすべきではありません。

体内に蓄積されている皮下脂肪というのは人が呼吸をしたり、話をしたり、歩いたり、走ったり、さらには仕事をしたり、恋をしたりというときに、少しずつエネルギー源として燃やしながら消費されるものです

つまり、生きていく上で、一定量はなくてはならない存在なのです。

しかし、運動不足だったり寝る前に必要以上のものを食べたりすると、皮下脂肪の蓄積が多くなり、これは肥満につながります。体内で分泌される男性ホルモンと女性ホルモンのバランスがくずれたような場合も、肥満は生じます。

このようなことが原因となって、標準体重を数キロオーバーして、はじめて肥満を気にすれば良いのです。

ゾーンセラピー・ダブル刺激法は、数々の実証例が証明しているように、たしかに肥満対策には有効性を発揮します。そして、やり過ぎたとしても安心だし、食事も、常識の範囲内でなら食べてもかまいません。いや、１日3食きちんと食べるべきです。

しかし、標準体重を2～3キロオーバーした程度の人なら、やるべきでないし、またやってほしくありません。

ZONE
このゾーンの技術解説

すぐ太る人へ、どうしてもヤセられなかった人へ

肥満対策の組み合わせは、
・手のひら＝甲状腺ゾーン
・足のウラ＝甲状腺、胃、食道ゾーンプラス脾臓ゾーン

甲状腺はホルモンのバランスをととのえ、脾臓は、古くなった赤血球を破壊してリンパ球を生産、血液を蓄えて循環血液の量を調節、どちらも体重コントロールに大きな影響力を持つ器官だ。

刺激法としては、手の甲状腺ゾーンの方はたんねんにもむことが大事。足の甲状腺、他のゾーンは強めに押すこと。

手と足の比率は１対２。毎食後５〜10分間ダブル刺激するというのが理想的だ。

ただし、朝食後はあわただしくてという人は、食事の前でもＯＫ。

また、昼食後、は手だけにしておいて、そのかわり夜、足を中心に刺激を行うという方法もある。

手、足、どちらを先に始めても効果に変りはないが、手から始めたら足、足から始めた場合は必ず手の刺激で終ること。

なお、数週間やっても効果があまりないという人は、人差し指全体をゆっくりねじる刺激法をつけ加えてやると違ってくるはずだ。やり方としては、あくまでもゆっくりと、逆の手を使いねじる。注意ポイントは、痛さを感じるまで無理してねじらないことだ。

これも知っておこう

やせたいために食事制限をするのは、しょせん無理があるに決まっています。

極端な場合には「断食」をススめる本もあります。しかし、断食などという荒行を実行したら、二度断食をやった私の経験からも、フラフラして、目の前にイメージの食物が飛び交い、一歩間違えると精神に異常をきたしてしまうようなおそれもあります。

断食をはじめとした無理なダイエットによって身体に異常をきたすという例は、その後もアトをたたないようですが、やせたいからといってムリをしたのでは、その後、反動が訪れるに決まっています。

●刺激する順番

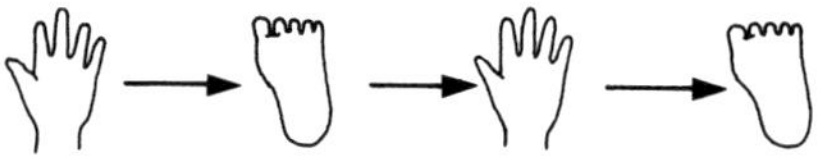

●刺激時間(分)

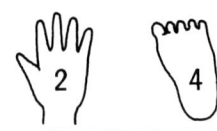

●いつ刺激すると効果的か
毎日、食後

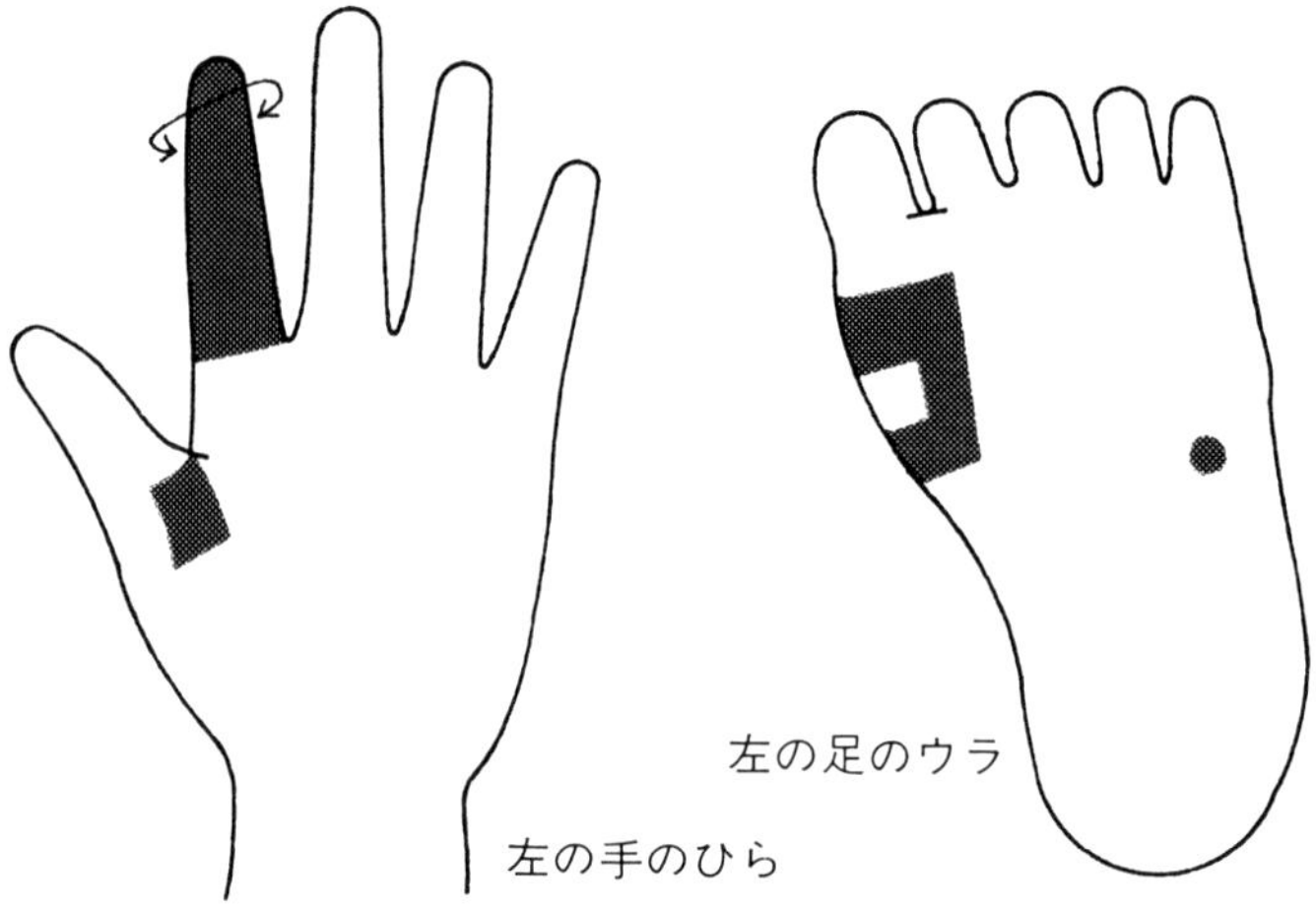

〈手の刺激〉
親指のつけ根にある甲状腺ゾーンをたんねんにもむことがポイント。これだけで充分なはずだが、「もっと他にはないの」とおっしゃる人のために、人指し指全体をゆっくりとねじる刺激法をつけ加えよう。

〈足の刺激〉
足は甲状腺、胃、食管ゾーン（ちょうど足がふくらんでいるあたり）を中心に、強めに押す。さらに左足の脾臓ゾーンを押せば効果的。

あくまでもゆっくりと、逆の手を使いねじる。注意ポイントは、痛さを感じるまで無理してねじらないことだ。

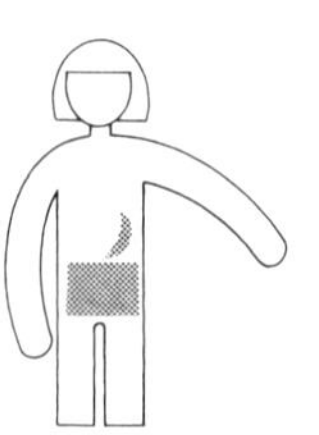

やせたい

□いつの時代でも、太りすぎへの悩みはつきません。太りすぎの原因が心のさみしさと運動不足にあることはよく知られています。太りすぎは内臓機能の低下につながり、短命のもとになるので、なるべく早く改善しましょう。

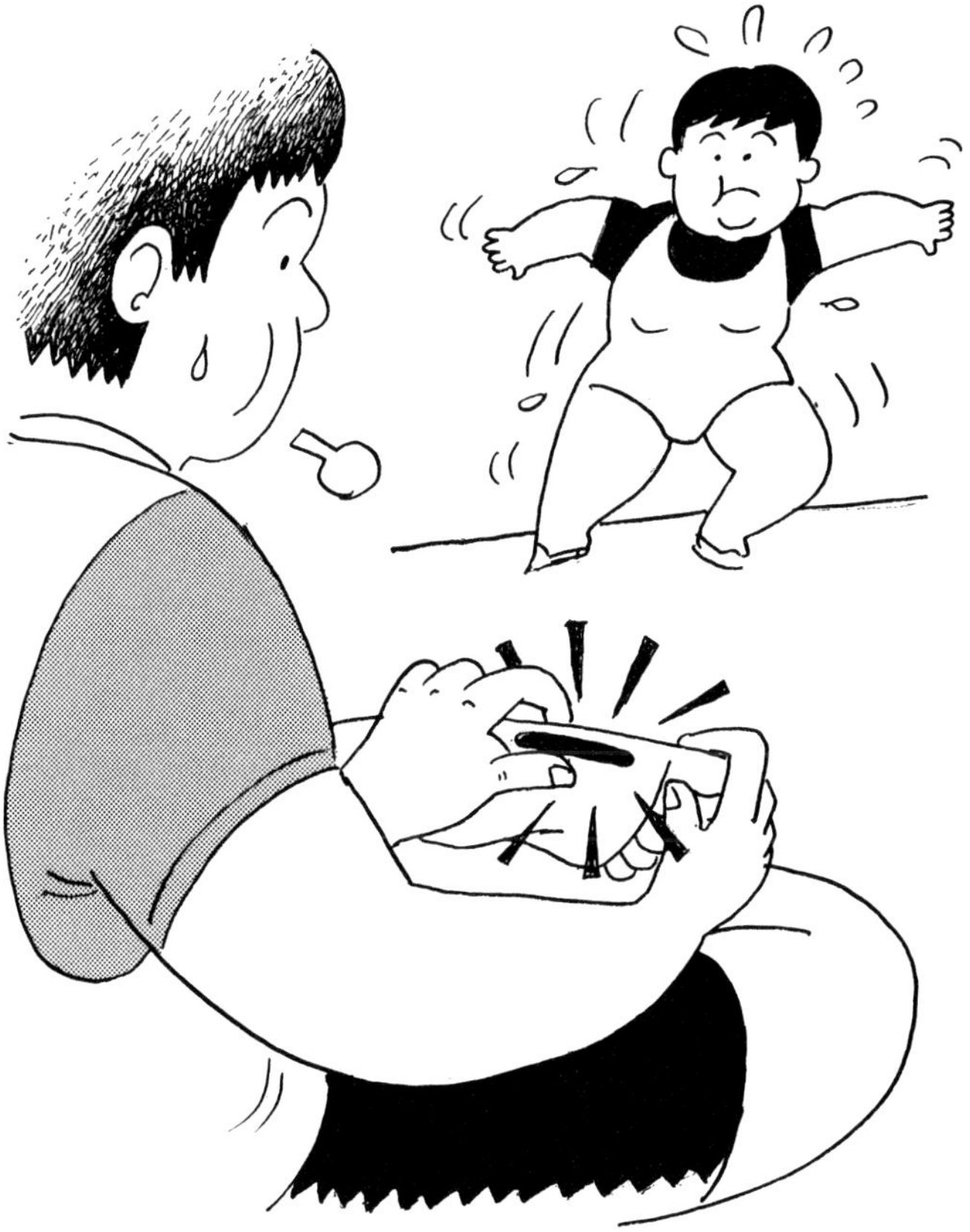

●刺激するのは

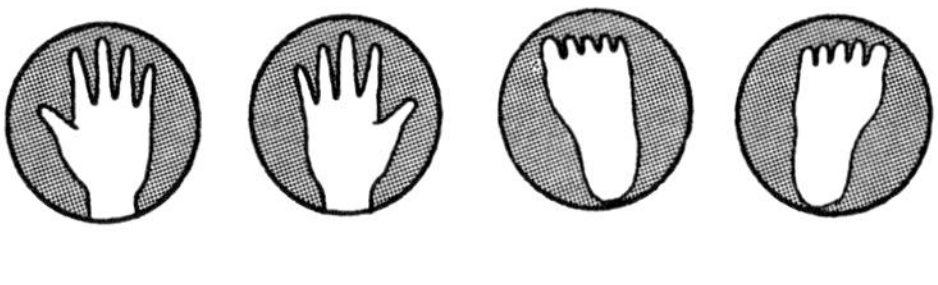

精力が急増する

頭・首ゾーン＋前立腺・睾丸ゾーン

インポテンツになる原因のひとつは、女性に「あなたのは、小さいね」などとぶじょくされることによって傷つくというケース。

自分の性器が他人より小さいのではないかという「短小」の悩みを抱えた男性は、意外に多いものです。

そしてその多くの場合、実際より極端に過小評価して、自分は女性に快感を与えられないんだと思い込んでいるふしがあります。

そのほか、仕事がうまく行かない、会社の人間関係で悩んでいる、などといった心因的要素はすべてインポテンツにつながります。夫や恋人がそのようなピンチに陥ったら、女性は母性的愛情でやさしく包み込んであげること、そして、ゾーンセラピー・ダブル刺激法を施してあげることです。

もうひとつのインポテンツの原因は、漢方でいうところの腎虚、すなわち腎機能の衰えです。

漢方では「腎」は「精」を貯蓄するという立場に立ち、生殖の精と六臓六腑の精を支配すると考えます。この機能が衰えると、

＊顔色がすぐれない
＊顔がむくむ
＊尿量が減少する
＊たえず疲労感を覚え、息切れがする
＊やる気がでない

そして、

＊インポテンツになる

といった症状が現われます。

また糖尿病もインポテンツの原因のひとつとなります。この場合、何より糖尿病を完治させることが先決でしょう。

ZONE
このゾーンの技術解説

心因症・疲労性セックスに悩む人へ

インポテンツの場合、原因によって、刺激に多少のアクセントをつけた方がより効果的だが、まず前提となるのが、内側のくるぶし下にある子宮・前立腺ゾーンと、外側のくるぶしの下にある卵巣・睾丸ゾーンへの刺激だ。

心因性からきている場合と「糖尿病」からきている場合は微妙にゾーンセラピーも異なる。

「まず手の刺激から」というのがインポテンツ治療の基本だが、手は、「心因性」「糖尿病」ともに共通していて、親指の先で、気持ちを込めて刺激する。

異なるのは、足の刺激の方だ。

心因性の場合は、内側のくるぶしの下にある子宮・前立腺のゾーンと外側にある卵巣・睾丸ゾーンに加えて、第一指とそのつけ根にある首、頭（大脳・小脳）ゾーンを刺激する。

首ゾーンは、単に押すだけでなく、回転運動を加えたひねりもみをすると、いっそう効果的だ。このゾーンは全身の血行を促進し精神の安定にも役立つ。

糖尿病が原因のインポテンツの場合は外側のくるぶしの下の卵巣・睾丸ゾーンと反対側の子宮・前立腺ゾーン刺激だけでいい。

くるぶしの下は強度２、足のウラは強度３の力を加えてやる。

なお、刺激回数は１週間に３～４回。１回に７～10分程度。手と足の標準比率は、１対２である。

インポテンツに限らず、SEXトラブル症候群全般に言えることだが、自分で刺激するよりも、夫婦や恋人同志で刺激しあうと、いっそう効果的だ。

ダブル刺激法を行うときも、なるべくリラックスできる環境空間の演出が必要。クラシック、シンセサイザーなどの音楽をかけて、というのも効果的方法だ。

● 刺激する順番

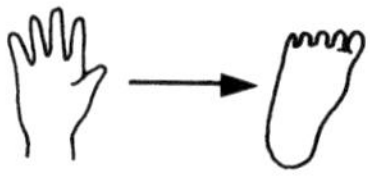

● 刺激時間（分）

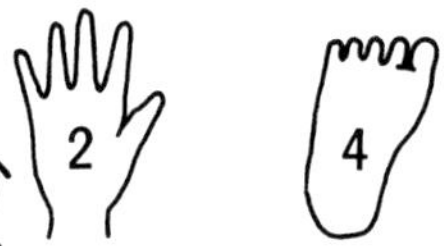

● いつ刺激すると効果的か

週に3〜4回（なるべくリラックスするように）

〈手の刺激〉

脳に刺激を、ということから親指全体を気持ちを込めてもむ。

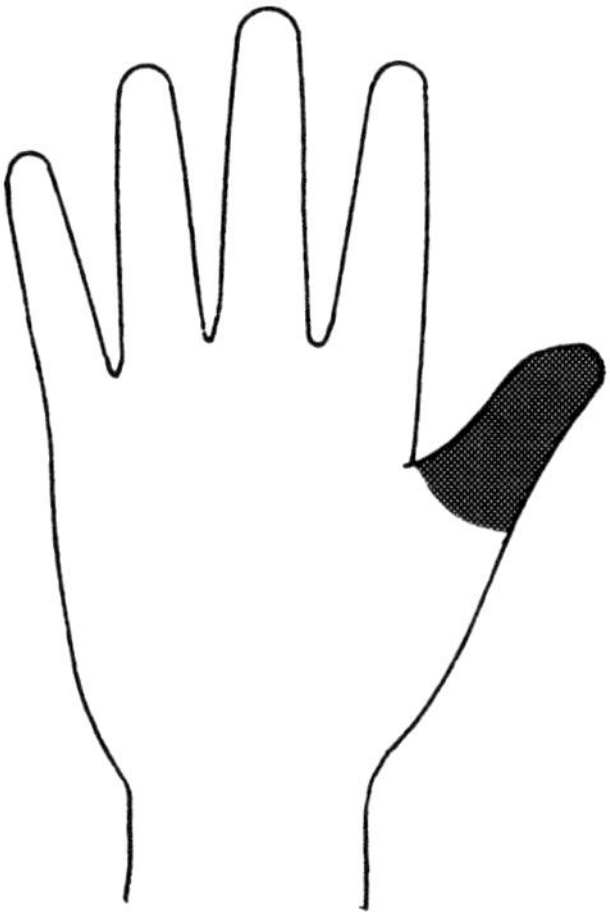

右の手のひら

〈足の刺激—糖尿病の場合〉

内側のくるぶしの下にある子宮・前立腺ゾーン（図参照）と反対側、つまり外側にある卵巣・睾丸ゾーン両方を強めに押す。

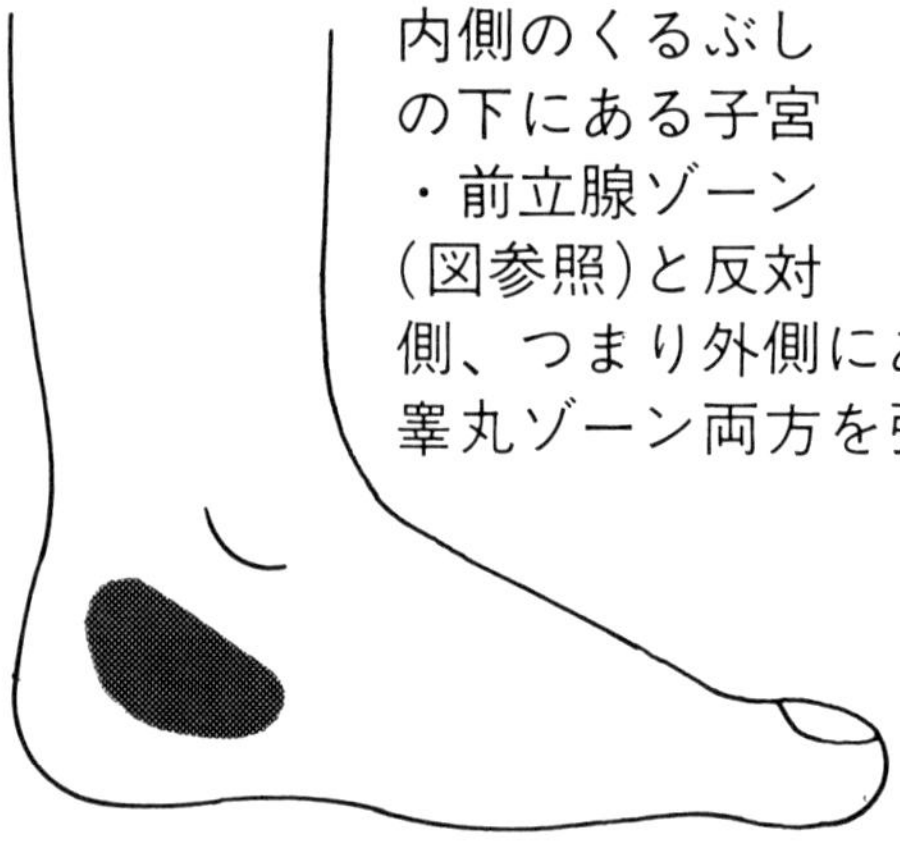

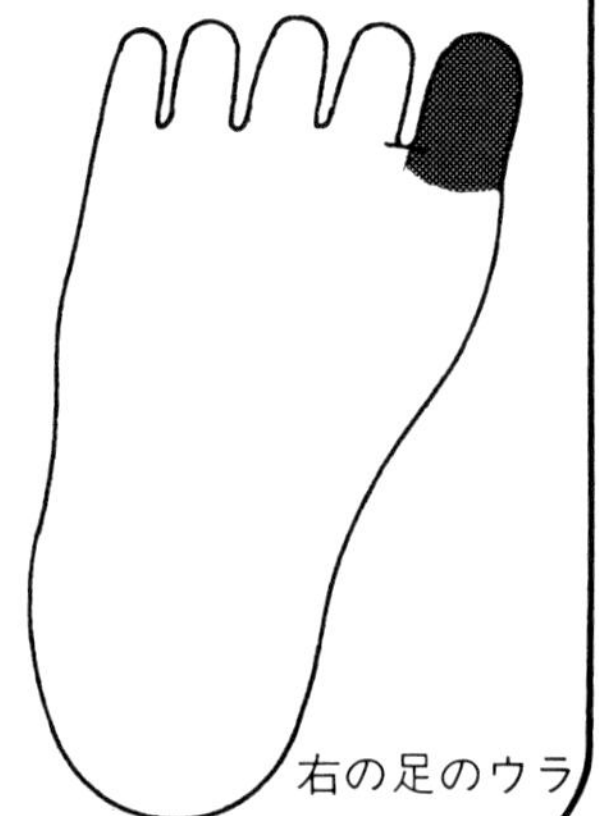

右の足のウラ

〈足の刺激—心因性の場合〉

心因性の場合は、今紹介したくるぶしの下刺激プラス首・頭（大脳・小脳）ゾーンの刺激が有効的。

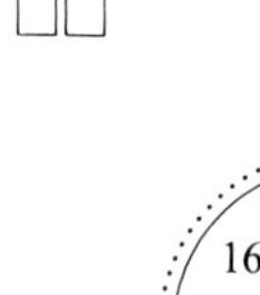

インポテンツ

□インポテンツの原因は、ほとんどが心因性によるものですが、他にも糖尿病や酒、タバコ、薬物の過剰摂取が考えられますので、心あたりの人はその点から治す必要があります。

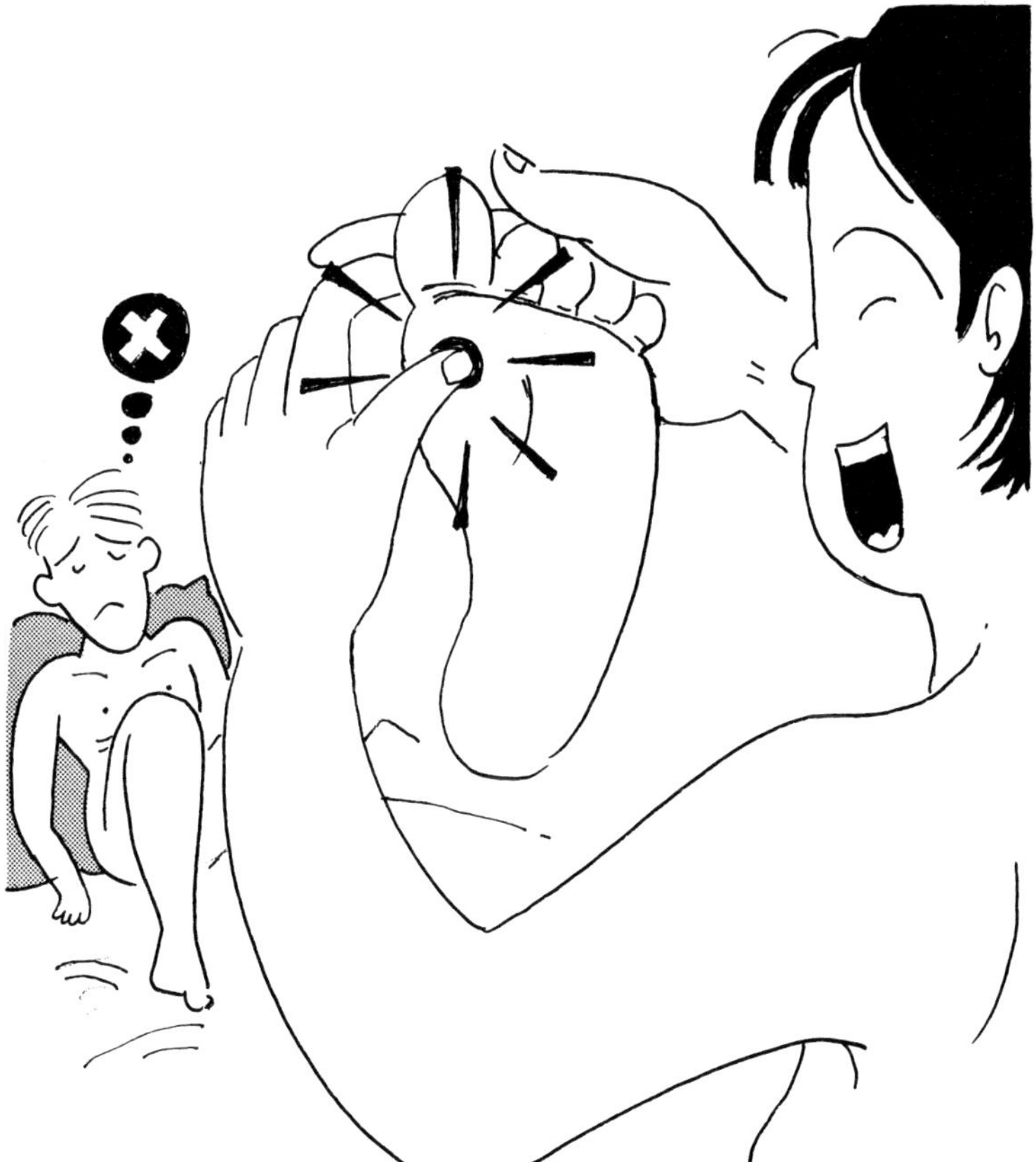

●刺激するのは 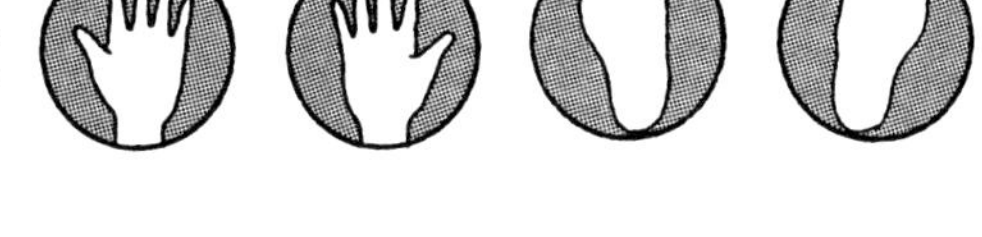

持続力がアップする

前立腺・睾丸ゾーン＋腎臓ゾーン

これも、代表的な「セックストラブルの悩み」のひとつです。

しかし、もう女性が、

「あなた、早過ぎるわ」

と不満を持つことはなくなるでしょう。

なぜなら、手と足には、男性の到達を遅らせる魔法のゾーンがあるからです。

ゆっくりやらなければ、もっと深く満足させなければと意識過剰になり、逆にますます早ろう気味という悪循環もなくなります。

雑誌その他で、「セックスの平均所要時間は、20分」などと、センセーショナルに書きたてますが、それをうのみにするのは、ナンセンスです。

それにそもそもセックスは、他人と比べて何分長くもったとか、より女性に快楽を与えた、なんて時間で判断するものではありません。

その意味では、セックスにも知性が必要とされる時代なのかも知れません。

「包茎」というのも早ろうにつながりますが、一般的に包茎と呼んでいるものの多くは仮性包茎であり、実際にはセックスにあまりさしさわりはありません。

むしろ、包茎であることによって生じるコンプレックスが問題です。

それにしても早ろう気味だと感じるなら、早速ゾーンセラピー・ダブル刺激法を実践してみましょう。

ZONE このゾーンの技術解説

早漏、スタミナに自信のない人へ

インポテンツの場合と同様に、子宮・前立腺ゾーンと反対側くるぶしの卵巣・睾丸ゾーンを強めに刺激する。その後すぐに腎臓ゾーンを親指で突くように刺激し、さらに親指の頭（大脳・小脳）ゾーンを強く押す。

つまり、早ろう対策のダブル刺激法は、他と異なり、足の刺激に始まって足で終わるというのが原則だ。刺激時間は、夜、心を静めて5～10分間。

ちょっと話はズレるがヨーガでは、

「男性がゆきそうになったら呼吸を変えよ」

と教える。つまり、ゆきそうになるとどうしても呼吸が早くなるので、意識してゆっくり呼吸しなさいという教えである。この教えは、なかなかに実用的だ。

コラム

上級テクニック⑤

〈空手チョップの指使い〉

足裏全般に使用できますが、覚えておくと便利なのは、手首の近くを使ってたたくほど圧力は強く、指先に行くほど圧力は弱くなるということです。

● 刺激する順番

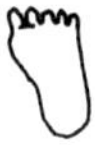

〈足の刺激〉

インポテンツの場合と同様に、内側のくるぶしの下にある、子宮・前立腺ゾーンと反対側（外側）にある卵巣・睾丸ゾーン（図参照）両方を強めに押す。

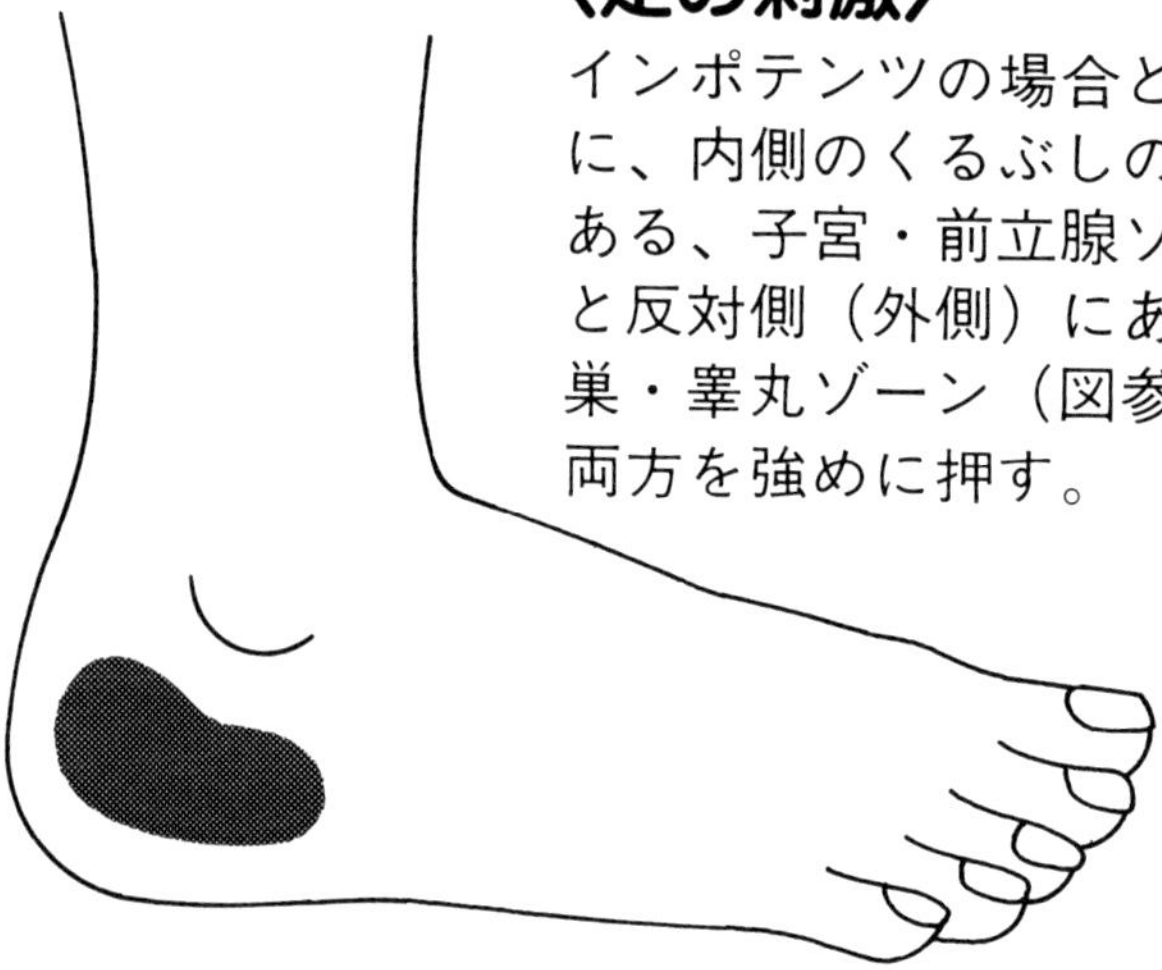

その後すぐに、足のウラの腎臓ゾーンを手の親指で突くように押す（少し強めの力で）。さらに、親指のまん中にある頭(大脳・小脳)ゾーンを、やはり強く押す。(頭ゾーンは小さく見つけにくいので、親指全体を刺激してもかまわない)。

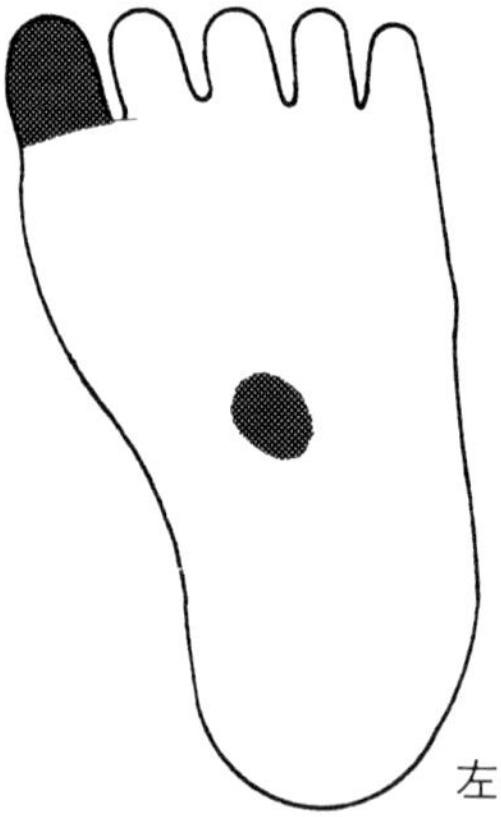

左の足のウラ

● 刺激時間（分）

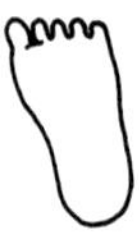

5 ～10

● いつ刺激すると効果的か

夕方から夜（心を静めてからやること）

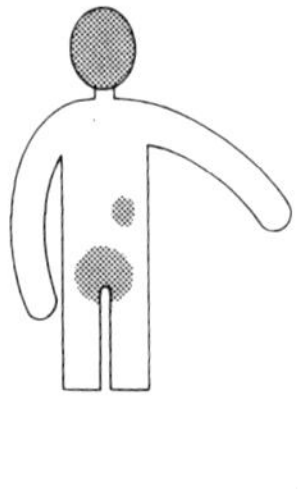

早ろう

□早ろうも男性の大きな悩みのひとつ。悩めば悩むほどドロ沼にはまっていくようなもの。ゾーンセラピーを実践して悩みをふき飛ばして欲しい。なお、早ろうは足だけを刺激する特殊なゾーンセラピーだ。

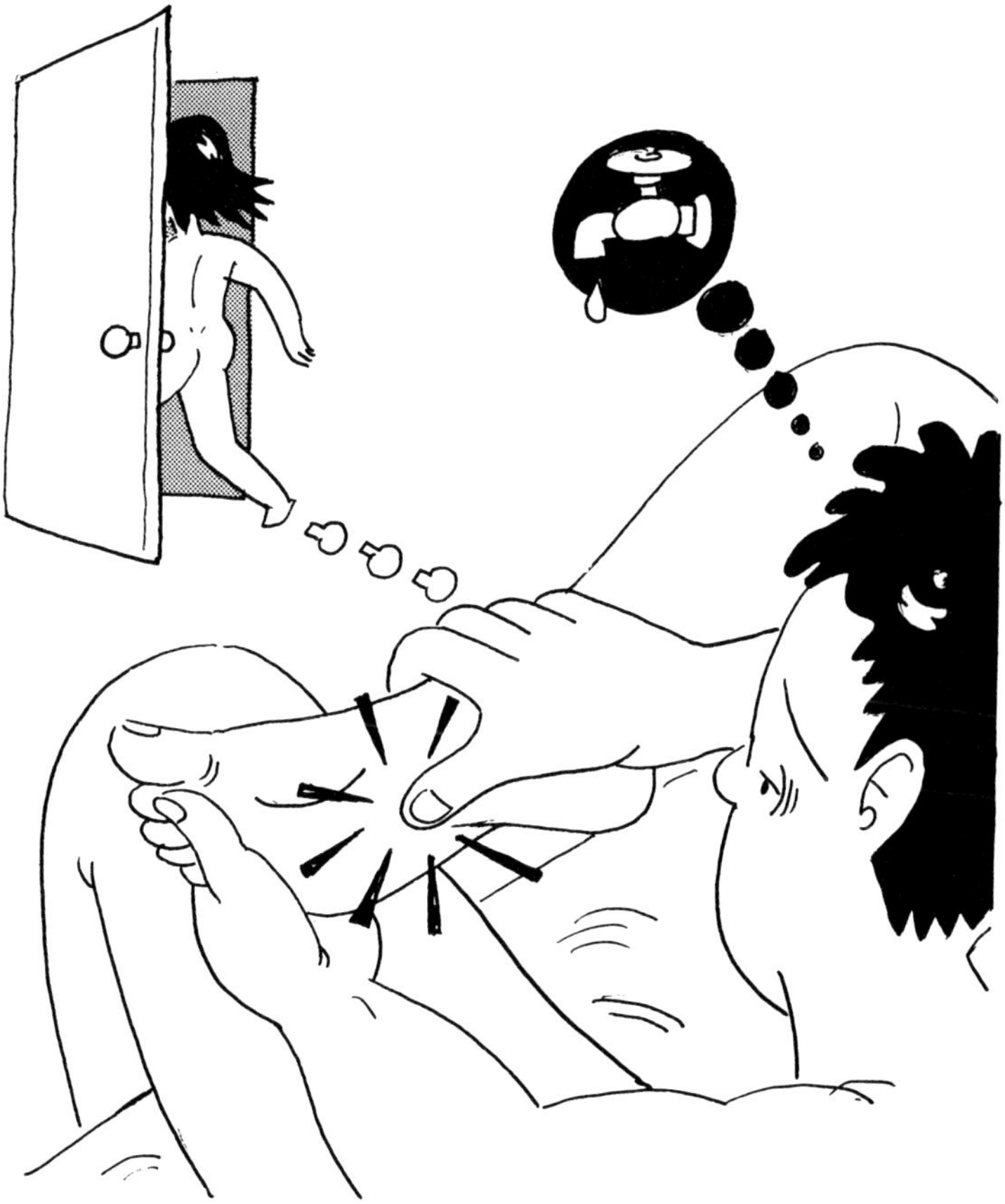

●刺激するのは

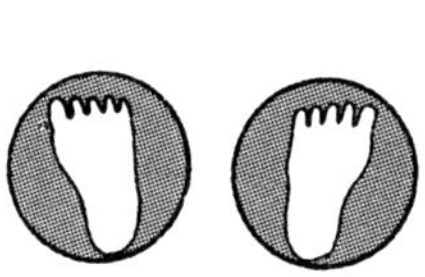

不感症に速効

頭・首ゾーン＋脳下垂体ゾーン

「SEXトラブル症候群」の中でも、女性特有の症状です。

女性のオーガズムには個人差があるのでいちがいには言えませんが、

「自分は不感症ではないかしら」

と感じている女性は、意外に多いようです。

不感症の原因としては、まず、

・セックスの体験が浅い

・パートナーが未熟である

という要因が考えられますが、この種の問題はいずれ時間が解決してくれます。

また、この種のトラブルに対しては、ゾーンセラピーは即効性を発揮します。

そのさいもっとも効果的なのは、カップルで行なう相互刺激法です。セックスする前に、足を交差させて互いの足裏を刺激し合います。さらに、手を交互に刺激し合う。前戯としても効果的です。

不感症の原因は、こうした肉体的なことよりも、精神的な要素が大きな位置を占めている。

たとえば、子供の頃の親のしつけの影響でセックスはいけないものという考え方が身体の中にしみついている、いたずらやレイプといった体験が男性恐怖症につながっている、さらに妊娠や病気の恐怖、などに起因した原因もあります。ゾーンセラピーを行うと同時に、これら不感症の原因となる要素を、ひとつひとつ取りのぞく努力が必要でしょう。

もうひとつ「冷感症」と呼ばれる先天的な不感症もある。ギスギスした体型の人、毛深い人などに多く見受けられる症状で、より根気強いゾーンセラピーの実践が必要となります。

ZONE
このゾーンの技術解説

もっともっと快感を高めたい人へ

手からスタート。

親指にある頭と首ゾーンを優しく優しくもむ。

間あいを開けずにすぐ足の刺激に入る。

やはり、くるぶし下の子宮・前立腺ゾーンと反対側の卵巣・睾丸の各ゾーン。言うまでもなく、子宮は男性の前立腺に、卵巣は睾丸にそれぞれ対応するゾーンだ。

その後足のウラに戻って脳下垂体ゾーンを強く押す。さらにかかとにある生殖器ゾーンを強くこする。

手→足→手→足の順に、交互に短時間ずつ刺激するのが効果的。ベットに入る20分くらい前から、10分間くらい刺激するのが良いだろう。

日常的に行う場合、週に3～4回程度、5～7分間やれれば充分だ。

手足の比率は1対2が標準だ。

コラム

上級テクニック⑥

〈ドリルのテクニック〉

両手で足のサイドや表裏をはさみ込み、ドリルをかけているような感じで細かくふるわせてやります。

血行を良くして神経の働きを高める、とても気持が良くなるテクニックのひとつです。

すべてのゾーン刺激を終えたあと、最後の仕上げに行なっても良いものです。

●刺激する順番

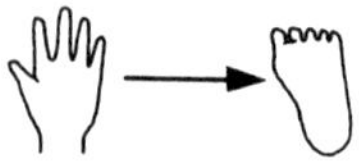

●刺激時間（分）

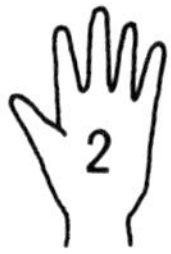

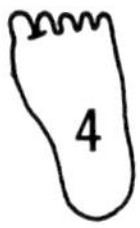

●いつ刺激すると効果的か **ベッドに入る20分位前**

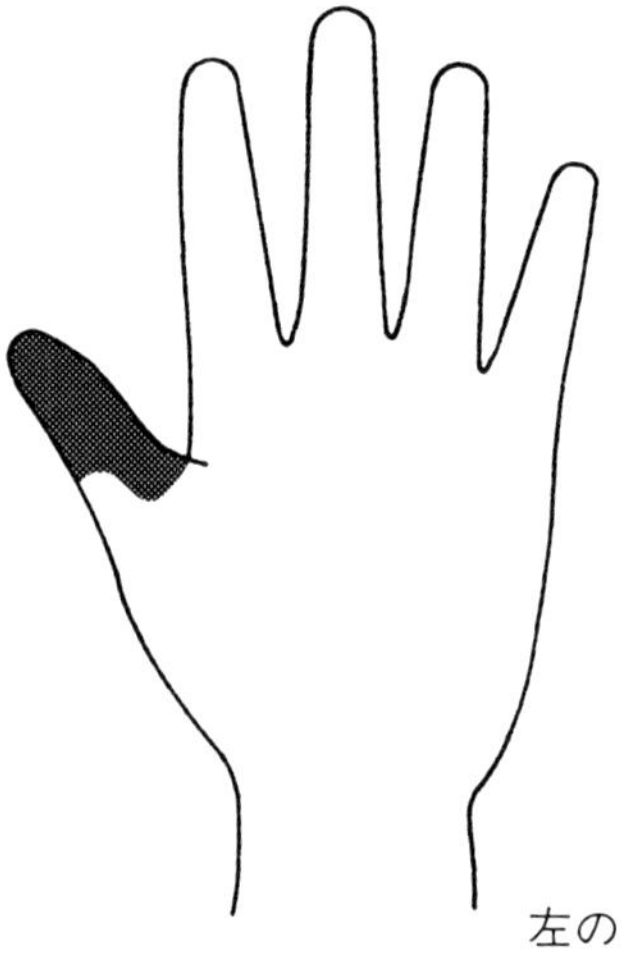

左の手のひら

〈手の刺激〉

「気持ちいい」と思えるようにしてあげなくてはいけません。記憶の奥底から徐々にすくいあげるように、心をこめてゆっくりと頭（大脳・小脳）、首ゾーンをもむ。優しく優しくやるのがポイントだ。

〈足の刺激〉

左の足のウラ

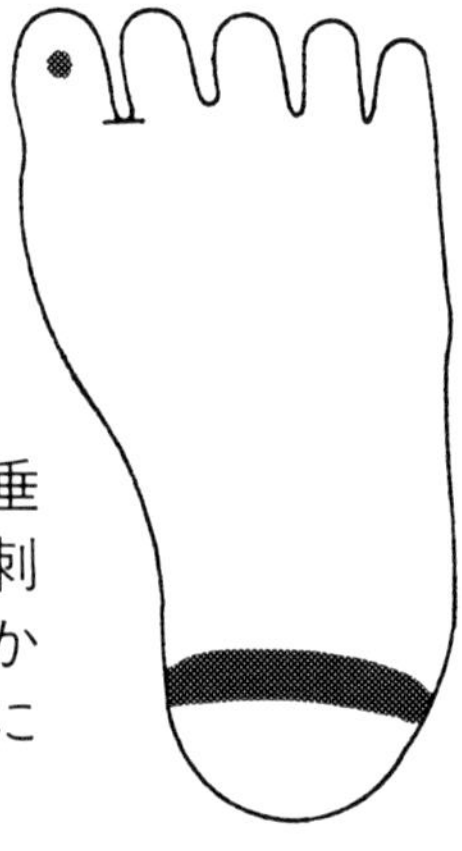

足の刺激は、まずくるぶしの下の子宮・前立腺ゾーンと反対側にある卵巣・睾丸ゾーンの両方を強めに押す（詳しい位置は、インポテンツ及び早ろうの図参照）。
その後足のウラに戻って、脳下垂体ゾーン（小さいので親指全体刺激でも可）を強く押す。さらにかかとにある生殖器ゾーンを左右に強くこする。

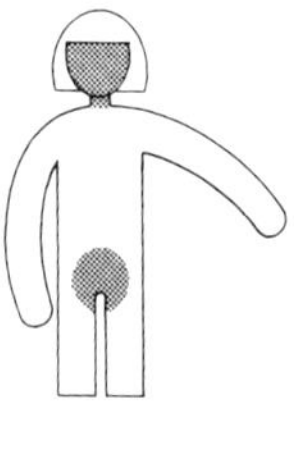

不 感 症

□女性が不感症状を示したら、男性はあせらないで十分に時間をかけて下さい。体が官能的に反応するようになったら、自然に不感症は解消されます。

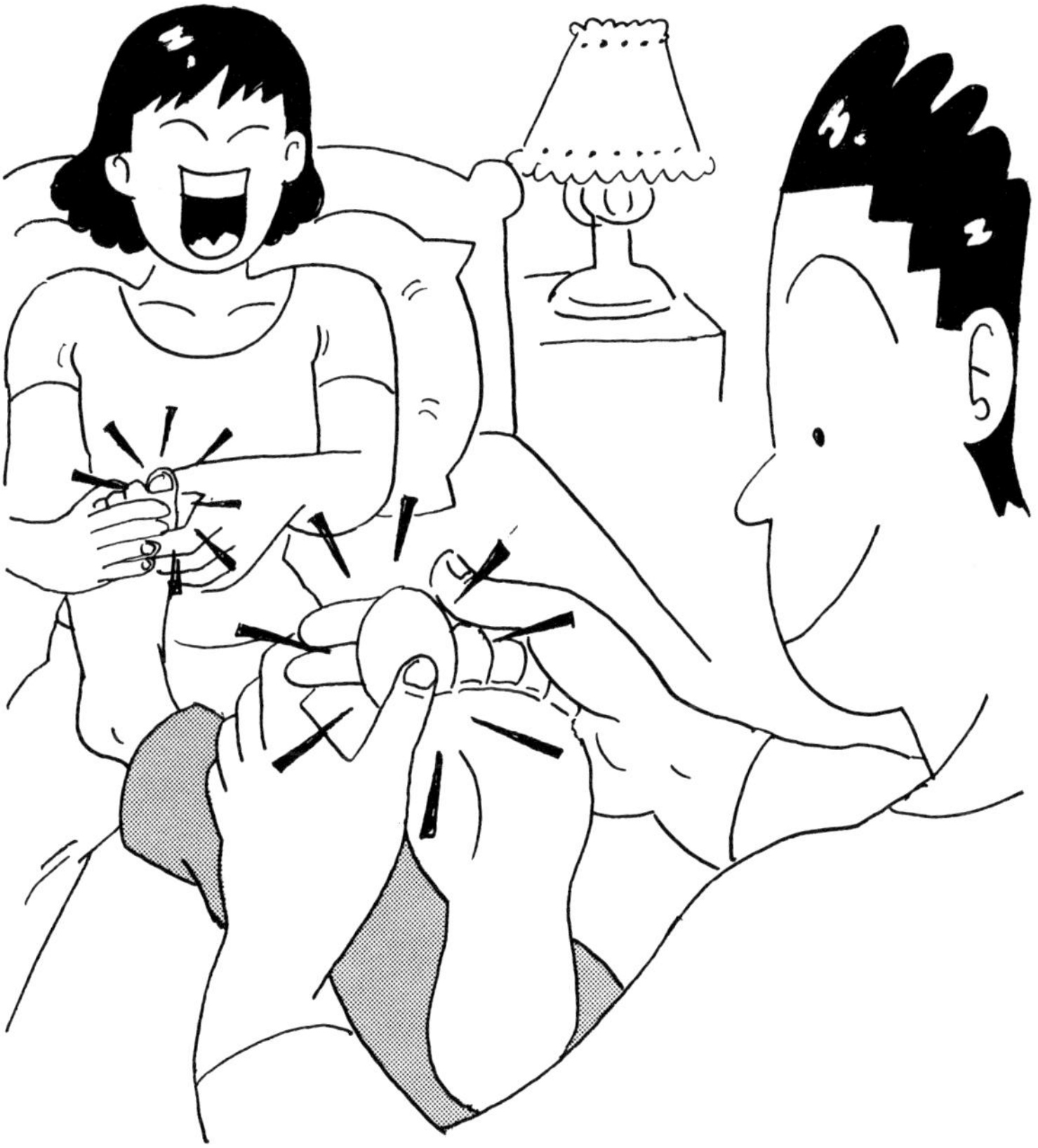

●刺激するのは

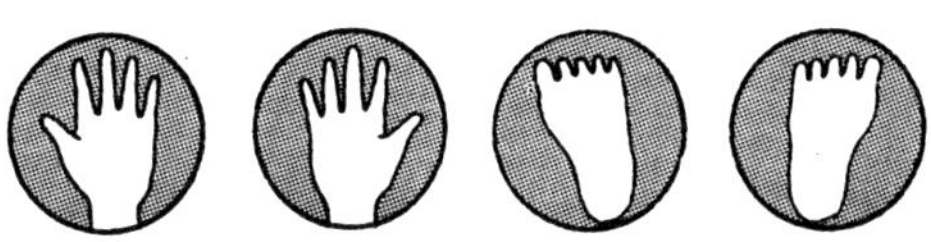

＊本書は一九九〇年青春出版社より刊行された『足と手速効ツボ魔法』をもとに、最新リンパの理論と技術を大幅に加え、パワーアップして、新たに誕生したものである。

〈参考文献〉

「爪で病気がわかる本」西山茂夫著　同文書院
「中国神功」金 林社（台湾）
「手のツボ5分間療法」竹之内診佐夫著　高橋書店
「カイロプラクティック・マンピュレー・テイブ・リフレックス・テクニック」
　小柳泰博訳　スカイ・イースト社
「足の反射療法」　ハンネ・マルカート著　医道の日本社
「足の反射療法教本」　吉元昭治著　医道の日本社
「REFLEXOLOGY」　NICOLA・M・HALL 著（アメリカ）
「THE COMPLETE GUIDE TO FOOT REFLEXOLOGY」
　KUNZ & KUNZ 著（アメリカ）
「REFLEXZONENARBEIT AM FUB」
　HANNE MARQUARDT 著（ドイツ）
「足のゾーンセラピー」　五十嵐康彦著　主婦の友社
「ゾーンセラピー手のひらツボ魔法」　五十嵐康彦著　青春出版社

著者紹介

五十嵐康彦（いがらしやすひこ）

1941年横浜生まれ。

1954年頃より、ヒマラヤの聖者ヨギに強くひかれ、ヨーガを独習。

1965年、沖正弘氏に師事。ヨーガの本格的な指導を受けた後、ヨーロッパ・アジア諸国をめぐり、「ゾーンセラピー（反射帯治療）」と出合う。その海外での豊富な臨床例をもとに、足ウラ健康法の先駆けとして活躍。日本に初めてリフレクソロジーを紹介する。主な著書に「足ツボ・リンパマッサージ」（高橋書店）、「リフレクソロジー大全」（家の光協会）、「即効 足のゾンセラピー小百科」（主婦の友社）、「大図解リフレクソロジー」、「チョット　ヨガ」（共に小社刊）ほか、ベストセラー多数。内外で著名なリフレクソロジストである。

30数年前、五十嵐反射帯治療院を横浜、東京で開設後、執筆活動に打ち込む。その一方、テレビ、雑誌、講演活動と普及につとめ、現在にいたる。

足《あし》と手《て》のリンパ・ツボ
世界一《せかいいち》やさしい速効《そっこう》デトックス

2008年2月29日　第1刷発行

著　者　五十嵐 康彦
発行者　尾　嶋　四　朗
発行所　株式会社 青 萠 堂

〒162-0808　東京都新宿区天神町13番地
Tel 03－3260－3016
Fax 03－3260－3295
印刷／製本　中央精版印刷株式会社

ISBN978-4-921192-49-5 C2077